안현필의 삼위일체 건강법 2

안현필의 ──────
삼위일체 건강법 ❷

초판 1쇄 펴냄 | 2017년 2월 7일
초판 2쇄 펴냄 | 2019년 6월 27일

지은이 | 안현필
발행인 | 김범종
발행처 | 도서출판 썰물과밀물
디자인 | 디자인감7
출판등록 | 2014년 10월 24일 제319-2014-56호
주소 | 156-810 서울시 동작구 대방동9길 31
전화 | 02-885-8259
팩시밀리 | 02-6021-4445
전자우편 | ebb6021@daum.net

ⓒ 안현필, 2017

ISBN 979-11-953922-9-2 03510

• 이 책 판권은 지은이와 도서출판 썰물과밀물에 있습니다. 이 책 내용의 전부 또는 일부를 재사용하려면 반드시 양측의 동의를 받아야 합니다. • 책값은 뒤표지에 표시했습니다.

이 도서의 국립중앙도서관 출판예정도서목록(CIP)은 서지정보유통지원시스템 홈페이지(http://seoji.nl.go.kr)와 국가자료공동목록시스템(http://www.nl.go.kr/kolisnet)에서 이용하실 수 있습니다.(CIP제어번호: CIP2017000312)

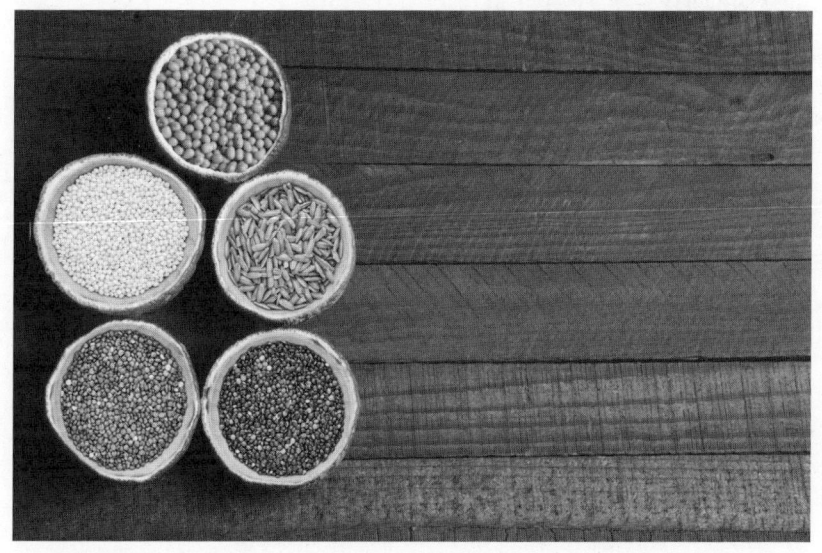

안현필의
삼위일체 건강법 ❷

안현필 지음

🖋 썰물과밀물

합본 개정판을 내면서

시대의 선각자, 안현필 선생을 회고하며

시대를 앞서간 선각자이자 금세기에 한 분 나올까 말까 한 이인(異人) 안현필 선생! 선생은 영어 교육의 불모지나 다름없었던 1950년대부터 1970년대에 걸쳐 『영어실력기초』, 『삼위일체 영어』, 『영어기초 오력일체』, 『메들리 삼위일체 영어』 등 독창적이고도 획기적인 교재를 다수 펴내 우리나라 영어 학습의 초석을 닦았고, 이 영어 참고서는 무려 천만 권이 넘게 팔릴 정도로 폭발적인 인기를 끌면서 중·고등학생의 필독서로 자리를 잡았다.

획기적인 교수법을 개발해 영어 교육에 이정표를 세웠다는 사실, 한국전쟁 이후 30여 년 동안 영어 실력 함양에 지대한 영향을 끼쳤다는 사실, 이 자체만으로도 '안현필'이라는 이름 석 자는 선각자로 각인되기에 충분할 것이다.

내가 선생을 처음 만난 것은 『공해시대 건강법』이 정식 책자로 발간되던 1979년 봄이었다. 나는 어려운 집안 형편으로 인해 선생님 참고서로 고학하며 고등학교에 다녔고, 하늘의 사나이가 되어 조국을 지키자는 신념으로 공군조종사관학교 24기 생도로 입교했다. 그러나 열심히 비행 훈련을 했지만 하늘의 사나이가 되어 조국을 지키겠다는 내 소박한 조종사 꿈은 1년 8개월 만에 무산되고 말았다. 꿈에 들뜬 초등 비행 훈련을 마쳤을 때 활주로에서 쓰러져 통합병원으로 후송 조치되고 말았다. 지금도 내 귓가에 군의관의 마지막 말이 맴돌고 있다.

"안타깝지만 현재로서는 비행 훈련뿐만 아니라 아무것도 하면 안 됩니다."

그 순간 내 인생은 천 길 낭떠러지로 떨어졌고, 젊음과 패기, 조종사의 꿈, 이 모든 것이 예전으로 돌아갈 수 없으리란 두려움에 휩싸였다. 공군 조종 사관생도가 되자 누구나 나에게 장밋빛 미래를 장담했다. 인생에서 가장 중요한 때 그 무엇이 천 길이나 되는 계곡으로 나를 추락시켜 버렸을까?

바로 건강이었다.

건강이 인생에서 가장 소중한 재산임에도 불구하고 너무나 당연시한 나머지 소홀히 한 것이다. 두려움에 휩싸인 나는 두 손 모아 기도했다. 절망과 공포, 고독을 안고 내 인생에 한 번도 해보지 않았던, 가슴 깊은 곳에서 우러나오는 절규의 기도는 자연 건강법칙에 해박

한 선생을 만나게 해주었고, 그건 내 생애에서 최고의 행운이 되었다.

나는 건강을 되찾기 위해 선생을 찾아갔고, 자연 건강법 보급에 앞장서고 계신 선생의 열정과 집념에 반하고 말았다. 이것이 인연이 되어 나는 지근거리에서 선생을 모셨고 자연스럽게 국민건강운동 보급에 동참하게 되었다.

제주 출신인 선생은 13세에 일본으로 건너가 고학으로 청산학원대 영문과를 졸업했고, 홋카이도의 삿포로 고등학교에서 교사를 지냈다. 이건 한국인으로서는 최초로 일본 고등학교에서 담임교사를 역임한 것이다.

귀국한 선생은 경기고와 서울고 영어과 주임, 한국외국어대학교 교무과장, 서울대 사범대 강사를 역임했으며, 우리나라 최초의 입시학원인 이엠아이(EMI)를 설립해 원장을 지냈다. 치솟는 인기와 부와 명예를 동시에 얻게 된 선생, 그러나 그 인생의 절정에서 선생은 모든 것을 버리고 국민건강운동, 즉 자연과 생명 운동에 뛰어들어 모든 열정을 바치기 시작했다. 삼위일체 영어의 안현필이 국민건강운동을 시작하자 많은 사람은 당혹스러운 반응을 숨기지 않았다. 더러는 비웃고 질책하는 사람도 있었다. 그러나 선생의 국민건강운동은 결코 우연이나 갑작스러운 것이 아니었다.

자연 건강법에 대한 선생의 신념과 철학은 일찍부터 확고했다. 13살의 어린 나이에 일본으로 유학을 떠나 가난과 질병과 싸우는 등 피눈물 나는 학창시절을 보내야만 했던 선생은 그때부터 돈이 들지 않으면서도 병에 걸리지 않고 건강하게 살아가는 연구를 해왔다. 당시는 암과 같은 문명병 환자가 오늘날처럼 많지 않았기 때문에 아무도 자연 건강법에 관심을 두지 않았다. 그럼에도 불구하고 선생은 자연 건강법이야말로 병을 치료하고 예방하는 최고의 방법이라는 것을 몸소 터득하여서 누구보다 잘 알고 있었다.

학원을 운영할 때나 영어 참고서를 집필할 때 영어와 전혀 상관없는 '영양과 인생'이라는 부록을 만들 정도로 선생은 국민 건강에 지대한 관심을 숨기지 않으셨다. 이 부록을 통해 선생은 자연 건강법으로 학습 능률을 올리는 방법과 암 등 기타 문명병의 원인이 그릇된 식사와 오염된 환경에 있음을 세세하게 밝혔다.

그럼에도 불구하고 선생의 이 같은 노력은 당시 사회 각 분야의 지식인으로부터 인정받지 못했다. 전문가도 아닌 영어 선생이 세계의 이름 있는 의학자나 영양학자가 막대한 비용과 시간을 투자해도 해결하지 못했던 것을 얘기한다며 하나같이 무시했다. 그러나 선생이 40년 동안 일관되게 주장해 왔던 '영양과 인생'은 마침내 미국에 의해 확인되었다.

1970년대 중반 물질적, 경제적 풍요를 구가하고 있던 미국은 당시 인구 2억 5천만 중 1억여 명이 심장병과 암, 고혈압, 당뇨병, 정신병으로 고통을 받자 그 원인을 규명하기 위해 상원에 '영양·의료문제 특별위원회'를 설치하기에 이른다.

사안이 중대한 만큼 상원의 거물급 의원은 1975년부터 1977년까지 3년 동안 미국 보건복지성과 농무성 산하의 국립 암연구소,

국립 심장폐혈관연구소, 국립 영양연구소, 영국 왕립의학조사회의, 북유럽 3국 연합 의학조사회의 등의 기관과 세계 각국의 권위 학자를 총망라해 위원회를 구성했고, 세계 각 국민의 식품과 질병에 관해서 19세기 말부터 당시까지 역사적으로 추적하고 조사해서 상호 비교·검토하기 시작했다. 이는 미 의회 역사상 유례가 없는 일인 데다 비용 또한 엄청나서 미국이 아니면 할 수 없는 일이었다.

이 같은 방대한 조사를 통해 위원회가 내린 결론은 저혈당증과 심장병, 암, 뇌졸중, 당뇨병, 간경화, 동맥경화, 치질, 맹장염, 담석 등 모든 문명병의 원인은 그릇된 식사 때문이며, 이런 병을 예방 또는 치료하기 위해서는 20세기 초의 식사로 돌아가라는 것이었다. 다시 말해 현재 의학으로는 이런 문명병을 치료할 수 없으니 20세기 초 조상이 먹었던 것과 같은 식사를 해서 병을 예방하고 치료하라는 것이다.

여기에서 우리는 시대를 앞서간 선생의 혜안을 읽는다. 선생이 40여 년 전에 연구하고 주장해 왔던 이론을 미 상원이 막대한 시간과 인력, 예산을 들여서야 밝혀냈던 것이다. 아니, 선생의 주장은 미국 상원의 영양·의료문제 특별위원회보다 더 깊이가 있었다. 특별위원회는 그릇된 식사만을 얘기했지만 선생은 '공해 환경'도 기타 문명병의 큰 원인이라고 강조했기 때문이다.

미 상원의 이 같은 최종 결론이 나오자 선생은 너무 기쁜 나머지 삼위일체 영어의 부록 제목을 『공해시대 건강법』으로 바꿔 출간

하기도 했다. 선생의 말씀처럼 한 사람이 연구한 진리나 3백여 명이 연구한 진리는 다르지 않았다. 다만 선생은 혼자 몸이었기에 40년이 넘는 세월이 필요했던 것이다.

이로 인해 국민건강운동에 본격적으로 뛰어든 선생은 『체질개선 건강법』, 『불멸의 건강 진리』, 『천하를 잃어도 건강만 있으면』, 『삼위일체 장수법』 등 왕성한 저술 활동을 펼친다. 또 각종 강연회와 연수를 통해 자연 건강법을 대대적으로 보급해 나가자 암과 고혈압, 당뇨 등 문명병 환자와 건강을 지키려는 사람은 구름처럼 몰려들기 시작했다. 그들은 직접 자연 건강법의 우수성을 몸으로 체험하며 선생에게 아낌없는 찬사를 보냈다.

선생은 현재 식생활로 가다가는 수십 년 안에 암을 비롯한 무서운 문명병이 인류를 위협할 것으로 생각해 하루라도 빨리 그릇된 식사와 오염된 환경을 바꿔야 한다고 역설했다. 그러고는 현미식의 중요성과 자연 건강법의 개요를 담은 소책자를 발간해 전국에 무료로 배포했다. 선생의 이런 노력에도 불구하고 소위 지식인과 제도권의 반응은 여전히 냉랭하기만 했다. 선생은 이런 사람부터 바꿔야 한다며 우리나라의 대표적인 지식인 백 명을 선정해 『공해시대 건강법』을 일일이 보냈건만, 선생의 뜻에 호응해 책값을 보낸 사람은 열 명에 불과했다.

그 무렵 새마을운동본부 관계자가 선생에게 국민건강운동을 범국가적인 차원에서 보급하자며 부설 자연건강연구소의 설립을 제안해 왔다. 선생은 이를 좋은 기회로 생각했고, 이명복 서울대 의

대 명예교수, 일본의 니시 의학을 받아들여 자연 건강법에 앞장서던 정현모 선생, 그리고 나를 포함한 6명의 연구위원은 새마을운동 본부로 들어갔다. 그러나 식생활 개선 및 예방의학 차원의 연구소였으나 이 소문을 듣고 전국에서 중환자가 몰려드는 바람에 당초에 목적했던 범국민적인 의식 개혁 운동은 제약에 부딪히고 말았다. 또 사회 인식 부족과 자금 부족으로 인해 1년 9개월 만에 연구소는 문을 닫고 말았다.

1983년 선생은 다시 국민과 만나기 위해 '안현필 건강연구소'를 설립했다. 외로운 길이지만 누군가는 반드시 가야 할 길이라며 내게 끝까지 같이 가자고 권유하셨고, 그때부터 나는 선생과 함께 서울과 부산, 광주와 경북 월성의 생식촌마을 등 전국을 돌아다니며 강연하기 시작했다. 부산에는 연구소를 마련해 정규반과 주말반을 운영했는데, 한 사람에게라도 더 자연 건강법을 알리기 위해 혼신의 힘을 쏟았다.

선생이 꿈꾸는 세계는 있는 자와 없는 자가 유무상통하며 사는 세상, 가난하고 돈 없는 사람도 건강하게 사는 세상이었다. 백 번의 치료보다 한 번의 예방이 더 중요함을 강조하셨고, 죽음 직전의 환우에게는 삶의 가치에 대해 눈을 뜨게 해주었다. 그렇게 연수회를 거쳐 간 사람은 어림잡아 85,000명이 넘는다.

이런 선생의 열정과 집념은 1990년대에 접어들자 제도권으로부터 새롭게 조명받기 시작한다. 암을 비롯한 서구 문명병 환자가 급증하던 시기였기 때문이다. 모든 병의 원인은 그릇된 음식과 공해 환경에서 온다고 외쳐온 지 60여 년 만에 세상이 귀를 기울이기 시작한 것이다.

1994년 봄 〈한국일보〉는 매주 한 차례 '건강 특집'을 기획하고는 안현필 선생의 '삼위일체 장수법'을 연재하기 시작했다. 매주 수요일에 한 면 가득히 채운 선생의 삼위일체 장수법은 독자로부터 폭발적인 인기를 얻으며 연재됐다. 식생활이 서구와 같이 변하자 문명병 환자는 급증하고 있었고, 제도권 의학은 한계를 드러내고 있었고, 어떻게 해야 좋을지 몰라 막막해하던 사람에게 선생의 글은 너무나 신선한 충격이었다.

〈한국일보〉에 실리던 선생의 글은 장안에 화제를 모으기에 충분했다. 무려 3년 동안 100회나 연재되었으며, 선생의 글이 인기를 끌자 독자 확보를 위해 주 1회 한 면에 연재되던 글을 아예 4면으로 발행해 무료로 배포할 정도였으니 말이다. 비제도권 이론으로 치부되고 있던 자연 건강법을 국내 유수의 중앙 일간지가 이처럼 장기간에 걸쳐 다룬 것은 처음 있는 일이었다. 독자들은 선생의 글을 새로워하면서 목을 빼고 다음 한 주를 기다렸다. 돌풍이 따로 없었다. 선생의 글을 모은 『삼위일체 장수법』이 책으로 나오자 일약 베스트셀러가 됐고, 이 책은 미국을 비롯한 재외 교포에게도 큰 인기를 끌었다.

그러자 그동안 자연 건강법을 거들떠보지도 않았던 제도권 지식인이 앞다퉈 선생을 초청하기 시작했다. 서울 강남구와 서초구 의사회 소속 2백여 명의 의사와 의학박사는 강남세브란스병원으로 선생을 초청해 강의를 들었다. 또 서울고등법원에서는 3백여 명의 판검사를 한자리에 모아놓고 특별강연을 하기도 했다. 선생의 『삼위일체 영어』로 공부했던 이들은 자연 건강법의 선구자로 변모한 스승의 새로운 메시지를 겸허히 받아들였다.

이렇게 열정적이고 헌신적으로 국민건강운동에 매진하던 선생은 1999년 6월 초여름, 불의의 교통사고로 인해 향연 87세의 나이로 세상을 떠나고 말았다. 선생의 마지막 모습을 지켜봐야 했던 나는 하늘이 무너지는 것만 같았고, 팔순의 연세에도 젊은이 못지않게 건강을 과시하며 강연을 해오던 선생을 생각하니 안타까움은 더욱 컸다. 더 오래 살아서 고매한 의지로 국민 건강에 이바지하지 못한 것이 아쉬울 뿐이었다. 선생이 떠나자 나는 의욕을 상실하고 말았다. 결국엔 그 깊은 충격에서 빠져나오지 못한 채 안현필 연구소의 문을 닫고 말았다.

그러나 평소 선생을 흠모하던 분과 연수받기를 희망하는 사람으로부터 연구소의 문을 열라는 성화가 빗발쳤다. 많이 망설였다. 선생이 먼 미래를 내다보고 개척한 길, 누군가는 이어야 할 위업이었기에 더 이상 주저할 수 없었다. 결국 8개월 만에 다시 문을 열었고, 30여 명의 연수생은 기립 박수로 축하해 주었다. 참으로 감격스러운 순간이었다. 나는 흐르는 눈물을 주체할 수 없었다.

2000년 봄, 나는 연구소를 서울로 옮겼다. 선생의 유지를 이어받아 한 달에 한 번씩 연수를 계속했으며, 한 사람에게라도 더 현미밥을 먹이려고 자연식 식당인 '안현필 건강밥상'을 마련했고, 자연 건강식품도 보급하고 있다.

너무 인간적이라 너무 소박했고, 있는 대로 베푸는 것을 마다치 않았던 안현필 선생, 세상의 재물과 명예를 등지고 욕심 없이 자연을 벗 삼아 신선처럼 살고 싶다던 선생, 세상에 선생 같은 분이 또 어디에 있을까?

사실 선각자 한 사람에 의해 국민 의식이 바뀌는 건 쉬운 일이 아니다. 하지만 시대적 요청과 자연생명운동이 지속되길 바라는 선생의 숭고한 뜻을 받들어야 했고, 그래서 선생의 책을 새로 단장하는 용기를 냈다. 대대손손 전 국민에게 선생의 간절한 메시지가 가 닿길 바라는 마음뿐이다.

모든 진리가 그렇듯이 앞서간 선각자의 학설이 인정받기까지는 많은 세월이 걸린다. 그러나 처음 가는 길이라도 앞서간 사람이 있다면 한결 든든하듯이 이 건강의 지혜를 활용한다면 10년 고생을 1년으로 단축할 수 있고, 가난한 사람도 돈 안 쓰고 건강을 되찾을 수 있다면 큰 행복이 아닐 수 없다.

건강하게 살고 싶다면 미리 질병을 예방해야 한다는 것을 모든 사람이 깨달았으면 좋겠고, 그렇다면 바로 지금 실천해야 미래의 행복이 있다는 점을 분명히 밝히고 싶다.

2016년 11월 20일
안현필 건강연구소 소장 정병우

> 책머리에

천하를 잃어도 건강만 있으면

　이 책은 내 인생 80년의 산물로 피눈물의 역사입니다. 80년이라는 세월을 살아오는 동안 여러 방법으로 건강관리를 해왔고, 여러 방법으로 공부하며 가르쳐 왔습니다. 그 경험 중에서 여러분에게 도움이 될 만한 것을 간추린 게 이 책이니, 10년 고생을 1년으로 단축하려는 정신 자세로 주의 깊게 읽고 실행해서 꼭 성공하기를 바랍니다. 읽는 중에 자기가 꼭 실행해야 되겠다고 생각되는 것에는 표시해 두고 몇 번이나 다시 읽고 실행하기를 바랍니다.

　이 책을 읽는 사람 중에서 10퍼센트 미만의 사람만이 실행해서 성공할 것이고, 90퍼센트의 사람은 그저 흥미 삼아 스쳐 지나가는 식으로 읽을 것입니다. 10퍼센트 미만의 사람에 속하기 위해서는 남

다른 노력을 기울여야 합니다. 원인 없는 결과는 없습니다.

이 80대 노인이 15세 때부터 65년간 배우고 배워서 건강관리에 최선을 다한 결과, 지금도 하루에 10시간쯤은 예사이고 급할 때는 12~15시간이나 책을 읽고 글을 쓰고 있습니다. 그것도 보통 사람의 3배 이상의 능률을 올리면서. 보통 팔순 노인은 쓰기는 고사하고 10분만 읽어도 골치가 아픈데, 어떻게 그런 놈의 거짓말을 하느냐고요? 나는 이 사실을 어떤 방법으로든 증명할 수 있습니다. 그럼 내가 초인이라고요? 나는 결코 초인이 아닙니다. 다만 누구든지 쉽게 할 수 있는 합리적인 방법을 오래 지속하는 사람에 불과합니다. 팔순 노인이 이런데 젊은이가 내 방법대로 한다면 얼마나 초인이 될까요?

한 번의 거짓말은 통하나 두 번은 통하지 않습니다. 더군다나 스승이 한 번 거짓말을 해보세요. 그다음부터는 아예 상대를 안 합니다. 50대 이후 사람이라면 대부분이 내 이름 안현필을 알 것입니다. 그분들에게 물어보세요. 이 안현필이 거짓말을 가르치는 사람인가를! 내가 거짓말쟁이였다면 그분들이 나를 알아볼 리가 있겠습니까?

여러분은 이 80대 노인의 정력이 도대체 어디에서 나오는지를 배우고 싶지 않습니까? 보통 80대 노인은 허리를 앞으로 구부린 채 힘없이 어슬렁어슬렁 지팡이를 짚고 다니지만, 나는 그 꼴이 보기 싫어서 단련한 결과 허리가 뒤로 구부러지고 있습니다. 가슴을 활짝 펴고 활기차게 걸어 다닙니다. 보통 80대 노인은 앞으로 살날이 얼마 남지 않았다며 의기소침하나 나는 한세상 더 살 수 있다는 의욕에 불타고 있고, 지금도 50대와 같은 정력으로 일하고 있습니다.

학습 능률이나 정신 능률을 3배 이상, 아니 10배 이상 올리는 방법은 분명히 있습니다. 그런 방법이 있는데도 공부나 일을 시작하자마자 골치가 띵하다며 쉬 싫증을 내버리면 그놈의 3배나 10배가 무슨 소용이 있겠습니까? 그런 증세가 나타나는 것은 몸이 약하기 때문입니다. 방법이 글러 먹었기 때문입니다. 몸이 건강하면 몇 시간을 일해도 시간 가는 줄 모릅니다. 이 80대 노인은 5시간이나 연속으로 일해도 시간이 지나간 것을 못 느낄 때가 한두 번이 아닙니다. 일반인은 지금 내가 하는 소리가 모두 거짓말로 들릴 것입니다. 사실이라면 인간이 아니라고 생각할 것입니다. 그렇지만 나는 사실만을 말합니다.

나는 결코 초인이 아닙니다. 다만 건강관리에 최대의 중점을 두고 합리적인 노력을 할 뿐입니다. 그래서 나는 이 책에서 건강법에 관한 것을 철저히 말하여 놓고, 학습 또는 사무 능률을 올리는 방법에 관해서도 말하겠습니다.

모든 인간 활동의 기본 재산은 오직 건강에 있습니다. 건강이 없고서는 모든 것이 허사입니다. 건강의 가치는 온 세상의 재보를 합친 것보다 큽니다. 그런데 왜 이와 같이 귀중한 건강을 저축하지 않고 있습니까? 건강을 희생하면서까지 돈을 모으거나 명예를 얻는 일에만 열중하는 바보짓을 왜 하느냐는 말입니다. 건강을 해치는 일이면 천만금을 준다 해도 거절해야 합니다.

　병든 수천억의 재산가보다 길을 헤매는 건강한 거지가 몇만 배나 더 낫다는 것을, 도회지에서 건강을 해쳐 가면서 버는 100만 원의 돈보다 시골에서 버는 100원이 더 유익하다는 것을 뼛속 깊이 느껴야 합니다.

　10년 고생해서 돈을 모았는데 병들어 죽어 버리면 그게 무슨 소용이 있겠습니까. 고생해서 일류 대학에 합격해도 병들어 시들시들하면 무슨 소용이 있겠습니까?

　① 학습 또는 사무 능률을 3배 이상 올리고, ② 건강을 3배 이상 증진하고, ③ 식량도 3분의 1 이상이나 절감할 수 있습니다.

　이렇게 할 방법이 있다고 하면 또 거짓말한다고 하겠지요? 이런 근거가 어디에 있느냐고요? 사실은 5배 또는 10배라고 하고 싶으나 미친놈 소리라면서 믿지 않을 것 같아 줄여서 이야기하는 것입니다. 나는 18세 때 틀림없이 죽었어야 할 몸이었으나 80이 넘도록 장수하고 있고, 80대 노인보다 10배 이상의 능률을 올리면서 책을 읽고 원고를 쓰고 있습니다.

　친한 동무들은 다 죽어 버리고 덤으로 사는 80년 인생, 무엇을 더 얻어먹으려고 한단 말입니까? 나에게는 혼자 먹고살기에 충분한 빵이 있습니다. 그럼 명예 때문에? 이 안현필이란 이름 석 자 때문에 이러고 있다고요? 이미 얻어 놓은 명예도 귀찮아 죽겠는데 무슨 놈의 명예가 더 필요하단 말입니까?

　그럼 무엇 때문에? 80년 동안 죽을 고생을 하면서 배우고 얻은 지식을 그냥 땅속에 파묻고 가기에는 너무너무 억울합니다. 나는 나의 경험을 후손에게 남겨서 나의 조국 대한민국이 길이길이 번영하기를 바랄 뿐입니다. 위에서 말한 것이 사실이라면 그 영향이 얼마나 지대한 것인가를 생각해 보세요.

나는 책을 쓸 때 먼저 다른 사람의 책을 읽고, 여러 사람의 경험담을 듣고, 실제로 내가 체험도 해보고, 남도 체험하게 하고, 그러고 난 다음에 비로소 책을 씁니다.

나는 일부러 사람들을 찾아다니면서 경험담을 듣고 그중에서 가장 합리적인 방법을 취합니다. 즉 남이 10년 고생해서 얻은 경험을 1년으로 단축하는 작전을 쓰는 것입니다. 그것도 한 사람의 경험이 아니라 여러 사람의 경험을 듣고 또 듣습니다.

이 80대 노인의 경험을, 그렇게 피나는 경험으로 쌓은 탑을 그대로 땅속에 파묻고 가야겠습니까? 책이란 참으로 편리한 것입니다. 남이 80년 동안 죽을 고생을 하며 얻은 경험을 가만히 앉아서 읽을 수 있으니까 말입니다.

안현필

차례

합본 개정판을 내면서 ·· 04
책머리에 ·· 14

1. 건강해지려면 밝은 마음으로 ·· 23
   1) 화가 병을 부른다 ·· 23
   2) 인간의 감정과 육체의 관계 ·· 26
2. 스트레스 ·· 30
   1) 현대병의 근본 원인 ·· 30
   2) 스트레스를 해소하는 방법 ·· 33
3. 겸손하면 몸도 마음도 건강 ·· 39
4. 식초 ·· 45
   1) 2가지 사실로 알게 된 식초 ·· 45
   2) 식초의 기본 작용과 효능 ·· 46
   3) 노벨상을 3회나 받은 식초 ·· 50
   4) 스트레스 학설 ·· 52
5. 천연식초 양조법 ·· 56
   1) 과일을 열 달간 발효 숙성 ·· 56
   2) 천연식초를 찾아서 ·· 58
   3) 천연식초를 만드는 법 ·· 61

6. 식초 식품 ·· 68
　　1) 초콩 ·· 68
　　2) 초란 ·· 73
　　3) 좋은 식초 만드는 법 ·· 75
　　4) 식초 먹는 법 ·· 79

7. 건강은 실천에 달렸다 ·· 84

8. 현미식으로 폐결핵 물리쳤다 ·· 95

9. 끼니가 적을수록 제독 효과 높다 ·· 108

10. 뇌졸중 ·· 119

11. 소금 ·· 132
　　1) 부식의 기초는 소금 ·· 132
　　2) 소금 실험 ·· 139

12. 고구마와 토란 ·· 143
　　1) 고구마의 특성 ·· 147
　　2) 토란의 특성 ·· 149

13. 마 ·· 152

14. 감자 생즙 ·· 157

15. 감자는 부식, 주식은 현미 ·· 169

16. 단식과 다이어트 ·· 174
　　1) 안식 단식법 ·· 175
　　2) 안식 다이어트 방법 ·· 177
　　3) 단식과 건강 ·· 179

17. 골수암이 정복되다 ·· 181

18. 성공의 비결 ·· 203

19. 안식 건강법 ·· 223
　　1) 영원불멸의 건강 진리 ·· 223
　　2) 15가지 건강식품이 장수 비결 ·· 228

20. 생식의 기적 ·· 235
   1) 체질개선으로 병의 뿌리 뽑는다 ·· 235
   2) 머레이 로즈의 생식 ·· 239
   3) 현미 생식 ·· 242

21. 새싹이 육체를 살린다 ·· 250
   1) 새싹 생식을 연구하게 된 동기 ·· 250
   2) 보리 새싹 ·· 255
   3) 쑥의 새싹 ·· 259

22. 풍욕과 산소 ·· 263

23. 마늘 ·· 276
   1) 폐결핵을 고친 마늘 ·· 276
   2) 산삼보다 귀한 마늘 ·· 278
   3) 마늘은 만병통치약 ·· 280
   4) 마늘의 효능 ·· 283
   5) 마늘을 먹는 방법 ·· 288
   6) 마늘 식초 절임 ·· 290

24. 칠순 노인의 항문암과 위암 ·· 291

25. 저혈당증 ·· 305

26. 약보다는 자연 치유력 ·· 310

27. 현미로 거짓말 같은 새 삶 ·· 315

28. 현미 식도락 ·· 322

29. 식중독 ·· 329

30. 수험생의 학습법 ·· 334

31. 밭곡식의 중요성 ·· 341
   1) 메밀이 고혈압을 치료 ·· 341
   2) 안현필의 식도락 ·· 344

글을 마무리하며 ·· 350

1. 건강해지려면 밝은 마음으로

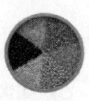

1) 화가 병을 부른다

인간은 아무리 애써도 건강할 수 없을 때가 있습니다.

운동만 하면 건강할 수 있다고 생각하지 마세요.

자연식만 하면 건강할 수 있다고 생각하지 마세요.

운동과 자연식만 하면 건강할 수가 있다고 생각하지 마세요.

완전한 건강을 위해 먼저 실천하세요.

① 정심(正心)으로 올바른 정신.

② 정식(正食)으로 올바른 식사.

③ 정동(正動)으로 올바른 운동.

이렇게 해도 병에 걸리면 제독을 하십시오. 제독하면 몸속에 쌓여 있는 독이 없어집니다.

　마음이 유쾌하면 혈액순환이 잘되어서 건강, 치병에 크게 도움이 됩니다. 마음이 불유쾌하면 몸속에 독이 생겨서 피가 흐려지고 잘 돌지 않기 때문에 건강을 심하게 해칩니다. '웃으면 복이 와요'라는 말의 과학적인 근거가 바로 여기에 있습니다. 실로 정신이 육체를 지배하나이다. 굶으면 죽는다고 생각하면 죽습니다. 그러나 굶으면 몸속의 독이 빠져 건강해진다고 확신하면 건강할 수 있습니다.

　지금부터 40년 전 이야기입니다. 어느 날 서로 이 자식 저 자식 하는 친구끼리 목욕탕으로 갔습니다. 아아, 그때 그 친구들은 씨도 안 남고 다 죽어 버렸으니, 이제는 나 혼자 남았습니다. 아아, 과연 인생은 일장춘몽이로다!

　모두가 한탕을 하고는 벌거벗은 채로 바둑을 두거나 노래를 부르면서 즐겁게 놀았습니다. 그중의 어느 친구는 '노들강변'을 부르고 나는 '황성옛터'를 불렀습니다. 나는 이 노래를 지독히도 좋아합니다. 아아, 그때 그 시절이 그립구나! 이제는 그 친구들이 아침 안개와 같이 사라져 버렸구나!

　그런데 말입니다. 어떤 친구가 함께 놀지 않고 한구석에 앉아서 꼬락서니를 찡그리고 있었습니다. 나는 대뜸 물었습니다.

　"너, 보나 마나 간밤에 여편네하고 싸웠지?"

　"안 그래, 이가 아파서 죽겠다."

　"그거 안됐구나. 나도 종종 이가 아파서 죽을 고생을 한 일이 있는데, 자네를 동정하네.”

한 30분쯤 지나니까 그 친구는 깔깔 웃으면서 노래를 불렀습니다.

"너, 이가 아프다는 말 생거짓말이었구나!"

"이상하다야, 이제는 안 아프다야."

왜 그럴까요? 이가 아프다는 친구는 친구들이 막 웃으면서 노는 걸 보고는, 평소에 말이 적은 이 안 서방이 노래 부르는 걸 보고는, 자신도 기분이 좋아져서 '진주라 천 리 길을 내 어이 왔는고……'라는 노래를 불렀습니다. 웃으면 혈액순환이 좋아지기 때문에 백혈구가 달려와서 병균을 잡아먹어 병을 고친 것입니다.

몇 년 전 내가 새벽 3시쯤 공부하고 있는데 큰딸이 와서 물었습니다.

"아버지, 애기가 이가 아파서 막 울고 있어요. 무슨 진통제가 없습니까?"

"진통제를 먹으면 일시는 낫는다. 그러나 약 기운이 떨어지면 또 아프게 되고, 연용을 해서 습관이 되면 약의 부작용으로 만병을 부르게 된다. 깨끗이 씻은 손가락으로 아픈 잇몸을 3분가량 살살 주물러 주어라."

큰딸이 5분 후에 와서는 아기가 이제 울지 않고 콜콜 잔다고 했습니다. 손가락으로 잇몸을 주무르면 피가 돌기 때문에 백혈구가 병균을 먹어치워 버립니다.

나는 과거에 눈 속이 가렵거나 아픈 일이 있으면 그때마다 안약을 넣었습니다. 그런데 요즘은 안약을 안 쓰고 눈을 딱 잡고 손으로 눈동자와 눈언저리를 꼭꼭 누르면서 비벼 줍니다. 그러면 눈이 시원해져서 가려움, 아픔이 싹 가십니다. 몰랐지요? 혈액순환이 잘되어서 백혈구가 병균을 잡아먹기 때문입니다.

진통제, 수면제, 감기약 등을 연용하는 습관에 빠지면 몸이 허약해져서 끝내는 암을 위시한 각종 문명병에 걸리게 되니, 약의 노예 신세에서 벗어나는 방법을 빨리 공부하기 바랍니다. 좌우간 자꾸 약을 써서 습관성이 되면 생리기능, 특히 위장기능이 마비, 약화되어 끝내는 암 같은 무서운 병이 유발하니 주의하고 주의하세요.

2) 인간의 감정과 육체의 관계

미국의 엘머 게이스 박사는 흥미 있는 시험을 하나 했습니다. 인간이 토해 내는 숨을 액체로 냉각하면 침전물이 생기는데, 이 침전물의 색깔이 호흡할 때 감정에 따라 달라진다는 것입니다. 화를 내고 있을 때는 밤색, 슬픔과 고통이 있을 때는 회색, 후회로 괴로워할 때는 분홍색, 기뻐할 때는 청색으로 나타난다는 겁니다.

게이스 박사는 사람이 화낼 때 생기는 밤색 침전물을 분석, 연구했더니 무서운 독소가 들어 있는 것을 알게 되었고, 이것을 쥐에게 주사했더니 불과 몇 분 만에 죽고 말았습니다. 만일 한 사람이 한 시간 동안 계속해서 화를 낸다면 80명을 죽일 독소가 발생한다는데, 정말 간담이 서늘하고 소름이 끼치는 이야기입니다.

그럼 화를 내는 사람의 몸속을 생각해 보세요. 온몸에 그 무서운 독이 가득 차 있으니 건강에 얼마나 해를 끼칠까요. 또 그 무서운 독기를 품은 사람에게 욕을 얻어먹는 상대방의 정신과 육체의 변화도 생각해 보세요. 화를 내는 사람보다 더 무서운 결과를 초래할 것입니다. 그 싸움을 구경하는 제삼자의 정신과 육체의 변화도 생각해 보세요. 실로 분노는 본인, 상대방, 제삼자의 건강마저 해치는 것입니다.

이처럼 기분 나쁘고 우울한 마음이 건강을 막심하게 해치니, 이 일을 예방하려면 어떻게 하면 될까요?

현대의 사회구조는 너무 복잡합니다. 따라서 대인 관계도 복잡해져서 기분이 나쁘고 우울해지는 요인이 너무 많습니다. 특히 40~50대 남성이 중병을 앓거나 빨리 죽는 원인은 어디에 있을까요? 스트레스를 너무 많이 받기 때문입니다. 그러면 40~50대 남성만 스트레스를 많이 받을까요? 꼭 그런 건 아니지만 다른 연령층보다 더 많이 받는 건 사실입니다. 이것을 식생활 문제와 대인 관계에서 고찰해 보면, 좋은 음식물은 정신을 강하게 하므로 웬만한 정신 고통을 견디낼 수 있고, 인간관계도 즐거움으로 전환할 수 있습니다.

특히 주의하고 주의할 것은 음식물이 육체뿐만 아니라 정신도 만든다는 점입니다. 올바른 음식물을 먹으면 육체뿐만 아니라 정신도 강해집니다. 정신이 강해지면 스트레스를 견디낼 수 있습니다. 따라서 음식물은 육체뿐만 아니라 정신 건강의 총기초입니다. 올바른 음식물을 먹지 않고 정신 수양을 하는 것은 사상누각을 구축하는 것이나 다름없습니다.

그럼 제2차 세계대전 전후의 우리 식생활을 비교해 보세요. 제2차 세계대전은 1939에 일어나서 1945년에 끝났습니다. 우리는 제2

차 세계대전 전에는 지금과 같은 식생활을 안 했습니다. 도시인은 주로 백미를 먹었고, 가난한 사람과 농민과 감옥의 죄수는 주로 보리와 콩밥을 먹었습니다. 백미를 먹은 도시인은 영양실조로 폐결핵 환자가 많았고, 육식은 명절과 제사 때밖에 안 먹었기 때문에 말라깽이가 많았습니다.

내가 일생 동안 연구, 체험한 바로는 보리콩밥이 최고의 영양식이고, 백미, 백맥(흰 보리)은 살인식입니다. 육식은 조병식(造病食)입니다. 주의할 것은 보리는 도정하지 않은 현맥이라야 합니다. 인간이 생각하기에 가장 천한 것인 보리와 콩이 가장 고귀하고, 가장 고귀한 것인 백미와 육식이 가장 천한 음식이라는 말입니다.

제2차 세계대전이 끝나고 미군이 한국에 진주해 왔을 때 그 군인의 크고 뚱뚱한 모습을 본 한국 말라깽이는 이렇게 생각했습니다.

'저 사람들이 뭘 먹고 저렇게 크고 뚱뚱한가?'

자세히 관찰한즉, 소위 칼로리가 높은 식품을 많이 먹고 있었습니다. 그래서 한국 사람은 매일 매끼에 고칼로리 식품을 먹었고, 돈이 없는 사람은 도둑질을 해서라도 먹으려고 덤벼들었습니다. 또 그 당시 산모는 모유를 먹이면 미용에 나쁘다고 해서 신생아에게 우유 또는 분유를 먹이는 풍조마저 있었습니다. 그렇게 자란 사람이 지금의 40~50대입니다. 그래서 40~50대는 거의가 공해병의 후보생으로서 몸과 정신이 지극히 허약한 상태입니다.

게다가 이 40~50대는 직장의 중견간부가 되었습니다. 매일 상사를 받들어 모셔야 하고, 매일 부하 직원을 통솔해야 합니다. 아침부터 밤까지 스트레스의 연속입니다. 집에 돌아와서도, 휴일에도 직장 일이 걱정되어 스트레스를 풀 여유가 없습니다. 언론에 40~50대 남성이 암, 심장병, 고혈압 등에 걸려 죽는다는 보도가 종종 나오는 이유를 이제 알겠지요? 실로 스트레스가 만병을 유발하나이다. 지금은 몸이 건강해 괜찮다고 생각해도 스트레스가 쌓이고 쌓이면 끝내는 폭발하니, 스트레스를 푸는 데 전심전력을 다해야 합니다.

윌리엄 셰익스피어는 외쳤습니다.

'약한 자여, 그대의 이름은 여자로다.'

이것은 옛말이고 지금은 시대가 바뀌었습니다.

'약한 자여, 그대의 이름은 40~50대 남자로다.'

아아, 불쌍한 40~50대 남성들이여! 나는 그대들을 마음속으로부터 동정하면서 이 글을 쓰노니, 잘 읽고 그대뿐만 아니라 사랑하는 아내와 자녀의 건강을 보살펴 주세요. 그리고 그들을 사랑하는 아내들이여, 나는 숙녀들에게 진심으로 충고합니다. 출근 전에 바가지를 긁으면 남편의 몸속에 바가지 독이 퍼져서 그날의 일을 망쳐 버리고, 홧김에 술, 술, 술, 결국 남편을 무덤으로 안내하게 되나이다. 그러니 만천하의 아내들이여, 제발 불쌍한 남편에게 바가지를 작작 긁으소서!

'다투며 성내는 아내와 사는 것보다 광야에 나가 사는 것이 낫다.' (잠언 21:19)

이 말을 곡해하면 가정불화가 심화될 우려가 있습니다. 그래서 안 서방 왈, 아내만 나쁘다고 생각하지 마세요. 남편도 아내가 바가지를 긁지 않도록 미리 예방해야 합니다. 친할수록 예의를 지키지 않으면 비극이 옵니다.

2. 스트레스

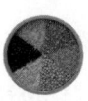

1) 현대병의 근본 원인

① 하느님이 정하신 비율로 음식물을 섭취하지 않기 때문입니다.

② 현대 영양학의 과오 때문입니다.

③ 음식물을 인간이 가공해서 먹기 때문입니다.

④ 공해 음식물을 먹기 때문입니다.

⑤ 운동 부족과 과식 때문입니다.

하느님이 정하신 음식물의 비율은 곡식 70퍼센트(62.5퍼센트), 채소와 과일은 20퍼센트(25퍼센트), 육류는 10퍼센트(12.5퍼센트)입니다. 괄호 안은 정확한 숫자이고, 육류는 고기에다 젖, 알, 피, 뼈를 포함한 것입니다.

현대 영양학은 큰 과오를 저질렀습니다. 독일의 생리학자 루프빌과 포이트는 뮌헨의 주민 가운데 중노동과 경노동의 중간 정도의 노동을 하는 재봉사 중에서 비교적 건강한 10명의 일상 식사를 분석해 단백질, 탄수화물, 지방의 3대 영양소와 비타민, 무기질을 분류하여 체계화했는데, 이것이 현대 영양학의 발단입니다. 그들은 1일에 2,400칼로리를 취해야 건강할 수가 있다고 주장했고, 이 2,400칼로리를 채우기 위해서는 소고기, 우유, 계란 등의 고칼로리 식품을 먹어야 한다고 했습니다.

독일인의 조상은 수렵 민족이기 때문에 육식을 주식으로 삼았고, 우리 조상은 농경 민족이기 때문에 곡·채식을 주식으로 삼았습니다. 그래서 독일인 체질은 육식, 우리 체질은 곡·채식에 적합하도록 되어 있습니다. 육식 위주의 독일인이 만든 영양학을 곡·채식 위주의 우리에게 적용하다니, 그게 말이나 되는 소리입니까?

제1차 세계대전 당시 덴마크는 식량난 때문에 가축이 먹던 곡식을 인간이 먹었고, 가축을 죽여서는 그 고기를 수출해 일용품을 수입했습니다. 놀라운 것은 육식을 금하고 곡·채식만 먹던 덴마크인의 사망률이 40퍼센트나 격감했다는 것입니다. 완전 무공해 시대에도 그렇게 감소했는데 공해가 극심한 오늘날에 그렇게 한다면 어떻게 될까요?

현대 영양학의 또 하나의 크나큰 과오가 있습니다. 쥐 시험으로 영양학을 만들었기 때문입니다. 쥐와 인간의 생리가 다르다는 것을 요즘에야 알게 된 것입니다. 이상과 같이 현대 의학의 과오 때문에 무수한 인간이 죽었고, 지금도 무수한 인간이 병으로 죽을 고생을 하고 있습니다.

또 현대 영양학자는 몸의 제2 주성분인 단백질에 관해서도 쥐 시험으로 연구하는 과오를 저질렀습니다. 우리가 고칼로리 영양식이라고 믿는 계란, 우유, 소고기에 들어 있는 단백질을 소화, 분해하면 각종 아미노산이 됩니다. 이 아미노산이 다시 인체에 필요로 하는 단백질로 전환됩니다. 아미노산에는 20여 종이 있으며, 몸속에서는 만들지 못하고 먹는 음식물로만 만들어지는 것이 있는데, 이 것을 필수아미노산이라고 합니다. 필수아미노산이 균형 있게 들어 있는 식품을 우수식품이라고 하고 그 표준을 단백가로 표시합니다. 단백가의 만점은 100으로 하고 점수가 높을수록 우수식품이 됩니다.

종전에는 콩의 단백가가 필수아미노산 중에서 '함유 아미노산'과 '트레오닌'이 부족해서 계란, 우유, 소고기보다 열등한 식품이라고 생각했습니다. 이것은 순전히 쥐 시험의 결과인데, 최근에야 쥐는 인간보다 생리적으로 함유 아미노산과 트레오닌이 덜 필요하다는 것을 알게 되었습니다. 쥐와 인간은 생리가 다르다는 것을 몰랐다는 과오가 무수한 인간을 죽였고, 무수한 인간을 병으로 신음하게 한 것입니다.

참고로 100그램당 단백질 함유량을 살펴보면, 콩 41.8그램, 소고기 22.8그램, 우유 3.0그램, 계란 12.3그램입니다. 이처럼 콩이 소고기, 우유보다 단백질이 월등하게 많고, 특히 주의할 것은 콩이 소고기, 우유 등의 독을 없앤다는 사실입니다.

소는 3년 동안만 풀을 먹어도 뚱뚱한 소가 됩니다. 그래서 소고기와 우유를 많이 먹으면 빨리 뚱뚱해지고 빨리 크게 됩니다. 그러나 소는 단명이라서 고작 15년밖에 못 삽니다. 인간의 수명을 70년이라고 하면, 15에 70을 더해서 둘로 나누면 42.5가 됩니다. 이 42.5세가 소고기, 우유를 즐겨 먹는 40~50대 남성의 운명입니다. 소는 콩을 가장 잘 먹습니다.

2) 스트레스를 해소하는 방법

① 공기 좋은 곳, 소나무가 많은 산속에서 생수를 마시고 땀을 흘리면서 운동하는 것이 최고로 좋습니다.

② 목욕탕에서 생수를 마시며 땀을 흘리면서 운동하세요. 나는 냉·온욕, 복부지압, 수영, 자갈 밟기, 조깅, 냉수마찰을 합니다. 될 수 있는 한 생수를 많이 마시세요. 그리고 나는 밥은 굶어도 목욕만은 절대로 굶지 않습니다. 아침을 굶기 때문에 점심이 꿀맛같이 맛있고, 저녁 먹기 전에 1시간 반 동안 목욕탕에서 운동하기 때문에 저녁밥도 꿀맛 같습니다.

③ 많은 사람이 일하는 도중에, 쉬는 동안에 스트레스를 풀기 위해 담배를 피웁니다. 담배를 오래 피우면 생리기능이 마비, 약화되기 때문에 끝내는 스트레스가 오고 만병을 부릅니다. 특히 두뇌 활동이 둔화하여 기억력과 판단력이 마비, 약화됩니다. 이 안 서방도 예전에는 담배를 피웠습니다. 선배와 의사가 담

배는 백해무익이니 건강을 생각한다면 꼭 끊어야 한다고 충고할 정도였습니다. 나는 담배를 끊으려고 무진장하게 고생했습니다.

'100만의 대군을 이기는 것보다 자신을 이기는 일이 몇 곱이나 힘들다.'

담배를 끊는 일은 에베레스트를 등정하는 것 이상으로 고행이었습니다. 그래서 나는 먼저 니코틴 흡수량을 최대한 줄이려고 애썼습니다.

일본 노인은 담배를 어떻게 피우는가 하고 보니, 우리나라 노인의 담뱃대 10분의 1 크기의 담뱃대에다 담배 가루를 담아서 한 모금 피우고는 담뱃재를 톡톡 털어 버리고, 또 담배 가루를 담아서 한 모금 피우고는 털어 버리기를 반복했습니다.

"거, 왜 그렇게 귀찮은 짓을 합니까? 한국 노인과 같이 큰 담뱃대에 담배를 많이 담고 피우면 편리할 것이 아닙니까?"

"그러면 담배 맛이 없어요."

그 당시 나는 담배를 피우지 않았기 때문에 도무지 그 까닭을 몰랐습니다. 니코틴 흡수량을 줄이기 위해 그렇게 한다는 것을 뒤늦게야 깨달았습니다.

그전까지 나는 담배를 하루에 2갑 정도 피웠습니다. 아침에 일어나면 담배를 물고 화장실로 가는 것이 나의 첫 일과였습니다. 그 후부터는 하루에 1갑 정도만 피우기로 했습니다. 담배 한 개비를 면도칼로 네 토막 잘라서 그중 한 토막을 상아 파이프에 꽂고 반만 피우고 버렸습니다. 파이프 속도 자주 청소했습니다. 그랬더니 담배 맛이 월등하게 좋았고 담배 피우는 양도 줄어서 담배 한 갑으로 2일간 피울 수 있게 되었습니다. 나중에는 3일에 한 갑 정도가 되었으나 완전히 끊기는 불가능했습니다. 제일 큰 원인은 친구와 함께 술을 마시는 데 있었습니다. 술이 담배를 부르고 담배가 술을 부르기 때문입니다. 옆 친구가 담배를 피우는데 그 연기를 마시는 내가 금연한다는 것은 절대로 불가능했습니다. 그래서 담배를 끊기 위해서는 술부터 끊어야 했습니다.

담배를 피우면 혈액이 탁해집니다. 운동하는 주목적은 혈액을 순환하는 데 있는데 담배로 탁해진 피를 순환시켜 봤자 무슨 소용이 있나이까? 니코틴은 자연식의 양분도 죽여 버립니다. 따라서 담배는 건강에 관한 모든 노력을 무효로 하고 생명을 단축시키나이다.

④ 대개의 사람은 하루에 쌓인 스트레스를 술로 풀려고 합니다. 이 술을 잘못 마시면 스트레스를 풀기는 고사하고 패가망신하는 위대한 요인이 되나이다.

위에서 말한 바와 같이 금연하기 위해서는 금주부터 해야 합니다. 하루 종일 일한 후에 술 한잔 마시는 것이 나에게는 최고의 낙이었는데, 나의 몸은 담배를 피우고 술을 마시는 한 절대로 건강할 수 없는 형편이었습니다. 그래서 금주하기로 일대 결심을 한 것입니다.

친구들이 한잔하러 가자고 유혹하면 이렇게 말했습니다.

"나 진찰을 받았더니 위궤양이라고 해. 그래서 금주하기로 결심했지."

"술은 안 마시고 콜라만 마셔도 좋으니 가자."

이 안 서방은 술을 안 마시면 말이 없고 웃지도 않는 전형적인 꽁 서방입니다. 그럭저럭해서 술친구가 다 떨어지고 말았습니다.

안 서방은 13세 때부터 30세까지 18년간 일본 동경에서 살았고, 거지 이하의 가난, 목숨이 오가는 병고와 싸워서 칠전팔기한 사람입니다. 나의 조부는 조선조 말기에 무슨 큰 벼슬을 하다가 제주도에서 귀양살이를 하게 되었는데, 밤낮 술을 마시며 인생을 한탄한 왕초 술고래였습니다. 그의 피를 이어받은 큰아버지도, 아버지도, 작은아버지도 술고래라서 모두 40세 이상을 못 살았습니다. 나도 술고래였기 때문에 술을 계속해서 먹었더라면 틀림없이 40세 이상을 못 살았을 겁니다. 술을 끊었기 때문에 지금 83세까지 장수하며 떠들고 있는 것입니다.

금연 결심을 일곱 번 하고도 금연하지 못했는데, 금주하고 나서야 비로소 금연할 수 있게 되었습니다. 금연을 하는 데도 칠전팔기였습니다. 금연하고 나니까 식욕이 무럭무럭 일어나서 40킬로그램 미만이던 말라깽이가 일약 60킬로그램 이상으로 뛰어올랐습니다. 담배의 해독이 그만큼 심각한 것입니다. 결국 금주하면 금연할 수 있습니다.

◉ 음주 수칙

생수는 먹고 마시고 피우고 싶은 욕망을 죽이나이다. 그러니 생수를 담은 작은 병을 들고 다니면서 1시간에 1병씩 마시세요. 그러면 몸속의 독이 빠지면서 먹고 마시고 피우고 싶은 욕망이 싹 가시고 맙니다. 단, 식사 전 1시간 동안은 물을 마시지 마세요. 위액이 희석되고 식욕이 없어지기 때문입니다.

담배를 피우고 싶을 때, 술을 마시고 싶을 때는 물을 사정없이 마셔 버리세요. 그러면 담배 피우고 싶은 생각, 술 마시고 싶은 생각이 도망가 버립니다. 빈속에 담배를 피우거나 술을 마시면 몸에 최고로 나쁩니다.

아무것도 안 먹고 물만 마셔도 3개월 이상 살 수 있습니다. 물은 생명의 근원입니다. 물속에 온갖 영양소의 씨가 들어 있기 때문에 물만 주어도 콩나물이 질기게 되나이다. 물은 또 몸속을 대청소하는 위대한 청소원입니다. 몸의 약 70퍼센트는 수분입니다. 따라서 좋은 물을 마시면 병이 최소한 반 이상 고쳐집니다. 굶으면서 생수를 마시는 것이 이 세상 최고의 불로장생약이라는 것을 뼛속으로부터 느끼도록 건강 공부를 하세요.

술을 도저히 끊을 수 없는 분에게 충고합니다.

① 빈속에 짐승 고기를 안주로 삼아 대폿술을 마신다면 몸에 최고로 나쁩니다.

② 술은 도수가 약한 과실주와 곡주가 좋은데, 소주, 양주 같은 독한 술을 마실 때는 반드시 꿀을 타서 마시세요. 독한 술을 마시고 난 다음에는 반드시 생수를 5배 이상 마시세요. 뒷

날 골치가 아프거나 설사하는 술은 절대로 마시지 마세요.
③ 안주로 짐승 고기와 낙농 제품은 일절 금하세요. 그 대신 볶은 콩, 된장, 두부, 땅콩 등 콩 제품이나 생선 종류를 취하세요.
④ 뒷날 골치가 아프거나 설사를 하면 온종일 생수만 마시면서 굶어 버리세요. 정 참을 수가 없으면 된장국에 양파, 파, 두부, 기타 채소를 넣고 끓여 먹으세요.

초등학교 학생이 소풍을 간다고 하면 그날이 오기를 손꼽아 기다립니다. 우리도 보통 날은 가족과 함께 자연식을 철저히 하고, 토요일이나 일요일에 한 끼쯤은 약간의 술과 좋은 것을 가족과 함께 먹는 것을 기대하며 살아갑니다.

퇴근길에 친구들이 한잔하러 가자는 꼬임을 이겨 내는 일도 중요하나이다. 그 꼬임을 이겨 내기 위해서는 퇴근 직전에 생수를 배부르게 잔뜩 마시세요. 그러면 술 마시고 싶은 욕망이 죽어 버립니다. 그리고 '나 위궤양이야' 또는 '오늘 중대한 약속이 있어'라는 핑계를 대세요. 죽느냐 사느냐의 관건은 바로 이 친구들의 꼬임을 이겨 내는 데 있습니다.

3. 겸손하면 몸도 마음도 건강

나의 고교 시절 이야기를 잠깐 하겠습니다. 나는 영어를 가르치는 고보리 선생님을 몹시 존경했습니다. 그는 일본 사람이면서도 일본 사람이 한국 사람을 차별하고 멸시하는 것을 개탄했고, 나를 종종 자기 집으로 불러 맛있는 음식을 주면서 위로했습니다. 그런데 나의 어버이와 같은 그 선생님이 갑자기 세상을 떠나고 말았습니다. 이역만리 타국에서 의지할 곳 없는 나에게는 크나큰 슬픔이었습니다. 그래서 선생님이 죽은 원인을 자세히 알아보기로 했습니다.

선생님은 다른 곳으로 이사를 하자마자 때마침 급한 용무가 있어서 바로 출장을 갔고, 집안사람에게 이웃집에 떡도 돌리고 인사도 하라고 일러 놓았습니다. 출장을 갔다가 돌아온 다음 날 아침, 어린 딸을 데리고 산책하러 나갔습니다. 그때 이웃에 사는 다나카라는 육순 노인이 역시 육순 노인인 나의 선생님을 보고는 훈계와 시비조로 고함을 질렀습니다.

"왜 이사를 왔으면서 인사도 안 하느냐?"

"집안사람을 시켜 떡도 돌리고 인사도 했습니다."

"떡만 들리면 다냐?"

"왜 그런 일을 훈계와 시비조로 성을 내면서 말합니까? 부드러운 소리로 하여도 좋을 것이 아닙니까?"

"무엇이 어쩌고 어째?"

상대방은 이렇게 말하면서 선생님의 따귀를 후려갈겼다는 것입니다. 결국 육순 노인끼리 격투가 벌어졌습니다. 혈압이 높았던 선생님은 격투 도중 졸도해서 병원으로 가 치료를 받았으나 결국 세상을 떠나고 말았습니다. 그 후 이야기를 들은즉, 다나카 노인은 징역 10년을 선고받고 옥살이를 하다가 자살했다는 것입니다. 이 사건은 나의 일생을 지배하는 귀중하고 귀중한 교훈이 되었습니다.

그럼 독자에게 물어봅시다. 이와 같은 비극을 예방하기 위해 어떻게 하면 좋을까요? 특히 요즘은 공해 식품, 공해 환경으로 사람들의 정신이 극도로 쇠약, 난폭해지고 있어서 조금만 잘못 처신하면 비극을 초래하기 쉽습니다. 자신도 정신이 쇠약해져 있으므로 남이 주는 충격을 쉽게 받아넘기지 못하기 때문입니다. 그럼 생각하다가 다음을 읽으세요.

그럼 고보리 선생님과 다나카 노인 중에서 어느 분이 어떻게 처신했으면 이 무서운 비극을 예방할 수 있었을까요? 거만한 다나카 노인을 상대로 싸움을 벌인 고보리 선생님의 잘못이었습니다.

'죄송합니다. 급한 일로 출장 갔다가 어젯밤에 돌아왔습니다.'

이렇게 죄송하다는 말 한마디만 했으면 만사가 해결되었을 겁니다. 또 상대방이 시비와 훈계조로 고함을 지른 것까지는 참을 수 있었을 텐데, 따귀까지 후려갈기니 어느 누가 참을 수 있겠습니까. 이런 상황에서도 죄송하다는 말로 응수할 수 있는 사람은 그야말로 위인 중의 위인입니다.

'함부로 화를 내지 않는 사람은 용사보다 낫다. 제 마음을 다스리는 사람은 성을 탈취하는 것보다 낫다.'(잠언 16:32)

요즘은 공해 식품, 공해 환경, 그리고 복잡다단한 사회생활로 인해 다나카 노인 같은 사람이 점점 늘어만 가고 있습니다. 인생 대학의 졸업생인 60세 노인도 이 지경인데 그 이하의 젊은이로 가득 차 있는 세상은 그야말로 고해가 아닐까요? 그럼 이 인생 고해를 슬기롭게 헤쳐 가려면 어떻게 해야 할까요?

'미련한 자의 어리석은 소리에 대꾸하지 마라. 너도 같은 사람이 되리라.'(잠언 26:4)

개는 개끼리 싸웁니다. 개를 상대로 싸우는 자는 역시 개입니다. 약한 개가 무서운 개와 싸우면 물려 죽는 것이 이치입니다. 그래서 고보리 선생님이 그 무서운 개인 다나카 노인에게 물려 죽은 것입니다.

'얕은 물에 돌을 던지면 유난히도 찰랑 소리가 난다. 깊은 물에 던져 보라, 소리가 나는가를!'

사람도 인격 수양이 잘되어 있으면 상대방에게 아무리 거친 소리를 들어도 깊은 물과 같이 소리를 안 냅니다. 겸손해야 합니다. 정신 고민은 90퍼센트 이상이 자신의 교만에서 시발하나이다. 아침에 일어나면 우선 앞에서 말한 격언을 일독하세요. 오늘 하루 동안은 절대로 화를 내지 않고, 사람을 만나면 항상 겸손과 양보로 대하겠다는 맹세를 하세요. 쇠바퀴가 달린 손수레를 끌고 길을 간다면, 길, 손수레, 일꾼, 옆에 걸어가는 사람 모두 아픕니다. 그러지 말고 고무바퀴를 달아서 부드럽게 굴러가세요.

늘 밑지고 사세요. 바보 인간은 사람을 만나면 이 사람을 어떻게 이용하면 많은 이익을 얻을까 하고 생각합니다. 한 푼도 밑지지 않으려고 합니다. 단돈 100원을 손해 보아도 싸우려고 대듭니다. 그러나 슬기로운 사람은 이 사람을 어떻게 도와주면 이 사람이 많은 이익을 얻게 될까를 생각합니다.

이 일을 내가 해주면 상대방이 보답해 줄까, 아니면 보답해 주지 않을까 하고 고민하는 일이 많습니다. 이 고민이 그대를 죽이는 독이 된다는 것을 결코 잊지 마세요. 처음부터 보답은 생각하지도 말고 성심껏 도와주세요. 그 사람이 보답하지 않아도 하느님이 틀림없이 보답하나이다. 이것은 탁상공론이 아니라 나 자신의 경험에서 우러난, 그야말로 산 교훈입니다.

나는 해방 직후 서울고등학교 1회 졸업생을 가르친 적이 있습니다. 혼란기에 창립한 신설 학교라 이북 각지에서 모여든 피난민이 많았고, 실력이 고르지 못해 교과서를 가르치는 것은 거의 불가능했습니다. 6개월 후에 이 학생들은 대학에 진학해야 했습니다. 그때 나의 봉급으로는 쌀만 사는 데도 부족했습니다. 나는 학생을 가르치는 데만 열중했기 때문에 집사람은 죽을 고생을 하고 있었습니다. 그래도 나는 학생들을 일류 대학에 진학시키기 위해 보조 교재를 만들었습니다. 원지도 내가 쓰고 등사도 내 손으로 밀었습니다. 그야말로 봉급의 100배 이상으로 무료 봉사를 한 것입니다.

거의 모두가 피난민이라 돈을 받을 수 없었기에 학교 시험지로 등사해서는 무료로 공급했습니다. 용지를 절약하기 위해 작은 글자로 빽빽하게 써 학생 수만큼 등사했기 때문에 여분은 없었습니다. 이걸 잃어버린 학생이 한 부 더 달라고 어찌나 많이 찾아오는지. 나는 그때마다 여분이 없다고 거절했는데, 일이 너무 바빠 정말 난처했습니다. 나중에 알고 보니까 다른 학교 학생이 부탁해서 그렇게 모자랐던 것입니다.

학생에게는 여분이 없다며 거절할 수 있었지만 동료 선생님과 교장 선생님의 요청은 정말 난처했습니다. 요청을 몇 번 거절했더니 교장 선생님께서 나무라기 시작했습니다.

"무료로 하지 말고 실비를 받으면 될 것이지, 왜 그리 융통성이 없습니까."

그 후부터는 실비를 받았습니다. 그런데 수요가 너무 많아 도저히 혼자 힘으로 감당할 수 없어서 회사에 맡겨 버렸습니다.

서울고등학교 1회 졸업생의 90퍼센트 이상이 일류 대학에 진학함과 동시에 나의 꼴사나운 등사물도 날개 돋친 듯이 전국으로 퍼져 나갔고, 나중에는 등사물로 당해 낼 수 없어서 인쇄하게 되었는데, 그것이 바로 나의 저서가 되었습니다.

그 당시는 한국 사람이 영어 참고서를 쓰는 일은 거의 없었고, 나도 책을 쓴다는 주제넘은 생각은 추호도 없었습니다. 책으로 만들어진 다음에는 날개 돋친 듯이 전국 방방곡곡으로 팔려 나갔고, 나중에는 서울의 종로 한복판에 한국 최초의 학원까지 세우게 되었습니다. 나는 생각지도 못했는데 나에게 배운 학생이 친구에게 내 책을 읽으라고, 내 학원에 다니라고 권했던 것입니다.

나는 정말, 정말 솔직히 말합니다. 인쇄물과 책을 만들 때 돈을 번다고는 꿈에도 생각하지 않았습니다. 다만 남을 성심껏 도와주겠다는 열성만 있었을 뿐입니다. 그래서 나는 보수를 사람에게 받은 것이 아니라 하느님에게 받은 것입니다. 원지를 쓰고 등사한 노고에 대한 보답으로 수억 배를 받은 셈입니다. 보답을 목적으로 남을 돕다가 실망하면 그 실망은 그대를 죽이는 독이 됩니다.

'너희는 남에게 바라는 대로 먼저 남에게 해주어라.'(누가 6:31)

대부분 인간의 고민과 비극은 자기가 씨를 뿌리지도 않고 거두려고 하는 데서 시발하나이다.

'먼저 씨를 뿌려라. 그러면 거둘 것이다.'

자연식을 철저히 해서 정신을 맑게 하고는, 이 교훈만 열심히 실천하면 가시밭 같은 인생 고해를 즐겁게 살아갈 수 있습니다.

4. 식초

1) 2가지 사실로 알게 된 식초

① 서커스 곡예사는 식초를 먹기 때문에 뼈가 고무와 같이 유연해진다고 전해져 오는데, 과학적으로 확고한 근거가 있는 사실입니다. 요즘 사람은 공해 식품을 먹기 때문에 칼슘이 크게 부족해서 뼛속이 때를 미는 속돌과 같이 구멍투성이로 되어 있습니다. 그래서 조금만 넘어져도 뼈가 부러지고 맙니다. 식초는 생선 뼈 같은 칼슘을 부드럽게, 유연하게 해서 섭취가 잘되도록 해줍니다.

② 일본 사람은 심지어 밥에까지 식초를 쳐서 초밥을 만들어 먹습니다. 반찬에도 식초를 꼭 쳐서 먹습니다. 그래서 세계 최

장수 국민이 된 것입니다.

2) 식초의 기본 작용과 효능

① 식초는 식욕, 맛, 소화, 신진대사, 성장 촉진제이며 자연 치유력을 강화시킵니다.

② 식초는 강력한 방부제이며 동시에 강력한 살균제입니다. 우리가 보통 쓰는 화학성분의 방부제와 살균제는 우리 몸속에서 심한 부작용을 일으키나 식초는 우리 몸을 보호하면서 방부, 살균작용을 합니다. 따라서 식초를 먹으면 우리 살과 피가 깨끗해집니다.

③ 식초는 흡수하기 쉬운 양질의 영양분을 공급하여 살을 탄탄하게 하고 뼈를 탄력 있게 합니다.

④ 식초의 주성분인 초산은 스트레스를 해소하는 부신피질 호르몬을 만들므로 공해와 스트레스로 시달리는 현대인의 구세주입니다.

⑤ 식초는 어혈을 해소해 주기 때문에 만병을 고치는 데 위대한 역할을 합니다.

⑥ 식초는 침을 왕성하게 분비시킵니다. 입안에서 분비되는 침은 부작용이 전혀 없는 천하제일의 소화제입니다. 모든 음식물은 침에 의해서 50퍼센트 또는 70퍼센트가 소화됩니다. 우리는 식초 냄새만 맡아도 침이 저절로 나오고, 식초를 입안에 넣으면 침이 더 많이 나오는 것을 경험할 수 있습니다.

⑦ 식초는 위액을 보통 때보다 2배 이상이나 분비시켜 역시 소화를 잘 시킵니다.

⑧ 식초와 함께 음식물을 먹으면 입맛이 저절로 나고, 음식물도 맛이 좋아집니다.

⑨ 조리할 때 식초를 첨가하면 잔뼈가 먹기 좋도록 부드러워집니다.

⑩ 비린 맛이 없어지고 짠맛도 덜하게 됩니다. 가령 짠 젓갈 같은 것에 식초를 쳤을 때와 안 쳤을 때를 비교해 보세요.

⑪ 소금 소비량이 현저하게 줄어듭니다. 식초를 쓰면 보통 때보다 소금을 3분의 1 정도만 써도 싱겁지 않고 오히려 맛이 더 좋아집니다. 따라서 염분을 억제해야 할 환자에게는 큰 복음입니다.

⑫ 식초는 음식물의 떫은맛, 쓴맛 등을 없애 줍니다.

⑬ 해삼, 전복 등과 같이 미끈거리는 것을 없애 줍니다.

⑭ 지방을 중화시킵니다. 기름기가 있는 음식물에 식초를 쳐 보세요. 느끼한 맛이 싹 없어져서 맛이 월등하게 좋아집니다. 손자들이 가끔 짜장면을 먹여 달라고 졸라 댑니다. 짜장면은 제1급의 공해 식품이므로 1주일에 한 번만 허용하는데, 중국집으로 가기 전에 마늘과 생강 다진 것, 고추장, 깨, 볶은 콩가루에 식초를 넣고 비빈 것을 꼭 챙깁니다. 나는 주로 간짜장을 먹는데, 짜장 공기에 식초 세 숟가락을 더 쳐서 먹습니다. 이 안 서방은 그야말로 식초광입니다. 라면도 그렇게 해

서 먹습니다. 그러나 1주일에 딱 한 번만 먹습니다. 환자는 불쌍하지만 병이 나을 때까지 엄금하세요. 이것도 먹지 말라, 저것도 먹지 말라는 건강법은 실행하기 어렵기 때문에, 먹는 즐거움도 없이 산다는 것은 불가능하기 때문에, 나는 공해식을 해결하는 여러 방법을 연구, 개발하고 있습니다.

⑮ 식초는 소금보다 더 강력한 살균작용을 합니다. 콜레라균 같은 무서운 균도 죽입니다. 그럼 식초가 어떻게 살균작용을 하는지 살펴보겠습니다.

첫째, 여름철에 도시락 또는 음식물에 식초를 쳐 놓으면 며칠이 지나도 변질되지 않습니다. 식초가 부패균을 죽여 버리기 때문입니다.

둘째, 식초는 우리 육체를 정화합니다. 즉 피와 살을 깨끗하게 합니다. 몸에 해로운 음식을 먹거나 과식을 하면 몸속에서 썩어 독을 만들고 병을 유발합니다. 우리 몸속은 그 독으로 가득 차 있습니다. 그래서 무슨 음식을 먹어도 그 나쁜 균에 의해 썩어서 몸이 병약하고 노쇠해 갑니다. 사람이 늙는 최고의 원인은 바로 여기에 있습니다.

셋째, 식초를 먹거나 음식물에 식초를 쳐서 먹으면 배 속에 가득 차 있던 부패균이 죽어 버립니다. 콜레라균 같은 무서운 균까지 죽어 버립니다.

식초를 1주일가량 먹고 난 다음에 휴지에 대변을 묻혀 냄새를 맡아 보세요. 썩은 냄새가 안 날 겁니다. 병은 우리가 먹은 음식물이 몸에서 썩어 생긴 독으로 인해 일어나는데, 몸속에서 음식물이 썩지 않으니 병이 생길 하등의 이유가 없습니다.

세계 일주를 시도한 옛날 탐험가를 생각해 보세요. 비타민 부족을 보충하기 위해 생채소를 식초에 절여서 갖고 다녔습니다. 이처럼 식초는 방부작용을 하고, 식초의 주성분인 초산은 비타민을 파괴하는 나쁜 균을 죽여 버립니다.

식초를 먹으면 몸에 해롭다는 학자가 있습니다. 그러나 일본인이 매일 매끼에 식초를 즐겨 먹고 세계 최장수 국민이 된 엄연한 사실, 나 또한 60여 년간의 연구와 체험으로 식초의 효능을 확인했다는 사실, 이것은 진실입니다.

된장, 간장, 시금치, 당근, 마늘, 멸치도 무슨 이유인지는 몰라도 나쁘다는 학자가 있습니다. 그런데 이 안 서방은 60여 년간의 연구와 체험으로 이것도 몸에 좋다고 확신합니다. 모든 식품에는 독이 있는 반면 그 독을 해소하는 성분도 있습니다. 어느 바보 멍청이가 그 독만 뽑아서 실컷 처먹어 버린다면 문제가 생길 겁니다. 그러나 그런 바보는 거의 없으니 걱정하지 말고 즐겨 먹기를 바랍니다.

누가 이 안 서방에게 '안 선생님을 83세까지 장수시킨 식품 중에 제일 좋은 것을 딱 3종만 말하라'라고 묻는다면 나는 서슴지 않고 '첫째는 현미, 둘째는 콩, 셋째는 식초'라고 답할 것입니다.

나도 인생 83년을 살아오는 동안 몸속에 누적된 독을 없애려고, 몸을 보하려고 무수한 약을 구해다 먹었습니다. 아마 지금 돈으로 계산하면 몇억은 될 겁니다. 그러나 다 헛되고 헛된 일이었습니다. 결국은 억수같이 돈만 낭비하고 그 약의 부작용으로 생긴 병 때문에 죽을 고생만 했습니다.

그리고 이왕 말이 나온 김에 조금 더 추가하면, '넷째는 생채소, 다섯째는 생된장'입니다. 아 참, 뒤늦게 하나를 더 깨달았는데, 생수는 여섯째가 아니라 첫째입니다.

이처럼 나는 식초에 큰 비중을 두고 있습니다. 식초의 효능 중에서 제일 중요한 '식초의 기본 작용과 효능'은 꼭 복습하기 바랍니다. 내 말 안 듣고 공연히 비싼 것을 구해 먹다가는 돈 망하고 사람 망하고 마는데, 그런 어리석은 짓은 이제 절대로 하지 마세요.

3) 노벨상을 3회나 받은 식초

식초를 먹으면 몸에 해롭다는 학자가 있습니다. 그럼 그분은 노벨상보다 더 높은 상을 탄 사람인가요? 식초를 연구한 학자 가운데 자그마치 세 명이나 노벨상을 탔다는 엄연한 사실을 잊지 마세요.

● **1945년 노벨 생리의학상**

핀란드의 바르타네 박사는 우리가 먹은 음식물이 소화 흡수되어 에너지를 발생시키는 까닭은 식초의 성분인 오기자로 초산이 주동적인 역할을 하고, 다른 여러 성분이 이에 가세, 협력했기 때문이라는 사실을 발견해서 노벨상을 받았습니다.

● 1953년 노벨 생리의학상

'식초를 마시면 2시간 만에 피로가 가시고 탁한 소변도 맑아진다.'

이렇게 주장한 학자는 영국의 크레브스 박사와 미국의 리프만 박사입니다. 육체적 또는 정신적인 일로 인해 피로하거나 병의 원인이 되는 일을 하면 노화의 원인이 되는 유산이 생기는데, 이것이 쌓이면 병과 죽음의 길을 밟고 맙니다. 그런데 식초의 구연산이 주동이 되어서 피로물질인 유산의 발생을 방지하거나 해소하는 일을 합니다. 그러니까 식초는 우리 병을 원천적으로 예방해 주는 역할을 하는 것입니다.

앞에서 말한 바와 같이 크레브스 박사와 리프만 박사는 식초 중에 포함되어 있는 구연산이 노화의 원흉인 피로물질을 몰아내 버리는 일을 한다고 말했는데, 그들의 연구 업적이 너무 위대하기 때문에 좀 더 자세히 설명하고자 합니다. 그들은 처음에 세균을 배양하는 배양액 속에 소량의 식초를 탔더니 세균이 왕성하게 증식하는 것을 발견했습니다. 그 과정을 자세히 관찰해 본즉, 식초를 투여하자 산소 소비량과 탄산가스 배출량이 증가하여 세균이 무럭무럭 자라 번식했던 것입니다. 그렇다면 우리 몸에도 식초를 투여하면 세포에서 산소 소비량과 탄산가스 배출량이 증대해서 세포가 무럭무럭 자라서 번식하고, 모든 병을 예방하고 치료해 건강해진다는 결론이 됩니다. 크레브스 박사와 리프만 박사는 이 연구로 1953년에 노벨 생리의학상을 받았습니다.

● 1964년 노벨 생리의학상

'식초를 마시면 문명병의 원흉인 스트레스를 해소하는 부신피질 호르몬이 만들어진다.'

미국의 블로흐 박사와 독일의 리넨 박사가 공동 연구해 1964년 노벨 생리의학상을 받은 이 학설에 의하면, 식초의 주성분인 초산이 부신피질 호르몬을 만든다는 것입니다. 초산과 기타 식초 성분(구연산, 단백질, 각종 비타민과 미네랄)이 합작하여 부신피질 호르몬을 만드는데, 그중에서 초산이 주동적인 역할을 한다는 이야기입니다. 즉 식초 중의 어느 한 성분이 특별한 역할을 한다는 게 아니라 다른 성분이 가세, 협력해서 그렇게 된다는 뜻입니다. 또 식초가 피로물질인 유산의 발생을 방지하거나 해소하는 것도 식초의 성분인 구연산이 주동적인 역할을 하고, 다른 성분이 가세하기 때문이라는 것입니다.

4) 스트레스 학설

1936년 캐나다의 한스 셀리에 박사는 스트레스 학설을 발표해서 의학계에 일대 선풍을 일으키는데, 이 학설에 의하면 현대인의 각종 문명병은 주로 스트레스 때문에 발생하며 부신에서 분비되는 부신피질 호르몬이 스트레스를 해소해 주는 중대한 역할을 한다는 것입니다.

부신은 신장 위에 있는 내분비기관으로 여기에서 부신피질 호르몬이 분비됩니다. 우리는 옛날과 달리 복잡다단한 사회생활을 하기 때문에 매일매일 너무나 많은 스트레스를 받고 있습니다. 그래서 부신이 지쳐 빠져서 부신피질 호르몬을 분비할 수 없고, 각종 문명병이 유발되는 것입니다. 특히 위산과다, 위궤양, 십이지장궤양, 고혈압, 심장병, 동맥경화, 당뇨병, 정신병, 심지어 암까지도 유발된다는 것입니다.

이때까지 인류는 먹은 음식물이 체내 어느 곳에서 연소해 에너지를 발생하고 체온을 조절하는지 몰랐습니다. 그런데 세포 내 물질대사 연구로 노벨 생리의학상을 받은 한스 아돌프 크레브스 박사가 인류 사상 처음으로 이것을 해명해 냈습니다. 크레브스 박사가 해명한 바에 의하면, 우리가 먹은 음식물의 포도당이 세포 내에 있는 미토콘드리아에서 산소와 합작, 연소해서 에너지를 발생시키고, 우리는 그 에너지로 살아간다는 것입니다. 그런데 연소하다 남은 찌꺼기인 이산화탄소와 물을 몸 밖으로 몰아내 버리지 못하면 온갖 병이 유발됩니다. 암을 위시한 각종 문명병의 원인이 산소 부족 때문이라는 것입니다. 산소가 부족해서 영양분이 연소되지 않고, 그 찌꺼기인 이산화탄소와 물을 배출하지 못해 병이 유발된다는 뜻입니다.

그런데 식초가 산소 공급과 이산화탄소 배출량을 증대하니, 식초한 병은 산삼 만 뿌리 이상의 값어치가 있는 것이 분명해 보입니다. 내가 근 60여 년간 연구한 결과, 인간에게 가장 고귀한 것은 저 깊은 산 속에 묻혀 있는 산삼같이 희귀하고 값비싼 것이 아니라 그와는 정반대인 것, 우리에게 가장 가까운 곳에 있고 가장 값이 싸거나 공짜로 얻을 수 있는 것이라는 사실입니다. 진시황은 불로장생약을 구하지 못해서 죽고 말았습니다. 그들이 찾아 헤맸던 곳과는 정반대 방향에 불로장생약이 있다는 것을 꿈에도 생각하지 못했기 때문입니다.

그럼 산소와 이산화탄소는 인체의 어디로 들어오고 어디로 나가는 걸까요? 입과 코뿐만 아니라 땀구멍과 털구멍으로도 숨을 쉽니다. 만일 몸 전체를 페인트로 더덕더덕 칠해서 모든 구멍을 막아 버리면 우리는 죽어 버립니다. 산소와 이산화탄소의 출입구는 어떻게 막힐까요?

① 차만 타고 돌아다니고 운동을 안 하기 때문에, 즉 문명의 이기에 도취해서 몸을 움직이지 않기 때문에 약하게 호흡할 따름이고, 따라서 산소 흡입량과 이산화탄소 배출량이 극소화되는 것입니다.

② 공기가 통하지 않는 화학섬유의 옷을 입기 때문에 피부를 통해서 산소를 흡입할 수 없고 이산화탄소를 배출할 수 없습니다. 그나마 춥다고 창문을 꽉 닫고, 앉거나 누워서만 지낸다면 당장 병에 안 걸리더라고 결국 문명병을 불러옵니다. 암이나 기타 문명병 환자를 치료할 때 옷을 홀랑 벗겨 놓고 이불을 덮었다 벗겼다 하면서 산소 공급을 하면 눈부신 효과가 나타납니다. 문명병 원인이 산소 부족임이 입증되는 순간입니다.

이상으로 식초 강의 1부가 끝났습니다. 나는 약이라면 양약, 한 약을 막론하고 일절 먹지 않고 그 대신 식초를 먹습니다. 식초는 최고의 자연식임과 동시에 세계 제일의 약이기 때문입니다. 그런데 천연식초라야 위에서 말한 효능을 100퍼센트 발휘합니다. 그래서 다음번에는 '천연식초 양조법'을 강의합니다. 먹는 것만은 자기가 만들어서 먹어야 남이 만든 것은 믿을 수 없습니다.

◉ 변비 근절 방법

변이 나가지 않고 쌓여 썩으면 독이 발생해 온갖 병을 유발합니다. 현대인의 얼굴은 거의가 누렇고 거무스름합니다. 이것은 똥독이 돌고 있기 때문입니다. 여성들은 그 누렇고 거무스름한 얼굴을 화장으로 속이지만, 화장을 지우고 나면 도깨비 귀신으로 변모합니다.

변비의 원인은 씹을 필요가 없는 말랑말랑한 식품을 먹기 때문입니다. 특히 주식인 백미가 최고의 원흉입니다. 변비를 막는 최고의 방법은 섬유 식품을 먹는 것입니다. 주식으로 백미 대신 현미 또는 통보리를 먹으세요. 현미 또는 통보리에는 변비를 막는 섬유가 풍부합니다. 그다음으로 좋은 것은 콩과 식초 절임입니다. 콩에는 껍질과 속 양쪽에 섬유가 많습니다.

식초를 먹으면 대장의 벽을 청소하는 등 연동작용을 활발하게 하기 때문에 변이 잘 나가지 않을 수 없습니다. 만병의 원인인 변비를 막는 현미, 통보리, 콩, 식초야말로 지상 최고의 변비약임과 동시에 불로장생약입니다.

5. 천연식초 양조법

1) 과일을 열 달간 발효 숙성

이번에는 천연식초 양조법을 배우게 되는데, 기초를 철저히 복습한 후에 새것을 배웁시다. 나는 인생 83년을 살아온 경험으로 식초는 만 가지 약의 왕이며 산삼보다 만 곱 이상의 값어치가 있다고 확신합니다. 뭐, 터무니없는 대포라고요? 그럼 산삼이 다음과 같은 식초의 효능을 발휘할 수 있는지 한번 확인해 보세요.

① 식초는 강력한 살균, 방부작용을 합니다. 우리가 보통 쓰는 살균제, 방부제는 심한 부작용이 있으나 식초는 우리 몸을 보호하면서 살균, 방부작용을 합니다.

② 부패하거나 병원균이 있는 음식물을 먹으면 몸속에 있는 부

패균과 병원균이 합작해서 더욱 빨리 부패하고, 독이 득세하게 됩니다. 따라서 입, 몸, 변에서 썩은 냄새가 나고 끝내는 병이 유발합니다. 이것을 식초가 깨끗하게 해결해 줍니다.

③ 음식물에 식초를 치면 병원균이 죽고 부패하지도 않습니다. 식초를 친 음식물을 계속 먹으면 몸속에 도사리고 있던 병원균과 부패균이 죽어 버리기 때문에 입과 몸이 향기롭게 되고, 변의 냄새도 고약하지 않고 소변도 맑아집니다. 또 살과 피가 맑아져서 병이라는 놈이 설 자리가 없게 됩니다. 한번 손바닥과 팔의 살 냄새를 맡아 보세요. 틀림없이 구수한 냄새가 날 것입니다.

④ 어혈이란 무엇입니까? 피가 탁해서 돌지 않기 때문에 한곳에 뭉쳐 있는 경우를 말합니다. 이것이 오래되면 고체가 되어 결석이 되는데, 이 결석이 커지면 피가 통하지 않아 죽게 됩니다. 식초를 오래 먹으면 피가 깨끗해지므로 결석이라는 놈이 생길 하등의 이유가 없습니다.

산삼이 이와 같은 작용을 할 수 있습니까? 이래도 식초가 산삼보다 만 곱 이상의 값어치가 있다고 주장하는 안 서방에게 대포쟁이라고 하시겠어요? 이제는 식초를 세계에서 가장 많이, 심지어는 밥에까지 쳐서 먹는 일본인이 세계 최장수 국민으로 된 까닭을 알 수 있겠지요?

주의할 것은 식초의 능력에도 한계가 있기 때문에 아무리 식초를 먹더라도 피를 흐리게 하는 음식물을 과식하면 소용없다는 것입니다. 이 안 서방의 주의에 따라 보통 날은 자연식을 철저히 하고 1주일에 한 번만 식도락을 하세요. 그리고 식초를 먹어 피가 맑아져도 그 많은 피가 돌도록 운동하지 않으면 아무 소용이 없다는 점도 깨달으세요.

2) 천연식초를 찾아서

나는 오래전부터 식초가 좋다는 것을 익히 알고 있었습니다. 그러나 천연식초를 만드는 법은 몰랐기 때문에 식초에 관한 글을 발표하는 것을 주저해 왔습니다. 왜냐하면 시중에 나돌고 있는 식초를 잘못 선택하면 효능을 기대할 수 없고, 또 부작용도 무섭기 때문입니다.

나는 먹는 것만은 자기가 만들어 먹어야 한다고 주장합니다. 남이 만들어 놓은 것은 그 속에 무엇이 들어 있는지, 어떤 방법으로 만들었는지 알 수 없기 때문입니다. 나는 이 글을 쓰기 전에 식초에 관한 책을 무수히 읽었습니다. 특히 일본 책을 많이 읽었습니다.

그런데 책에는 식초가 좋다는 말은 있으나 식초를 만드는 법은 일절 다루지 않고 있었습니다. 다만 책 끝에 무슨 약국에 가면 천연식초를 구할 수 있다고만 씌어 있을 따름이었습니다. 돈벌이 수작에 미친, 그런 놈의 식초를 누가 믿는단 말입니까?

과학만능주의 현대인을 설득할 때는 시골 할머니의 식초 담그는 법이 통하지 않습니다. 과학적인 천연식초 양조법이라야 합니다. 그런 양조법이 쓰여 있는 책을 구하기는 하늘의 별을 따듯이 어렵습니다. 독자 중에 그런 책을 가지고 있으면 원본이나 복사한 것을 보내 주세요. 그러면 책값의 10배 이상을 사례금으로 드리겠습니다. 책 대신 천연식초를 과학적으로 양조하는 법을 써 보내는 분에게도 곱 이상의 사례금을 보내드리겠습니다.

그런데 나는 최근에 일본의 나카야마 사다오 박사가 쓴 『이것이 천연 건강초이다』라는 책을 용케 구해 읽을 수 있었는데, 이 책에 천연식초를 만드는 방법이 있었습니다. 나는 나카야마 박사의 양심적인 태도에 감동해 감사의 편지를 써 보냄과 동시에 이 글을 발표하게 되었습니다. 인간의 생명을 다루는 일에는 돈과 무관한 양심이 앞서야 합니다.

천연식초는 충분한 양질의 원료를 사용해야 하고, 그 자체에서 발생하는 알코올로 식초를 만들어야 합니다. 그렇게 하기 위해서는 근 8~12개월이라는 오랜 시일이 필요합니다. 그와 반대로 양질의 원료를 사용하지 않고 저질 원료로 양조하거나, 발효하지 않은 알코올로 단시일에 속성, 양조한 것은 식초의 효능을 기대할 수 없을 뿐만 아니라 몸에 해를 끼칠 우려도 있습니다. 속성 양조과정에서 맛을 내기 위해 어떤 유해물질을 투입했는지 알 수 없기 때문입니다. 결국 먹는 음식만큼은 남이 만든 것을 믿지 말고 꼭 자기가 만들어 먹으라는 뜻입니다. 혼자 만들 수 있을 때까지는 믿음이 가는 식품점에서 공통적으로 많이 팔리는 것을 구해 먹으세요.

돈을 벌되 진실로 남을 이롭게 하면서 벌어야 합니다. 나는 몇 년 전에 부산일보사 대강당에서 강연한 적이 있습니다. 강연이 끝나자 어떤 여인이 와서 이런 얘기를 했습니다.

"저는 약국을 경영하고 있습니다. 안 선생님의 글을 읽고 약이 몸에 해롭다는 것을 알았고, 그 후 손님에게 약으로는 병을 못 고치니 자연식을 하라면서 안 선생님의 작은 책을 복사해 주었더니 전보다 손님이 몇 곱이나 더 많이 오게 되었습니다. 안 선생님께 감사드리기 위해 오늘 일부러 이렇게 찾아왔습니다."

나는 이 말을 듣고 감격의 눈물을 흘렸습니다. 그 여인은 독실한 천주교 신자였습니다. 외국인 신부님과 신자를 집으로 자주 초대해 현미밥을 지어 주고, 밥 짓는 법도 지도한답니다. 그 여인이 이 글을 읽으면 꼭 저에게 연락해 주십시오. 강연이 끝나고 면회 손님이 많아서 주소와 이름을 묻는 것을 깜빡 잊어버렸습니다.

사람이야 죽든 말든 돈만 벌 욕심으로 식품을 생산하는 업자는 만인을 죽이는 중죄인이라는 것을 깨달아야 합니다. 국민 건강을 진심으로 원하는 양심가가 많이 나타나서 천연식초, 간장, 된장을 만들어 주기를 기원합니다. 일시적 속임수로는 안 됩니다. 오랜 전통과 신용이 생명이라야 합니다. 제조방법과 제조과정을 공개하면서 정정당당하게 일하면 하느님이 도와주십니다. 불신 시대에는 믿음이 가장 소중합니다. 그렇습니다. 신용이 생명이다, 라는 것이 모든 사업의 기초가 되어야 합니다. 그래야 사업이 오래오래 번영하는 것입니다. 일본에는 300년 이상 된 신용과 전통의 노포(老鋪, 대대로 물려 내려온 점포)가 많습니다.

3) 천연식초 만드는 법

지금 얘기하는 양조법은 앞에서 말한 나카야마 박사가 지은 『이것이 천연 건강초이다』의 29쪽 이하에 씌어 있는 것을 요약하고 보충한 내용입니다.

가) 과실초

(1) 원료

사과, 배, 귤, 포도, 딸기, 매실 등 모든 과실은 식초를 만들 수 있습니다. 한 종류의 과실만으로 만들거나 여러 종류의 과실을 혼용해도 무방합니다. 나카야마 박사의 책에는 사과초, 귤초, 포도초 등 각각 한 종류로 되어 있습니다.

원료 1킬로그램에 1그램의 효모균이 필요합니다. 효모균은 원료의 1,000분의 1이 들어가나 적당히 사용하면 됩니다. 과실초를 1리터 만든다고 생각하면 원료는 그 양의 약 1.5~2배가 필요합니다.

(2) 용기

단단하게 구운 백색 도자기로 주둥이가 넓은 것이 좋습니다. 플라스틱 또는 금속제는 엄금합니다. 주둥이가 넓은 유리병도 무방하지만 일광이 투사되지 않도록 상자 안에 넣거나 겉에 종이를 발라서 사용하세요.

(3) 만드는 순서

① 과실에 상처가 있으면 도려내 버리세요.

② 나카야마 박사는 과실의 껍질과 씨도 그대로 사용하라는데, 나는 껍질에 묻어 있는 농약과 보존제 등이 무섭습니다. 나카야마 박사의 책에는 농약에 관한 언급이 없습니다. 화학성분은 화학성분으로 제거해야 하니 우선 트리오나 퐁퐁 등 화학 세제로 깨끗이 씻은 다음 맑은 물로 그 세제 독도 몇 번이고 씻어내 버리세요. 그래도 안심이 안 되면 물기를 완전히 뺀 원료를 작은 단지에 가득 채우고 시중에 있는 양조식초를 부어 약 10분간 담가 두세요. 식초는 소금보다 월등하게 살균력이 강합니다. 이처럼 농약 등 독을 제거하는 방법은 내가 생각해 낸 것인데, 독자 중에 이보다 더 좋은 방법을 알고 있으면 알려주세요.

③ 과실을 꺼내 잘게 썬 다음 절구통, 믹서 등으로 분쇄하십시오.

④ 분쇄된 과실을 양조용 용기에 담되 약 70퍼센트까지만 채우고 30퍼센트쯤은 비워 두세요.

⑤ 효모균을 넣고 원료 전체에 잘 침투하도록 섞으세요. 과즙이 적어 걸쭉하게 안 될 때 나카야마 박사는 끓인 물을 식혀서 타라고 했는데, 안 서방은 생수 사용하기를 고집합니다. 예로부터 물맛에 따라 술맛과 장맛이 다르다는 전통이 있습니다. 생수에는 여러 좋은 성분이 있습니다. 그 좋은 성분을 불로 죽여서는 절대로 안 됩니다. 수돗물은 절대로 사용해선

안 됩니다. 물을 소독하는 염소가 우리 건강을 심하게 해치기 때문입니다.

⑥ 공기 중에 있는 초산균이 들어가야 식초가 됩니다. 따라서 보통 뚜껑으로 덮어 공기를 차단해서는 안 되고, 공기가 들어가도록 한지나 가제를 2중으로 덮고 노끈으로 동여매세요. 오염된 공기에서는 좋은 식초를 만들 수 없다는 것을 명심하세요.

⑦ 그 위에 깨끗이 닦은 10원짜리 동전 몇 개를 올려놓으세요.

⑧ 그럼 이것을 어디에 보관해야 할까요? 직사광선이 없고 비교적 온도가 일정한 곳에 두세요. 지하 창고, 부엌 한구석 등이 좋으며 땅속은 공기 소통이 안 되기 때문에, 장독대는 직사광이 비치기 때문에 안 됩니다. 공기 소통이 잘되는 곳에 두되 중간에 장소를 옮기지 마세요.

⑨ 약 3~4개월쯤 경과하면 초의 1단계가 완성되어 10원짜리 동전이 청록색으로 변합니다. 이때 표면에 엷은 흰 막이 생기면서 술 냄새가 납니다. 잘못된 것은 코를 찌르는 쉰내가 나지만 잘된 것은 순한 냄새가 납니다. 마르고 두꺼운 막이 생겨 있으면 잡균이 들어간 실패작이니 버리고 새로 만드세요.

⑩ 이와 같이 해도 식초는 완성품이 아닙니다. 이후 4~6개월 동안 그 자리에 그대로 두면 완숙한 식초가 됩니다.

이렇게 완숙한 것을 짜거나 걸러 낸 국물이 바로 과실초입니다. 그 짜고 남은 찌꺼기를 버려서는 안 됩니다. 거기에는 섬유질 같은 귀중한 영양분이 들어 있으니 나물 무칠 때 조금씩 사용하세요. 안 삭은 씨는 절구통에 빻아 다른 것과 섞어 먹으세요. 완성된 식초는 광선이 통하지 않는 용기에 담아 보관하고, 먹을 때마다 조금씩 덜어내 3~5배의 자연수로 희석해 사용하세요. 그대로 먹으면 너무 독합니다.

나) 곡물초

건강에 관한 진리는 성경, 불경처럼 같은 것을 매일 반복하면서 숙독해야 하며, 아예 제2의 천성으로 만들어 마귀의 유혹을 물리쳐야 합니다. 하물며 새것을 배우기 전에 새것의 기초를 복습하라는 경험자의 충고를 무시하거나 제 고집대로만 하는 사람은 꼭 망한다는 점을 오랜 경험으로 충고합니다.

(1) 원료

쌀, 보리, 밀, 옥수수, 조, 율무 등 모든 곡물은 식초로 만들 수 있으나 우선 현미로 시작해 보세요. 백미나 술 찌꺼기 등으로 만든 식초가 많이 나돌고 있는데, 그런 것은 식초의 효과를 절대로 기대할 수 없으니 자기 손으로 현미식초를 만들어 먹기를 권장합니다. 우선 다음과 같이 소량으로 시작해 보고 성공하면 대량으로 만들기 바랍니다.

현미 500그램, 쌀누룩 250그램, 효모균 2그램, 생수 2리터가 들어가면 1.6~1.7리터의 현미식초를 만들 수 있습니다. 나카야마 박사의 책에는 쌀누룩으로 돼 있는데, 쌀누룩을 구하지 못하면 밀이나 기타 누룩을 사용해도 무방합니다.

(2) 만드는 순서

과실초에서 말한 것은 생략하니 과실초 만드는 법을 복습한 후 다음을 읽으세요.

① 현미를 물로 씻어 불순물을 제거한 뒤 12~24시간 동안 물에 담가 두세요.
② 찜통으로 약 80분간 찌세요. 그러나 찜통으로 찌면 김이 많이 빠져나가 영양 손실이 크니 압력밥솥으로 하는 것이 좋다고 생각합니다.
③ 현미밥, 누룩, 효모균을 절구통에 넣고 떡방아 찧듯 잘 찧으세요. 누룩과 효모균이 현미 한 알 한 알에 침투하도록 잘 찧어야 합니다.
④ 생수를 타서 죽으로 만드세요.
⑤ 용기에 담고 한지나 가제를 덮어 노끈으로 동여매세요.
⑥ 과실초를 만들 때와 같은 장소에 저장하세요.
⑦ 약 6개월이 지나면 위에 올려놓은 동전이 청록색으로 변해 1단계가 완성된 것을 예고합니다. 다시 4~6개월간 그 자리에 두면 현미식초가 완성됩니다.

과실초와 곡물초의 차이에 대해 잠깐 설명하겠습니다. 과실초에는 피로 회복에 효과가 있는 구연산이나 사과산 등이 곡물초보다 월등하게 많습니다. 곡물초에는 단백질이 과실초보다 10배 이상이나 많습니다. 따라서 양자를 섞어 사용하는 것도 좋습니다.

식초는 최고의 식품임과 동시에 최고의 약제입니다. 나는 양약, 한약은 일절 안 먹으나 그 대신 식초는 열심히 먹습니다. 그래서 전심전력으로 이 글을 쓸 수 있었는데, 제발 재미 삼아 스쳐 지나가는 식으로 읽지 말고 몇 번이고 거듭해서 읽기를 바랍니다. 이와 같이 중요한 식품을 자기 손으로 만드는 게 귀찮다고 해서 남이 만든 것을 먹는다는 것은 너무 무지각한 일입니다. 일가족, 나아가 온 국민의 건강 열쇠는 주부의 손에 있습니다. 이런 중책을 짊어진 주부가 식초 하나 만드는 것도 귀찮아하다니, 그게 말이나 되는 소리입니까? 식초와 현미는 공해독을 없애는 최고의 식품이니 매일 매끼 착실히 먹고 건강하고 행복하세요.

선량한 남편에게 부탁합니다. 식초를 열심히 만드는 아내는 참으로 착한 아내이니 우리 마누라 최고라면서 안아 주고 뽀뽀하면서 막 칭찬을 해주세요. 그리고 완성된 식초는 혼자만 먹지 말고 이 안 서방에게도 맛을 보여 주세요. 안 서방 입에 합격한다면 공짜로 소문내 주겠습니다. 그러면 부자가 될 수도 있습니다. 한 사람 것만 소문내면 안 서방과 짜고 돈벌이한다며 오해할 것이므로 5인 이상일 때 시작하겠습니다. 도착순으로 번호를 매기겠습니다. 무슨 일이든 선수를 치는 것이 성공의 비결입니다. 이렇게 하면 전국 방방곡곡에서 천연식초를 구할 수 있게 되므로 전 국민이 건강하게 됩니다.

　식초와 함께 된장과 간장을 양조하는 일에도 노력하세요. 된장과 간장 양조법을 써 보내 주시면 심사한 후 합격 작품을 공표하겠습니다. 물론 상금도 있습니다. 된장, 간장, 식초가 건강 유지에 지대한 구실을 하므로 나는 앞으로 이 일을 위해 적극적으로 노력하겠습니다.

　그리고 문제는 어떤 식초를 어떻게 먹을 것인가 하는 것이고, 더 중요한 부분은 마음을 잘 다스려 호르몬을 만들어내고, 제독, 기준치 운동, 자연식으로 병을 다스리는 것입니다. 이것에 대해 명확한 주관을 갖지 못하면 한계에 부딪히고 맙니다. 치료는 생각만으로 되지 않습니다. 병은 종합적으로 다스려야 합니다. 한 가지 제품으로 만병을 통치하겠다는 사람은 경계해야 합니다. 내 몸을 망치는 사람이기 때문입니다.

6. 식초 식품

1) 초콩

'초콩' 편에서 소개했지만 중요하기 때문에 복습 겸 보충 설명을 합니다. 모든 음식물은 생으로 먹어야 영양분을 100퍼센트 섭취할 수 있는데 콩만은 비려서 생으로 먹기 어렵습니다. 보통 사람은 설사하기도 합니다. 그런데 생콩을 식초에 약 10일가량 절여서 먹으면 비리지도 않고 설사도 안 하니, 식초는 정말 신기한 식품입니다.

일본의 혼고 아키라 박사가 쓴 『흑초로부터 피가 맑아진다』라는 책을 읽었는데, 그 책 132쪽에는 재미있고 도움이 되는 말이 있습니다. 이 부분을 우리말로 옮기면 '흑초는 일본 가고시마 현에서 생산되는 현미식초의 일종'이라고 하고, 만드는 법은 내가 앞에서 말한 천연식초 양조법과 같습니다.

지난번에 53세 되는 어떤 남자에게 긴 편지가 왔는데 그 내용을 간단히 소개하겠습니다.

'저는 50세가 넘어서부터 건망증이 심해 고민을 많이 했습니다. 고유명사와 전화번호 등을 이전에는 쉽게 기억할 수 있었으나 지금은 거의 기억할 수가 없게 되어 매일 거는 전화번호도 몰라 전화번호부를 일일이 찾아봐야 할 지경입니다. 2~3일 전에 소개받은 사람의 이름도 기억나지 않습니다. 두통도 언제나 심했는데 거래처 사람이 콩이 좋다고 권하기에 무엇이든 해보자는 생각으로 집사람과 의논해 콩을 중심으로 균형 잡힌 식사를 2개월 동안 해봤으나 별다른 효과를 못 보았습니다. 그분이 또 식초에 절인 콩을 권하기에 별로 기대하지 않고 매일 먹었습니다. 그런데 3개월쯤 경과하자 믿을 수 없는 효과가 나타나기 시작했습니다. 첫째로 매일 매시 아팠던 머리가 기가 막히게 맑아졌습니다. 그와 동시에 기억력도 좋아져서 전화번호부를 찾아볼 필요가 없게 되었습니다.'

콩과 식초는 둘 다 피를 맑게 하는 작용을 합니다. 이 두 가지가 상승작용을 해서 효과가 있게 된 것입니다. 2개월 동안 콩을 화식했으나 별다른 효과가 없었는데 3개월간 식초에 절인 콩을 생식했기 때문에 위대한 효과를 보게 된 것입니다. 생식은 화식보다 100배 이상의 효과가 있습니다. 여기서 우리는 위대한 진리를 발견할 수 있는데, 과연 무엇일까요? 잘 생각하다가 다음 답을 보세요.

모든 문명병은 피를 흐리게 하는 공해 식품을 먹기 때문에 일어납니다. 식초에 절인 콩이 피를 맑게 하는 작용을 해서 머리 세포까지 골고루 피가 순환되었고, 그래서 머리가 맑아지고 기억력도 좋아진 것입니다. 그것뿐인가요? 몸의 피도 동시에 맑아지기 때문에 모든 병이 치유되는 것입니다. 식초에 절인 콩은 보기에 지극히 간단하고 보잘것없는 것 같지만 정말로 놀라운 힘을 발휘합니다.

초콩 만드는 방법은 간단합니다. 단단하게 잘 구운 사기 단지 또는 유리병에 적당량의 생콩과 콩의 3배가량의 식초를 붓고 10일 정도 두면 비리지도 않고 연한 초콩이 됩니다.

위에서 식초와 콩은 둘 다 피와 살을 맑게 하는 상승작용을 하기 때문에 머리가 맑아지고 기억력이 좋아진다고 했는데, 사실은 식초와 콩보다 피와 살을 더 맑게 하는 식품이 있습니다. 과연 무엇일까요? 알아맞히면 머리가 기가 막히게 좋다고 칭찬해 드리겠습니다. 한참 생각하다가 다음을 보세요.

정답은 현미입니다. 현미, 식초, 콩은 3승 작용을 하기 때문에 식초와 콩 2종만 먹는 것보다 더 효과가 있는 것입니다.

초콩은 생식이라고 할 수 있지만 현미를 밥으로 지어 먹으면 화식이 됩니다. 생식은 화식보다 100곱 이상의 효과가 있습니다. 생식하는 야생동물이 병이 없는 것을 보세요. 그럼 현미는 어떻게 생식할까요? 물로 깨끗이 씻어서 자근자근 씹어 먹으면 됩니다. 치아가 성하지 못해 생쌀을 씹어 먹을 수 없는 사람은 어떻게 합니까? 1시간가량 물에 담갔다가 씹어 먹으세요. 그래도 씹기 힘들면

2~10시간을 담가도 되는데, 그 시간이 짧을수록 좋습니다. 그래도 씹기가 힘들면 물로 씻은 후 가루로 빻아서 드세요. 그럼 가루는 어떻게 먹습니까?

물에 타지 말고 가루 그대로 입에 넣고 침으로 잘 개어서 넘기세요. 음식물을 물에 타서 먹으면 침이 작용하지 못하기 때문에 위장이 약한 사람은 소화가 안 됩니다. 위장이 약한 사람은 건더기만 먼저 씹어 삼킨 뒤 국물을 먹어야 합니다. 위장병이 치유될 때까지 그 고생을 해야 합니다. 다시 말합니다. 위장이 약한 사람은 비벼 먹기, 물에 말아 먹기를 하지 마세요.

'이놈의 안 서방, 결국 초콩과 생현미만 먹고살란 말이군. 너나 잘 먹고 오래 살아라. 난 죽으면 죽었지 그 짓은 못 해. 젠장맞을, 먹는 재미도 없이 살아서 뭘 해? 난 짧고 굵게 살고 싶어. 안 서방 잔소리 듣기 싫으니 저리로 썩 꺼져 버려!'

이렇게 말하고 싶죠? 사실은 나도 예전에 그랬습니다. 짧게 사는 하루하루가 죽을 고생의 연속이라서 내일 죽어도 좋으니 오늘만이라도 고통 없이 살고 싶었습니다. 그래서 타협한 방법을 소개하겠습니다.

① 현미에 콩을 넣고 밥을 되게 지은 다음, 꼭꼭 씹어서 먹으세요. 그러면 맛이 구수합니다.

② 생현미와 볶은 콩을 빻은 다음, 가루만 입에 넣고 침으로 잘 개어서 먹어 보세요. 이것도 고소해서 맛이 좋습니다. 여기에다가 볶은 깨까지 섞으면 맛이 기가 막히게 좋습니다. 그럼

밥 먹는 재미가, 가루 먹는 재미가 쏠쏠한데, 그래도 불평하겠어요? 가루와 밥을 비벼 먹어도 좋습니다. 가루만 먹으면 치아 운동을 안 하게 되므로 안 됩니다.

초콩은 생선 요리와 먹는 것이 제일 좋습니다. 건강을 위해 육류는 금하지만, 교제상 또는 식도락으로 1주에 1회쯤 초콩과 함께 먹도록 하세요. 초콩만 먹으면 맛이 없지만 생선과 육류와 함께 먹으면 맛이 좋습니다.

또 초콩은 짭짤 달콤하게 조린 김과 먹거나 멸새콩 볶음에 넣고 비벼 먹으면 기가 막히게 맛있습니다. 도시락 반찬으로도 최고입니다.

참고로 생선을 조릴 때는 건강에 해로운 화학조미료를 쓰지 말고, 미림, 고추장, 마늘, 생강, 원당을 넣으면 맛이 기가 막힙니다. 식초에 생콩을 잰 것이 최고로 좋지만, 맛이 없다며 도중하차하는 사람을 막기 위해 이상과 같이 고안한 것입니다. 생콩과 식초는 순수한 약으로, 생선과 식초는 식도락이나 영양식으로 먹으라는 말입니다. 그리고 식초, 원당, 볶은 콩으로 만든 것도 기가 막히게 맛이 좋으니 요리할 때 요긴하게 부려 먹으세요.

이상 말한 현미, 콩, 식초, 김, 새우, 멸치가 공해독을 녹이는 최고의 식품입니다. 소위 칼로리가 높은 영양식이라는 소고기, 우유, 계란, 닭고기, 돼지고기는 공해병을 만드는 최악의 식품입니다. 이것을 즐겨 먹는 미국인과 한국인의 말로를 주시하세요.

이처럼 안 서방은 먹는 즐거움 없이 살라고는 절대로 하지 않습니다. 1주일에 한 번쯤은 식도락을 하되 반드시 공해독을 녹이는 초콩을 같이 먹고, 평소에는 현미, 콩, 식초, 김, 멸치, 새우, 생된장, 생채소 먹기를 충심으로 바랄 뿐입니다.

2) 초란

잔소리할 것 없이 먼저 초란의 효과를 말하겠습니다.

① 피로 회복과 정력 증진에 탁월한 효과가 있습니다.

② 각종 공해병에 효과가 있습니다. 특히 동맥경화, 고혈압, 저혈압, 뇌출혈, 심근경색 예방과 치료에 효과가 있으며, 위장병, 간장병, 담석, 신장결석은 수술하지 않고도 해소할 수 있습니다. 또 결핵, 췌장암, 당뇨병도 3개월 정도 먹으면 완치되는 일이 있는데, 반드시 현미와 콩 중심의 자연식과 운동을 병행해야 합니다.

③ 초란을 먹으면 이뇨작용이 왕성해져 각종 신장병에 유효하며, 만병의 근원인 변비의 예방과 치료에 특효가 있습니다. 특히 임산부에게 지극히 좋은 영양제입니다. 계란 껍데기에 있는 풍부한 칼슘이 식초에 녹아 있으므로 보통 칼슘보다 소화 흡수가 잘됩니다.

가) 칼슘의 중요성

칼슘이 뼈, 이빨, 손톱, 발톱 등을 만든다는 것쯤은 다 알고 있겠지만, 그 밖에도 피를 맑게 하고 정신을 안정시킵니다. 공해 식품을 먹으면 체질이 산성으로 되어 온갖 공해병을 유발하는데, 칼슘과 식초가 체질을 알칼리성으로 바꾸는 위대한 역할을 합니다. 이 때문에 초란이 놀라운 효능을 발휘하는 것입니다.

이상은 일본의 책, 잡지, 신문 등에 보도된 것으로 초란이 마치 만병통치약으로 보일 것입니다. 피를 맑게 하고 병독의 덩어리인 결석까지 녹여 없앤다니 그런 생각이 들 겁니다.

그러나 주의하고 주의할 것은 주식으로 현미 중심의 자연식을 하면서 피를 순환시키는 기준치 운동을 하는 게 기본 조건이라는 점입니다. 초란은 다만 보조적 역할을 충실하게 한다고 생각해야 합니다. 약은 종류 여하를 막론하고 습관성과 부작용, 자연 치유력 마비와 악화가 무서우나 초란은 자연식품이기 때문에 치유력을 왕성하게 하는 위대한 역할을 합니다.

현대 의학을 창시한 히포크라테스도 '회복기의 병자에게는 초란이 효과가 있다'고 말했고, 그 후의 학자도 위에 말한 것을 증명했습니다.

나) 초란을 만드는 법과 먹는 법

현미식초 180밀리리터에 유정란 1개를 물로 잘 씻어서 껍데기째 넣고 3~4일 경과하면 계란 껍데기가 식초에 거의 녹아서 얇은 막만 남는데, 이것을 제거하고 남는 것, 곧 계란 흰자위와 노른자위를 다시 식초에 잘 섞어 3~4일 두면 초란이 만들어집니다. 이것을 냉장

고에 넣어 두고 식후에 소주잔으로 한 잔 정도를 과실즙이나 채소즙에 타서 먹으세요. 진짜 꿀이 있으면 약간 타서 먹어도 좋습니다. 양은 다소 초과해도 무방하나 각자 형편에 따라 조절해서 드세요.

필수 조건으로는 반드시 유정란이라야 하고, 반드시 천연식초라야 합니다. 토종닭의 알은 우수한 영양식품 중 하나이고, 천연식초는 상승작용을 하기 때문에 초란이 놀라운 효능을 발휘하는 것입니다. 더군다나 칼슘의 덩어리인 껍데기까지 녹아 있습니다.

최초의 현미식초는 산도 약 4.5퍼센트인데, 초란 원액의 산도는 약 1.5퍼센트, 초란 원액 중에 녹아 있는 칼슘은 약 2,000밀리그램, 성인의 1일 칼슘 필요량은 약 700밀리그램입니다. 초란의 칼슘이 이처럼 식초에 녹아 있으므로 소화와 흡수가 잘되는 것입니다. 따라서 초란은 이상적인 칼슘 보급원입니다.

이제 콩, 계란, 식초 같은 싸구려 천더기가 부자들이 먹는 수천만 원짜리 보약보다 더 가치가 있다는 진리를 뼛속으로부터 느끼겠습니까? 아마 부자 영감에게 이런 말을 하면 코웃음을 칠 것입니다. 인생은 다 그렇고 그런 것이라는 것을 인생 팔순에서 절감합니다. 나는 부자, 거지, 왕부자, 왕거지로 살다가 인생 70세에 다시 일어서서 오늘에 이르고 있습니다.

3) 좋은 식초 만드는 법

천연식초 만드는 법은 앞에서 이미 설명했으나 다르게 만드는 방법도 있어 이곳에서 소개하고자 합니다. 다만 앞에서는 집에서

간편히 만들어 먹으라고 소개한 방법이고, 이곳에서 밝히는 방법은 전문가 수준이니, 능력껏 선택해 능력껏 만들기 바랍니다.

가) 술을 만듭니다.

① 현미를 생수에 하룻밤(12~24시간) 불려서 압력밥솥에 넣고 밥을 짓습니다.

② 엿기름으로 식혜를 만듭니다. 약쑥과 인진쑥, 생강, 감초 등으로 약식혜를 만들면 더욱 좋습니다.

③ 현미밥을 완전히 식혀서 누룩가루와 골고루 섞습니다. 비율은 현미 2되, 누룩가루 1되, 생수 4되, 엿기름가루 2홉입니다.

④ 항아리의 3분의 2 정도 채우고 가제로 덮어 고무줄로 동여맵니다.

⑤ 겨울에는 높은 온도에, 봄가을에는 중간 온도에 놓고 항아리 전체를 담요 등으로 완전히 쌉니다. 가장 좋은 발효 온도는 섭씨 30도 정도입니다. 2~3일 지나면 술이 발효하기 시작합니다. 술이 끓기 시작하면 상부를 조금 열고 담요로 몸통만 쌉니다. 보통 4~5일이 지나면 술의 발효가 중단되고 맑은 술이 보이게 됩니다.

술을 만들 때는 반드시 현미, 가능하면 유기농법으로 재배한 무공해 현미를 사용해야 합니다. 생수를 이용하는 까닭은 생수에 포함된 광물질이 술 효모에 작용하기 때문입니다. 누룩가루는 순수 토종 밀이어야 합니다. 수입 밀로 만든 누룩은 실패도 많을 뿐만 아니라 조상의 얼이 서린 전통 식초를 만들 수 없습니다.

나) 초를 안칩니다.

① 위에서 말한 술을 맑게 걸러서 항아리에 담는 것을 초를 안친다고 말합니다. 용수를 사용하면 편리합니다.

② 걸러낸 술은 초두루미에 담는 것이 좋습니다. 초두루미는 숨을 쉬며 스스로 온도와 공기의 양을 조절하는 신비한 용기입니다. 달나라에 가는 첨단 과학도 단순하게 생긴 한국산 초두루미의 신비를 규명하지 못하고 있습니다. 그러나 요즘은 구하기가 힘드니 옛날부터 사용하던 반짝거리지 않는 투박한 항아리라면 무난합니다.

항아리는 안팎으로 깨끗하게 씻고, 깨끗한 마른 수건으로 물기를 완전히 제거합니다. 짚을 태워 그 연기로 독 안을 소독하는 것이 좋지만 여의치 않을 경우 알코올 식초로 소독해도 됩니다.

③ 항아리 입구를 가제로 덮고 고무줄로 동여맨 다음 뚜껑을 덮습니다.

초를 안칠 때는 즐거운 마음으로 정성을 다해야 합니다. 그릇도 도자기 그릇을 사용해야 하며 특히 술맛을 본다고 입술이 닿은 그릇을 독 안에 넣는다든지 잡담 등으로 침이 튀거나 식용유 등이 들어가서는 안 됩니다. 그렇게 하면 식초가 변질되어 뿌옇고 두꺼운 막이 생깁니다. 이를 '꽃가지 피었다'고 말합니다. 꽃가지 핀 식초는 실패한 것입니다.

다) 서늘한 곳에 보관합니다.
① 초를 안친 다음에 벌꿀 2홉과 머루, 다래, 석류, 사과(홍옥), 포도 등의 과일을 적당량 넣습니다. 인삼, 대추, 토종꿀을 넣으면 인삼초가 되며, 송엽, 송화를 토종꿀에 발효시켜 넣으면 송엽초가 됩니다.
② 항아리 뚜껑을 닫고 직사광선이 비치지 않는 서늘한 곳에 보관합니다. 바람이 잘 통하는 아파트의 베란다, 마루, 재래식 부엌의 구석 등이 적격입니다. 방 안에 둘 때는 방바닥의 온기가 직접 닿지 않도록 받침대를 깔아야 합니다. 이리저리 옮기거나 함부로 다루지 않도록 해야 합니다. 식초는 빚는 사람의 마음을 알고 있습니다. 맑은 공기와 물이 좋은 식초를 만듭니다.
③ 매일 식초를 자식처럼 끌어안고 '초야 너하고 나하고 백 년 살자' 하면서 흔들어 줍니다. 공기 중의 초산균이 식초 표면에 엷은 초막을 형성하는데, 이렇게 흔들어 줌으로써 초산의 침투를 용이하게 하고 발효를 촉진시킵니다. 서양 식초는 기계로 식초 표면을 흔들어 줍니다. 사람의 체온을 전달하며 발효를 기원하는 한국 식초와 물리적으로 대응하는 서양 식초는 차원이 다릅니다.

라) 사계절을 느껴야 합니다.

좋은 식초를 만들기 위해서는 재료 선택만큼이나 초산이 발효되는 과정이 중요합니다. 인위적으로 시설을 만들고 온도를 조절한다든가 자체 생성된 알코올과 초산이 아닌 외부의 알코올이나 농촌 할머니가 초의 원료라고 부르는 빙초산이 한 방울이라도 섞이면 화학작용이 일어나 본질을 망치게 됩니다. 식초의 생명은 살균, 해독작용을 하고, 부신피질 호르몬을 만들고, 칼슘을 용해해 흡수를 도와주는, 촉매 역할을 하는 초산에 있습니다. 최소한 1년 이상 자연 숙성해야만 강력한 초산이 생성되며 3년이 지나야 제 빛깔이 납니다.

4) 식초 먹는 법

① 나의 건강법은 조반을 안 먹고 상오 중에 자연수 이외에는 일절 안 먹는 주의입니다. 심지어는 과일즙도 안 먹습니다. 무엇인가를 먹으면 독이 빠지지 않기 때문입니다. 아무것도 먹은 것이 없어야 살 또는 핏속에 들어 있던 불순물이 연소됩니다. 그러나 식초는 살 또는 피를 깨끗하게 하는 작용을 하기 때문에 상오 중에도 먹는 것을 허용합니다. 어떻게 먹는가 하니, 아침에 일어나면 생수 1잔 이상을 마시되 반드시 물 1잔에 식초를 밥숟가락 반 정도, 익숙하면 한 숟가락 정도를 타서 마십니다. 단, 속이 쓰린 사람은 식후에 드세요.

② 기름기 있는 국물에는 반드시 식초를 타고, 튀긴 것을 찍어 먹는 간장에도 반드시 식초를 타세요. 기름을 사용해 요리할

때도 반드시 식초를 사용하세요.

③ 식사 때는 앞에서 말한 식초 식품을 만들어 반찬으로 먹습니다.

④ 음식물을 오래 보관할 때는 분무기에 식초를 담아 뿌리세요.

⑤ 안식보약된장, 멸새콩 볶음, 양파 초절임 등에도 식초를 많이 사용하세요.

식초에는 지방을 분해하는 2개 이상의 아미노산으로 결합된 펩티드라는 성분이 있기 때문에 지방이 있는 음식물을 먹어도 느끼한 맛이 없습니다. 또 피가 맑아지기 때문에 고혈압은 물론이고 각종 공해병을 예방, 치료할 수 있습니다. 그렇다고 해서 기름기가 있는 것을 왕창 먹어 버린다고요? 그럼 왕창 망해 버립니다. 나처럼 1~2주일에 딱 한 번만 먹으세요.

하수도관에 중유만 흐르게 해보세요. 찌꺼기가 계속 붙어 나중에는 하수도관이 막혀 버립니다. 우리 혈관도 하수도관과 마찬가지입니다. 하수도관을 막히게 하는 음식물만 먹으니까 문제가 생기는 것입니다. 그런데 그 막힌 하수도관에 식초를 다량 부으면 막힌 것이 뚫리니 참으로 식초라는 놈은 신기합니다. 우리 혈관도 하수도관과 마찬가지니 식초에 고맙다고 절하면서 많이 활용하세요.

식초에 관한 이야기는 마지막인 것 같으니 재미있는 이야기를 하나 하고 마치겠습니다. 일본의 의학박사 야마노우치 신이치가 쓴 『식초로 병을 고치는 책』을 인용하겠습니다.

> 76세의 대학교수 S씨가 재혼했습니다. 상대는 30대의 젊은 여성이라 남들이 모두 부러워했습니다. 그러나 76세 노인에게는 크나큰 고민이 있었습니다. 10년 이상 홀아비 생활을 해서 그런지 성 기능이 쇠퇴해 젊은 부인을 만족시킬 수 없었기 때문입니다. 그래서 그 노인이 나(야마노우치 신이치)에게 호소한 것입니다. 나는 식초에 절인 콩을 권했습니다. 그러자 그 노인은 얼굴을 찡그렸습니다.
> "에이, 그따위 것에 무슨 효과가 있겠습니까?"
> "먹어 보세요. 꼭 효과가 있습니다."
> 그 후 3개월쯤 지나자 전화가 걸려 왔습니다.
> "요즘은 정력이 젊을 때와 똑같이 회복되었습니다. 이 모든 것이 선생님 덕분입니다."

나의 오랜 경험으로 말하면, 76세 노인이 3개월간 초콩을 먹고 정력이 젊었을 때와 똑같이 회복되었다는 말은 허풍이 아니면 우연이라고 생각합니다. 좌우간 식초와 콩은 콜레스테롤과 어혈을 녹이고 살과 피를 깨끗하게 하므로 만병을 치료하는 위대한 구실을 한다는 것만은 확실합니다. 그 부산물로 정력을 회복하는 데도 도움이 됐다는 생각이 들기는 하나 다음을 반드시 보충해야 된다고 생각합니다.

반드시 앞에서 말한 초란을 겸용해야 합니다. 동시에 앞에서 말한 근본적인 대책, 즉 삼위일체 건강법을 엄중히 실천해야 합니다. 초콩, 초란, 기타 정력제를 먹고 일시 좋아지는 수가 있지만, 삼위일체 건강법을 실천하지 않으면 일시적인 효과라는 것을 명심하세요.

사실 정력을 강하게 하는 방법은 전신을 건강하게 하는 방법이고 만병을 치료하는 방법이니 열심히 실천해 건강, 행복하기를 빕니다.

그리고 요즘 불임증 환자가 많아서 '아기 낳는 약'을 사서 먹는 여성이 많습니다. 어디 효과가 있던가요? 돈만 낭비했을 것입니다. 이 안 서방이 아기 잘 낳는 법을 무료로 알려드릴 테니, 잘 읽으세요. 시부모님은 불쌍한 며느리를 아기 못 낳는 병신이라고 구박하지만, 사실은 아들과 며느리 양쪽에 책임이 있으니 앞으로는 불쌍한 며느리만 구박하지 마세요.

아들과 며느리 양쪽이 공해 식품을 먹고 피가 탁해져 돌지 않기 때문에 아기를 못 낳는 것입니다. 부부가 자연식을 하고, 앞에서 말한 정력을 강하게 하는 방법을 열심히 실천하면 아기가 너무너무 잘 생기니 앞으로는 아기를 잘 키울 걱정이나 하세요.

◉ 안식 건강 음료

나는 외출할 때 가방 안에 생수병을 담아서 나가는 것이 원칙입니다. 그런데 이따금 잊어버리는 일이 있어서 약국에서 파는 음료수를 사서 마시는데, 그때마다 수돗물로 만든 것이 아닌가 하고 걱정합니다.

수돗물을 소독하는 염소가 우리 몸에 축적되면 간장병을 위시한 각종 공해병이 유발되기 때문입니다. 그래서 요즘은 생수, 천연식초, 벌꿀, 레몬으로 음료수를 만들어 냉장고에 넣어 두고 마시는데, 약국에서 파는 음료수보다 월등하게 맛이 좋습니다. 진짜 벌꿀이 없을 때는 원당 또는 물엿을 대용합니다. 이 음료는 식초가 들어 있기 때문에 피로 회복에도 큰 도움이 됩니다.

만드는 방법도 간단합니다. 생수 70퍼센트, 천연식초 15퍼센트, 벌꿀 15퍼센트를 혼합한 액체에 레몬 1개를 통째로 잘게 썰고 다져서 혼합하면 됩니다. 절구통, 강판, 믹서, 녹즙기 등을 사용해도 됩니다. 씨와 껍질 같은 찌꺼기도 몽땅 넣습니다. 맛이 쓰면 레몬의 양을 줄이면 되지만 약효는 덜합니다.

잠자기 전에 이놈 한 잔을 마시면 콜콜 천국행이 됩니다. 그날의 피로가 해소되고, 저녁에 먹은 음식물이 몸속에서 부패하는 것을 막아 줍니다. 식초가 주동적인 역할을 하기 때문입니다.

7. 건강은 실천에 달렸다

이 83세 노인은 교통사고로 중태에 빠져 30여 시간 동안 인공호흡으로 사경을 헤매다가 기적적으로 살아났습니다. 그건 기적이 아니라 여러분이 열렬히 기도해 주셔서 살아난 것입니다. 나를 위해 기도를 올려 주신 분, 먼 길을 일부러 병문안하여 주신 분에게 감사드립니다. 차가 정면으로 충돌하여서 상대방 차에 탔던 사람은 전원이 그 자리에서 숨지고, 우리 쪽 차를 운전한 사람은 갈비뼈 석 대와 팔뼈가 부러지는 등 중상을 입었습니다. 그러나 이 83세 노인의 뼈는 하나도 부러지지 않았고 다만 전신에 심한 타박상을 입고 중태에 빠졌던 것입니다. 특히 목뼈에 심한 타박상을 입었는데, 하마터면 부러질 뻔했으나 부러지지는 않고 경추가 일시 탈구했다가 원상으로 복구되었습니다. 이것은 평소에 자연식을 철저히 해서 뼈가 고무 기둥과 같이 단련됐기 때문입니다. 독자 여러분은 이 83세 노인이 어떻게 건강관리를 해서 교통사고로 중태에 빠졌어도 뼈 한 대 부러지지 않고 살아남았는지를 알고 싶을 겁니다. 그래서 나의 건강 역사를 이야기하고자 합니다.

나는 육군사관학교에서 강연한 적이 있습니다. 그때 나는 과거의 건강 역사를 중점적으로 말했습니다. 이번에 이 원고도 그때 강연한 것을 토대로 해서 쓰게 되었습니다. 나는 학생을 가르칠 때처럼 중요한 것은 복습하는 주의자이니, 잔소리한다고 투정 부리지 말고 차근차근 읽기를 바랍니다.

내 나이는 지금 팔순이 넘었습니다. 참 오래도 살았습니다. 그런데 나는 지독한 욕심쟁이라서 앞으로 150세 이상 더 살아 보려고 애를 바득바득 쓰고 있습니다. 욕심만 부려서는 소원 성취가 안 되니까 그 합리적인 방법을 연구하는 데 전심전력을 쏟고 있습니다.

노력한 보람이 있어서 그런지 지금 나이가 팔순인데도 새벽 2시에 일어나 아침도 안 먹고 정오까지 8시간 동안, 보통 30대보다 몇 곱이나 되는 능률과 정열로 일할 수 있게 되었습니다. 주위 사람은 나보고 초인이라고 합니다. 나는 절대로 초인이 아니지만 보통 사람과는 좀 다른 점이 있긴 합니다. 무엇인가 하니, 보통 사람은 누구든지 쉽게 할 수 있는 일을 3일도 못 가서 그만두어 버리지만 나는 그 일을 계속할 수 있다는 것입니다. 그런 걸 가지고 초인이라고 한다면 그냥 초인이라고 해버립시다. 이 팔순 노인도 초인이 되었는데 젊은 여러분이 내 건강법을 실천한다면 그야말로 왕초 초인이 될 것이 분명합니다.

성공한 사람의 충고를 듣고 실행하면 10년 고생을 1년으로 단축할 수 있습니다. 성공한 사람의 충고를 듣지 않고 자기 멋대로 하는 사람은 10년 고생을 하고 나서야 잘못을 깨닫게 됩니다. 그러면 버스는 이미 지나가고 없습니다.

나 자신은 고등학교를 졸업한 후 장차 대정치가가 되려는 야망을 품고 대학은 법과로 진학했습니다. 그러나 대학에 입학해서 공부를 시작하자 영어가 문제를 일으키고 말았습니다. 수업 시간 동안 영어 원서를 우리말 읽듯이 읽으면서 공부해야 되는데, 나는 단 1페이지도 읽을 수가 없었습니다. 영어 때문에 법학 공부가 안된다고 확신한 나는 대학을 휴학하고 A, B, C부터 영어를 다시 공부하기로 했습니다. 성공한 사람의 충고에 순종하면 10년 고생을 1년으로 단축할 수 있다고 확신한 나는, 그 당시 일본에서 유명한 선생을 찾아다니면서 영어 공부법을 배웠습니다.

10여 명의 선생님을 찾아다니다가 하루는 일본에서 제일가는 영어 선생을 찾아갔습니다. 출장을 가서 안 계신다고 해서 그다음 날 찾아갔더니 또 안 계신다고 했습니다. 1주일 동안 매일 찾아갔더니 문지기가 나의 열성에 감동했는지 선생님을 대면시켜 주었습니다. 그래서 그 선생님이 운영하는 '정칙영어학교'에 입학하게 되었습니다. A, B, C부터 시작해서 1년 동안 죽을힘을 다해 공부했더니 영어 원서를 읽을 수 있게 되었고, 영어에 무한한 흥미를 느껴 법과를 그만두고 영어를 전공하기로 했습니다. 오늘날 나의 영어책이 많이 팔린 것도 그 고생을 했기 때문입니다.

'아니, 안 선생은 영어 선생이고, 의학박사도 아닌데 무슨 놈의 건강 강연입니까?'

이렇게 묻고 싶을 겁니다. 그럼 지금의 의학박사가 암, 고혈압, 심장병, 간장병, 당뇨병 등 현대병을 고칠 수 있습니까? 못 고칩니다. 일시 고쳐지는 일은 있어도 반드시 도집니다.

이 안 서방도 50세 때 부자가 되었으나 고혈압과 심장병에 걸려 단 100미터 거리도 제대로 못 걸었습니다. 부자인 나는 돈을 아끼지 않고 세계 제일의 약을 특별 수입까지 해서 먹었으나 병세는 더욱 악화 일로를 걸을 뿐이었습니다.

현대 의학으로는 내 병을 못 고친다, 내 병은 내가 연구해서 고쳐야 한다고 확신한 나는 사업을 부하 직원에게 다 맡겨 버리고 70세까지 근 20년 동안 건강 공부와 단련에 전심전력한 결과, 드디어 건강의 참진리를 깨닫고 병을 고치게 되었습니다. 그래서 나는 앞으로 150세 이상을 살면서 이 국민운동을 해나가겠다고 결심했습니다. 인명재천(人命在天)이라고 하는데, 나는 인명재인(人命在人)이라고 굳게 믿습니다.

'운명에 울지 말고 운명을 창조하라!'

이 말이 나의 굳센 신념입니다.

그때 나는 사업을 부하 직원에게 맡겨 버렸기 때문에 60세 백발노인 시절에 부도가 나서 천하의 갑부가 천하의 거지로 전락하고 말았습니다. 그때 내 재산이 1,000억 원이라고 가정한다면, 나는 1,000억 원의 수업료를 물고 불멸의 건강 진리를 터득한 것입니다. 지금 내 눈앞에 1,000억 원이라는 돈과 내가 터득한 불멸의 건강 진리가 놓여 있어서 그중 어느 하나만 택하라고 하면 나는 서슴지 않고 1,000억 원을 버리고 불멸의 건강 진리를 택할 것입니다. 건강의 가치는 1,000억 원의 1,000억 배 이상이라는 것을 깨달았기 때문입니다.

내가 만일 백발노인 시절에 부도가 안 났더라면 이미 죽은 목숨일 겁니다. 실로 부도라는 용광로가 나를 단련해서 오늘 팔순까지 장수하게 되었고, 이 국민건강운동도 할 수 있게 되었습니다.

일단 내 얘기는 여기까지 하고 건강에 관해 얘기하겠습니다. 건강은 다음과 같이 종합적, 즉 삼위일체로 다루어야 합니다.

① 제독으로 몸속의 독을 일소한다.
② 살과 피를 깨끗이 하는 자연식을 한다.
③ 깨끗해진 피를 병든 곳까지 돌게 하는 운동을 한다.

아시다시피 미국은 세계 제일로 의학, 약학, 영양학이 발달한 나라입니다. 그러면 환자 수가 세계 제일로 적어야 정상입니다. 그런데 그와는 정반대로 세계에서 사망자와 환자가 가장 많습니다. 중병으로 입원하고 있는 환자만도 약 2,500만 명, 입원 안 하고 있는 환자까지 합치면 인구의 약 3분의 2 이상이고, 성한 사람은 단 300만 명에 불과한 실정입니다.

이 엄청난 현실에 직면한 미국 상원에서는 세계 최고의 권위 학자 300여 명, 조수까지 합치면 1,000여 명에게 막대한 비용을 투입해 연구하도록 했습니다. 이 300여 명의 최고 권위 학자야말로 세계의 왕초 의학박사입니다. 의심쟁이 여러분은 나의 말을 곧이듣지 않겠지만, 이 300여 명의 왕초 의학박사의 말이라면 곧이들을 겁니다. 그들이 3년간 합심해서 연구한 것이 바로 미국 상원의 '영양·의료문제 특별위원회' 보고서입니다. 잔소리 말고 결론부터 말하라고요? 이 안 서방은 여러분의 심정을 너무너무 잘 알고 있습니다. 그런데 3년간 수천만 달러의 경비를 소비하며 연구한 결론은 너무너무 간단했습니다.

'현대인의 암을 위시한 각종 문명병을 예방, 치료하기 위해서는 20세기 초의 식사로 되돌아가라.'

이처럼 간단했습니다. 그러나 스쳐 지나가는 식의 독서는 무효입니다. 똑똑하게 기억하기를 바랍니다. 이것이 인류의 건강에 대한 가장 기초, 가장 중요한 지침이라는 것을.

인생 팔순을 살아오면서 절실히 느끼고 느낀 사실은 건강한 사람이 건강에 관해 열심히 연구하고 단련하면 성공도 하고 오래 살 수 있다는 것입니다. 건강에 관해 자신 있다면서 연구, 단련을 하지 않는 사람은 병에 걸려 빨리 죽어 버립니다. 그러니 건강해서 성공하고 싶은 분은 나의 경험담을 열심히 들으세요.

나 자신은 어릴 때부터 몸이 너무너무 약했습니다. 인생 팔순을 살면서 절실히 느끼고 느낀 것은 몸이 약한 사람이라도 열심히 건강 공부를 하며 몸을 단련하면 타고난 건강체 사람보다 월등하게 오래 산다는 것입니다. 나는 건강에 관한 책을 많이 읽었습니다. 그리고 책보다는 건강한 사람의 체험담을 듣는 데 더 중점을 두고 있습니다.

나는 앞에서 '성공한 사람의 충고에 순종하면 10년 고생을 1년으로 단축할 수 있다'고 말했는데, 몸이 약했다가 노력 끝에 건강하게 된 사람의 충고에 순종하면 10년이 아니라 일생 고생을 1년 또는 3개월로 단축할 수 있다고 확신합니다.

나는 원래 몸이 약했는데 건강하게 된 사람, 그중에서도 안색이 좋은 사람, 기미, 주근깨, 주름, 검버섯이 적은 사람, 안경을 안 쓰는 사람, 자세가 똑바른 사람, 말소리가 힘찬 사람, 학식이 있는 사람, 약과 병원 신세를 안 진 사람의 충고를 받기 위해서 일부러 찾아다녔습니다. 나이가 팔순인 지금도 그 일을 하고 있습니다.

얼마 전에는 큰 사찰의 스님이 찾아오셨습니다.

"안 선생님의 건강 글을 읽고 감격했습니다. 친구에게 선사하기 위해 선생님의 책을 구하러 왔습니다."

"어서 들어오십시오."

그 스님의 얼굴색이 어찌나 고운지 나는 건강 스승으로 삼고 싶었습니다.

"스님의 건강 비결 중에서 제일 중점을 두는 점은 무엇입니까?"

"공기입니다."

그 스님이 대뜸 이렇게 말해서 나는 건강에 도통하신 분이라고 생각해 많은 것을 배웠습니다. 그 스님도 나의 건강연수를 친구와 함께 3회나 받았습니다.

나는 얼마 전에 방송국에서 출연해 달라는 제의를 여러 번 받았으나 완강히 거절하여 버렸습니다. 의사, 약사, 낙농업자가 나를 못 살게 굴 것이기 때문입니다.

'너 따위 영어 선생이 뭘 안다고 남의 밥통 떨구는 소리를 해!'

나는 지금 팔순인데 150세 이상 살면서 이 국민운동을 하고 싶습니다. 이게 나의 야망입니다. 내가 90살이 될 때까지 전국의 쌀가게에서 망국 식품인 백미를 완전히 추방해 버리고, 100살이 될 때는 전국의 농토에서 완전 무공해 농산물을 생산하도록 하는 것입니다.

참고로 미국의 상원 보고서가 완성되었으나 아직 일반적으로 공표하지 못하고 있습니다. 왜냐하면 지금 슈퍼에서 팔고 있는 가공식품에는 사람에게 해로운 것이 엄청나게 들어 있고, 의사, 약사, 영양사도 일을 거꾸로 하고 있다는 사실을 공표해야 하기 때문입니다. 만일 발표했다간 대혼란을 야기할 것이 틀림없습니다.

이 세상 최고의 왕초 의학박사는 누구인가요? 왕초 의학박사는 현대 의학을 2,300여 년 전에 창시한 히포크라테스입니다. 그는 다음과 같이 건강의 참진리를 계시했습니다.

① 음식물을 당신의 의사 또는 약으로 삼으시오. 음식물로 고치지 못하는 병은 의사도 고치지 못하오.

② 병을 고치는 것은 환자 자신이 갖는 자연 치유력뿐입니다. 의사는 그것을 방해하는 일을 해서는 안 됩니다. 또 병을 고쳤다고 해도 약이나 의사 자신의 덕분이라고 자랑해서도 안 됩니다.

글을 읽되 스쳐 지나가는 식으로 읽으면 아무 소용이 없습니다. 10회 이상 숙독하면서 잘 생각하고 생각하세요. 그럼 무엇을 어떻게 잘 생각했는지 좀 물어봅시다. 지금 최고의 난치병은 암입니다. 현대 의학박사는 암을 고치기 위해 항암제, 광선 등을 사용하지만, 병을 고치지 못하기 때문에 최종 수단으로 수술을 하고 있습니다. 그럼 수술로 병이 완치되는가요? 몇 달, 몇 년밖에 못 사는 시한부 인생으로 되는 것 말고는 아무것도 없지 않은가요?

일본에서는 암세포만 골라 가면서 죽이고 암에 안 걸린 세포에는 일절 영향이 없는 광선을 개발했답니다. 정말로 획기적인 암 치료법이라고 할 것입니다. 그런데 말입니다, 광선으로 암세포를 죽일 수 있을망정 암에 걸리는 체질을 바꿀 수 있습니까? 일시적으로 병이 나아도 다시 도지는 것은 뻔한 일이 아닙니까?

내 나이 13세 때 이야기입니다. 나는 제주도에서 태어나서 7세까지 그곳에서 살았고, 8살 때 부친을 따라 경남 마산으로 이주했습니다. 그 당시 부친은 사업에 성공해서 부자가 되었고, 내 위의 두 형을 일본 동경으로 유학을 보냈습니다. 지금은 죽었다 하면 암이지만 그 당시는 죽었다 하면 폐결핵이었습니다. 나의 두 형도 폐결핵에 걸렸던 것입니다. 아버지는 돈을 아끼지 않고 일본에서 제일가는 동경제국대학 부속병원에 두 형을 입원시켰습니다. 형들은 그 병원에서 세계 제일의 약을 먹었으나 결국은 두 분 다 18세, 17세라는 젊은 나이에 요절하고 말았습니다.

아버지는 있는 재산을 다 쓴 것도 모자라 빚까지 졌고, 살던 집도 팔아 버려서 셋집을 전전하는 신세로 전락하고 말았습니다. 할 수 없이 나는 13세라는 어린 나이에 동경으로 건너가 신문 배달을 하면서 고학을 하게 되었습니다. 15세 때는 형들이 다녔던 학교에 입학하게 되었는데, 선생님이 출석을 부르다가 나의 이름이 형들 이름과 비슷한 안현필이라 그런지 대뜸 물었습니다.

"너, 안군필, 안부필의 동생이 아니냐?"

"예, 그렇습니다."

"아, 그런가? 네 형들은 공부를 잘하고 모범생이었는데 아깝게도 둘 다 죽어 버렸다. 그런데 네 얼굴 꼴을 보니 네 형들보다 더 약하게 보이는데, 너 건강에 조심 안 하면 큰일 난다."

다른 선생님도 걱정을 하여 주었습니다. 그래서 나는 18세까지 3년간 도서관에서 건강에 관한 책을 수없이 읽으면서 건강 공부를 했습니다. 그렇게 많은 책을 읽었는데도 나에게 도움이 되는 책은 별로 없었습니다. 그 당시 나는 신문 배달을 한 관계로 학비가 부족했고, 대개는 한 끼를 굶었고 어떤 때는 한 끼만 먹는 형편이라서 건강을 위해 돈을 쓴다는 것은 꿈에도 생각하지 못했습니다.

그런데 그 많은 책 중에서 딱 한 권만이 돈이 필요 없는 건강법을 다루고 있었습니다. 그 책은 동경제국대학 교수 후다키 겐조 박사가 쓴 것인데,『왜 우리는 현미를 먹어야 하나?』라는 책이었습니다. 책 내용을 대강 말하면 다음과 같습니다.

'모든 병, 특히 폐결핵을 예방, 치료하기 위해서는 현미 중심의 잡곡밥과 채소, 해조류를 먹어라. 마늘이 만병을 예방, 치료하는 데 좋은 식품이니 적당히 먹어라. 운동으로는 냉수마찰이 좋으니 열심히 실행하기 바란다.'

나는 그 책에 따라 현미를 먹으려고 했으나 불가능이었습니다. 왜냐하면 쌀밥이라도 얻어먹기나 하면 천만다행이어서 나 하나를 위해 현미밥을 지어 달라고 할 수는 없었습니다. 만일 그때 지금의 나였더라면 이렇게 했을 겁니다. 한 끼에 현미 생쌀을 반 공기만 씹어 먹으면 되니 주인한테 밥 대신 그에 상당하는 돈을 요청하는 것입니다. 그리고 일본 사람하고 함께 사는 한 마늘은 절대로 못 먹습니다. 냄새가 고약하다면서 아주 질색하기 때문입니다. 그래서 나는 현미, 마늘은 못 먹고 냉수마찰만 하게 되었습니다.

8. 현미식으로 폐결핵 물리쳤다

 냉수마찰을 18세 때까지 3년간 열심히 했는데도 나는 형들과 같이 폐결핵에 걸려 콜록콜록 기침을 하고 피를 토하게 되었습니다. 형들보다 더 몸이 약한 나는 백발백중 죽을 운명에 처하게 되었습니다. 3년 동안이나 열심히 냉수마찰을 했는데도 폐결핵에 걸렸느냐고요? 왜 그랬을까요? 생각해 보세요. 피를 깨끗이 하는 현미 중심의 자연식을 안 하고 피를 흐리게 하는 부자연식을 했기 때문입니다. 영양분이 5퍼센트밖에 없는 백미를 먹고 영양실조에 걸렸기 때문입니다.
 신문 배달 도중에도 피를 토했기 때문에 흰 마스크 대신 검은 마스크를 입에 걸고 뛰어다녔습니다. 검은 마스크를 입에 걸고 동경 하늘 아래를 뛰어다녔던 그때 그 시절을 회고하고 있자니 이 팔순 노인의 눈에 눈물이 한없이 흘러내려서, 그 눈물을 닦으면서 이 글을 쓰고 있나이다.

집으로 돌아와 방 안에서도 콜록콜록 기침을 하며 피를 토하니까 동료 배달꾼은 나에게 물건을 집어 던지면서 나가라고 막 야단을 쳤습니다. 그중 어떤 놈은 내 보따리를 집 밖으로 내던지더니 '에이 더럽다'면서 수돗물로 손을 씻었습니다. 그 광경이 지금도 눈앞에 선합니다. 막 소리를 지르며 엉엉 울고 있으니까 주인이 올라왔습니다.

"왜 이 아이가 이렇게 우느냐?"

"폐결핵으로 기침을 하고 피를 토하기에 나가라고 야단을 좀 쳤습니다."

"그거 안됐구나. 이 아이는 열심히 일하고 열심히 공부했는데."

주인은 나를 사무실까지 데리고 가서는 달랬습니다.

"너에게 치료비를 주겠으니 밖으로 나가서 치료하고 오라. 자, 이 돈 받아라. 부족하면 또 오너라."

밖으로 나와서 내던져진 보따리를 짊어졌습니다. 그럼 어디로 가야 하나? 약국으로? 병원으로? 주인이 준 돈을 세어 보니까 7원이었습니다. 지금 돈으로 70만 원 정도 됩니다. 주인은 돈이 부족하면 다시 오라고 했지만 나는 더 이상 신세를 안 진다고 결심했습니다. 여관비를 아끼기 위해 동경역 대합실에 가서 하룻밤을 지내기로 했습니다. 동경역 대합실에서도 기침을 하고 피를 토하니까 손님들이 또 나가라고 고함을 질렀고, 역 가까이 있는 공원의 외진 곳에서 하룻밤을 지냈습니다.

아침이 되었습니다. 어디로 가야 하나? 나는 앞에서 말한 후다키 겐조 박사의 책대로 실행해 보기로 하고 동경에서 가까운 아타미 해수욕장으로 갔습니다. 그곳은 우리나라의 해운대해수욕장 규모였습니다. 여름철이라 그런지 해수욕객이 많았습니다. 사람들 앞에서 기침을 하고 피를 토하면 안 되니까 사람이 없는 외진 곳을 찾아다니다가 마침내 살기에 알맞은 꼬마 동굴을 발견하게 되었습니다. 여장을 풀어 놓고 제일 중요한 현미를 사려고 쌀가게로 갔더니 없다고 했고, 여러 쌀가게를 돌아다녀도 없어서 절망하고 돌아오려는 찰나, 문득 정미소 생각이 났습니다. 그 당시 현미 한 가마의 값은 1원 20전, 수중에 7원이라는 거금이 있었기 때문에 문제없이 살 수 있었습니다.

그다음에 마늘을 사러 채소 가게로 갔더니 현미보다 구하기가 더 어려웠습니다. '뜻이 있는 곳에 길이 있다.' 결국 구할 수 있게 되었습니다. 한국 사람을 만났던 것입니다.

생선과 취사도구도 마련한 다음 현미밥을 지어 보니, 그 당시는 압력밥솥이 없던 시대라 보통 밥솥으로 지었더니 밥에 찰기가 없고 모래알 같았습니다. 지금은 압력밥솥이 있어서 '현미 멥쌀 70퍼센트, 현미 찹쌀 30퍼센트'에다 콩, 팥, 기타 잡곡을 쌀의 양 30퍼센트쯤 섞어 밥을 지으면 기가 막히게 맛이 좋습니다. 나중에 흰쌀밥은 싱거워서 못 먹게 됩니다. 반찬으로는 고등어, 갈치, 꽁치 같은 생선에 마늘을 많이 다져 넣고 조렸습니다. 마늘은 13세까지 한국에서 먹었고, 그 후 전혀 먹지 못했으나 이제 혼자 살기 때문에 실컷 먹을 수 있게 되었습니다.

그때 마늘을 자그마치 한 냄비에 10통이나 다져 넣었습니다. 나는 그전에 신문 배달을 하던 집에서 안주인이 고등어 조리는 것을 구경한 일이 있습니다. 물은 한 방울도 안 넣고 간장, 설탕, 생강, 무, 양파로만 조렸습니다.

"왜 물을 안 넣습니까?"

"비려서 맛이 없어."

그럼 한국 간장은 짜고 써서 물을 안 탔다가는 맛이 없는데 어떻게 하지? 여러 번 시험한 결과, 볶은 콩가루를 많이 넣고, 원당 조금, 양조식초와 양파즙을 많이 넣었더니 일본간장보다 더 맛있게 되었습니다. 거기에다가 마늘을 많이 넣고 고춧가루와 참기름을 넣었더니 어찌나 맛이 좋던지! 또 오랜만에 한국 음식을 먹은 탓인지 어찌나 맛이 좋던지! 반찬이 짜서 그런지 모래알 같은 현미밥도 먹을 수 있었습니다. 어찌나 맛있는지 밥과 반찬 2~3인분을 한꺼번에 먹어 버렸습니다.

밥을 먹고 나서는 바로 눈앞에 있는 푸른 바다로 뛰어 들어가 헤엄을 쳤습니다. 어떤 책에는 운동을 적당히 하라고 씌어 있는데 나는 덮어놓고 바다로 뛰어들어 막 헤엄쳐 버렸습니다. 그래도 죽지는 않았습니다. 약 1개월이 지나자 기침을 안 하게 되었고 피도 토하지 않게 되었습니다.

그 후에도 기가 막히게 재미있는 이야기가 많지만 시간과 지면 관계로 생략하겠습니다.

내가 폐결핵을 고치게 된 원인 중 제일 중요한 것을 딱 하나만 꼽으라면 뭘까요? 형들이 아플 때는 집이 부자였기 때문에 돈을 아끼지 않고 일본 제일의 병원에서 세계 제일의 약을 먹었으나 결국 보람도 없이 죽고 말았습니다. 나는 다시 말합니다. 약으로 병을 고칠 수 있다면 약을 사 먹을 수 있는 부자만 오래 살고 약을 사 먹을 수 없는 가난한 사람은 빨리 죽습니다. 그리고 천하의 갑부들은 약 사 먹을 돈이 없어서 죽고 말았습니까? 약을 먹으면 병이 일시적으로 나으나 다시 도져서 인체의 자연생리기능을 마비, 약화시키기 때문에 결국은 사람이 죽습니다.

이 안 서방은 그 당시 신문 배달을 하면서, 끼니를 굶어 가면서 공부했기 때문에 약과 병원은 꿈도 못 꿨습니다. 약을 안 먹었기 때문에 오늘 팔순까지 장수하고 있고, 여러분에게 이런 잔소리도 늘어놓을 수 있는 것입니다. 만일 형들과 같이 약을 먹었더라면 나는 18세에 100퍼센트 죽었을 것입니다.

약 다음으로 중요한 것이 세 가지 있는데, 무엇일까요? 현미보다 더 중요한 것입니다. 우리는 물만 먹고도 3개월 이상 살 수 있습니다. 밥과 반찬 등 아무것도 안 먹고도 그렇습니다. 그리고 공기와 일광도 있어야 합니다. 공기, 일광, 물이 흙과 합작하면 우리가 먹는 음식물이 생깁니다. 나는 방 안에서 흙과 비료 없이 물만 주면서 무, 콩, 보리 등의 새싹을 키워서 먹습니다.

이것이 크면 질기기도 합니다. 물, 일광, 공기 속에는 영양분의 씨가 들어 있기 때문입니다. 그러나 물, 일광, 공기가 오염된 환경에서 살면 틀림없이 병에 걸립니다. 나는 강조하나이다.

'시골에서 버는 100원은 도시에서 버는 100만 원 이상의 값어치가 있다.'

60여 년 전 일본 아타미 해안의 그 맑은 공기, 일광, 물이 나의 폐결핵을 완치해 주었습니다. 현대병 또한 약을 먹지 말고 오염이 안 된 자연 속에서 자연식을 하며 운동을 하면 3개월 이내에 병을 고칠 수 있습니다. 약값은 필요 없고, 한 달 식비로 몇만 원이면 되고, 강원도 산골의 방값도 아주 싸지 않겠습니까?

그러나 최고로 중요한 일은 역시 확고한 신념입니다. 긴가민가 하며 의심하면 아무 소용이 없습니다. 나의 건강법은 가장 가난한 사람도 행할 수 있습니다. 부자만이 행할 수 있는 건강법은 전부 가짜 건강법입니다.

'뭐, 식비로 한 달에 몇만 원만 있으면 만병이 고쳐진다고?'

이런 의심을 하는 사람이 있습니다. 바보는 실행해 보지도 않고 의심부터 합니다. 연구하고 실행해 보고 나서 의심해도 결코 늦지 않습니다.

'뭐! 가장 가난한 사람도 행할 수 있다고? 책은 무슨 돈으로 사고? 안 서방 생거짓말을 하네!'

나는 영어책 인세, 강연료, 연수비, 원고료 등으로 돈이 생기면 작은 책을 만들어 전 국민에게 무료로 배부하고 있습니다.

결국 현미밥이 최고로 중요한 셈인데, 귀찮지만 여기서도 잠깐 언급하게 넘어가겠습니다. 쌀의 배아에는 각종 영양분, 특히 천하 제일의 소화액인 소화효소가 들어 있습니다. 배아는 쌀의 50분의 1도 안 되는 아주 작은 것으로 일일이 씹어 먹지 않으면 소화가 안 됩니다. 위장이 약한 사람은 100번 이상 씹어야 하고, 위장이 강한 사람도 50번 이상은 씹어야 합니다.

따라서 밥 한 공기를 100번 이상 씹기 위해서는 1시간 이상이 소요됩니다. 2개월만 이 고생을 하면 위장병이 근치되고, 심지어는 위암까지도 고쳐집니다. 위장병이 근치된 후부터는 덜 씹어도 됩니다.

그리고 밥은 되게 지어야 합니다. 사실은 생쌀을 씹어 먹는 것이 밥보다 100곱 이상의 영양분이 있으나 먹는 즐거움을 위해 밥을 지어 먹는 것입니다. 반찬이나 국은 밥을 씹어 삼킨 후에 먹으세요. 밥을 국에 말아 먹거나 비벼 먹으면 그 귀중한 침이 작용하지 못해서 소화가 안 됩니다. 더도 말고 딱 2개월만 실행하면 정말 눈부시게, 정말 놀랍게 건강이 호전되어 만병이 물러갑니다.

이와 같은 건강법을 철저히 지켜서 나를 감동시킨 군인이 있는데, 그분의 편지를 여기서 소개하고 넘어가겠습니다.

> 안녕하십니까? 저는 안 선생님이 쓰신 건강 글을 읽고부터 조반 안 먹기를 실천해 오고 있으며, 현미식은 정말 철저히 행하고 있는 직업 군인입니다. 저는 무엇이든 그 사실이 좋다고

하면 일단 실천해 보고, 장단점을 구별해 나에게 맞게 고쳐서 발전시키는, 이런 장점이 있음을 부끄럽지만 말씀드립니다.

지금까지 안 선생님의 책과 저의 권고를 통해 저희 가족, 고모, 모든 중대장님, 그리고 몇몇 전우가 조식 안 먹기와 현미식을 하고 있습니다. 실천해 보니 선생님 말씀처럼 눈부신 효과가 있어서 좀 더 널리 보급하고자 하오니, 사정이 허락하시면 작은 책자나 큰 책자를 되도록 많이 보내 주셨으면 합니다.

저는 매일 아침 부대에 출근하면 약수터에 가 생수 1통을 떠와서 오전과 퇴근 전에 섭취하며, 냉수마찰과 약 1시간 동안의 구보 및 각종 무술로 체력을 연마하고 있습니다. 한 가지 특이한 것은 조식을 하지 않은 후 체력이 급격히 신장함은 물론 목소리까지 좋아졌고, 각종 훈련에서는 타의 추종을 불허하며, 특히 산악 훈련 때는 효과가 확실하게 나타났습니다. 현미의 고마움과 바른길을 알려 주신 안 선생님의 은혜와 그것을 알게 하시고 인도해 주신 하느님께 감사드립니다.

저는 이렇게 철저한 생활로 좋은 효과를 보고 있지만 몇몇 구경꾼 같은 자세로 비웃는 친구를 보면 약간 속이 싱하고 불쌍한 생각이 듭니다. 하지만 장래를 생각하고 국가의 백년대계를 생각해서 인내하고 있으며 꾸준히 설득과 교육을 시킬 것입니다. 그러한 용도로 책자가 필요하니 사정이 허락하

> 는 대로 많이 보내 주면 고맙겠습니다.
>
> 많은 연세에도 불구하고 국민의 건강을 위해 수고하심을 다시 한 번 감사드리며, 선생님이 원하시는 것이 꼭 이루어지기를, 그리고 저도 힘껏 뒷받침할 것을 말씀드리며 이만 줄일까 합니다. 안녕히 계십시오.

오래전에 받은 편지라 연락할 수 없어서 이름을 밝히지 못했습니다. 이 편지를 쓴 분은 이 글을 읽는 즉시 연락해 주기를 바라며, 그 후의 소식도 소상하게 알려 주시면 고맙겠습니다. 그리고 국민운동을 보다 효율적으로 하기 위해 주소, 성명, 사진을 명시하는 것을 허용하여 주면 고맙겠습니다. 우리는 모두 힘을 모아 조국의 가난과 병고를 추방하는 국민운동을 열심히 해야 합니다.

군인의 건강에 관한 문제는 보안과는 무관한 일이고, 자신과 국민의 건강을 돕는 일이기 때문에 본인의 편지 전문을 그대로 공개하나이다. 이 편지를 쓴 군인은 꼭 연락해 주면 고맙겠습니다.

그런데 군인이 아침을 굶다니요. 이 안 서방은 군인이나 중노동을 하는 사람보고 아침 굶기를 권해 본 적이 없습니다. 위의 편지를 쓴 군인은 자진해서 아침을 굶은 것입니다. 군인이나 중노동자도 아침을 굶는다면 최고의 건강을 누릴 수 있습니다만 보통 인간은 불가능합니다. 아침을 먹어도 좋으니까 3식 모두 현미를 먹어 주면 천만다행입니다. 다만 건강 상태가 나쁠 때는 아침을 굶어 보려고 최선을 다하십시오. 건강이 틀림없이 위의 군인과 같이 호전됩니다. 그럼 아침을 굶으면 어떻게 되는지 살펴보겠습니다.

① 보통 사람에 비해 3배 이상의 능률을 올리면서 일할 수 있다.
② 건강을 눈부시게 증진할 수 있다.

서양식 건강법과 같이 안식 건강법도 조반을 굶고 점심과 저녁 2식을 하는 주의입니다. 인체는 오전에는 배설하고 오후에는 흡수하는 생리작용을 하기 때문입니다. 단식은 시간이 길면 길수록 몸 속의 독이 많이 빠지므로 저녁을 6시에 먹고 그다음 날 12시에 점심을 먹는다면 단식 시간은 18시간이 됩니다.

만일 조반을 7시에 먹고 점심을 굶고 저녁을 6시에 먹는다면 단식 시간은 11시간, 점심을 12시에 먹고 저녁을 굶고 다음 날 아침 7시에 조반을 먹는다면 단식 시간은 19시간이 됩니다. 그러나 단식 시간이 길기는 한데, 위에서 말한 바와 같이 오후에는 배설작용이 오전보다 훨씬 덜합니다. 그리고 보통 사람은 조반을 굶는 것이 쉬우나 하루 종일 일하고 저녁 먹는 재미도 없이 살라는 것은 실행이 거의 불가능입니다. 먹는 즐거움도 없이 살 수 있는 인간은 만에 하나 있을까 말까 합니다. 저녁을 굶으라는 소리를 하는 사람은, 자신은 실행을 안 하면서 남에게 말만 하는 사람입니다.

또 모 종파 사람은 아침을 왕처럼 먹고 저녁을 거지처럼 먹으라고 합니다. 독자 여러분, 배가 고파 죽겠는데 저녁을 거지처럼 먹을 수 있을까요? 다수의 사람이 실행할 수 없는 일을 왜 주장하는지 궁금합니다. 게다가 아침을 왕처럼 먹었다가는 몸과 정신이 나른해져서 공부할 생각이 일절 없어집니다. 이 팔순 노인에게는 아주 망하는 시간이 되어 버립니다. 아침을 안 먹고 산으로 올라가는 것과 아침을 왕처럼 먹고 올라가는 것, 어느 쪽이 수월한지를 비교해 보세요. 나는 저녁 8시에 잠자리에 들고 새벽 2시에 일어나 조반을 안 먹고 12시까지 연구하고 집필하는데, 운동 2시간을 제외하면 8시간 일하는 것이 됩니다. 아침을 안 먹으니까 보통 사람의 3배 이상의 능률이 오르고, 8시간의 3배는 24시간이고, 결국 보통 사람보다 3배의 능률을 올리면서 일하는 것입니다. 오후는 자유 시간입니다. 보통은 잡무, 사교, 등산, 목욕 등을 하고 일이 바쁘면 낮잠을 자고 일어나 3시간 이상 일을 합니다. 어쨌든 보통 사람에 비해 몇 배 이상의 일을 하는 것입니다.

이 팔순 노인이 활동하는 기본 원동력은 의지, 자연식, 아침 굶기에 있습니다. 보통 사람은 아침에 일어나서 공부가 뭡니까, 조반 먹고 직장이나 학교에 가기 바쁘고 지각이나 안 하면 천만다행입니다. 9시에 출근해서 12시까지 3시간 동안 골치 아픈 머리로 일과 공부를 하다가 12시에 습관적, 의무적으로 점심을 먹고, 또 골치 아픈 머리로 일하다가 퇴근길에 대포 한잔, 집으로 들어와서 쿨쿨, 도대체 이런 인간에게 무슨 놈의 발전이 있느냐 말입니다. 적어도 조반을 안 먹고 출근 전에 3시간 공부를 해보세요. 그럼 3시간 곱하기 3은 9시간, 역사는 남이 잠자는 사이에 이루어야 합니다.

그리고 내가 8시에 자고 새벽 2시에 일어난다고 해서 이걸 바로 따라 하다가는 하루 종일 고생합니다. 무슨 일이든 순리적으로 해야 합니다. 백미 중심의 공해식을 하면 8시간, 심지어는 10시간을 자도 골치가 띵해서 잠자리에서 일어날 수 없습니다. 아침은 굶고 현미 중심의 자연식으로 점심과 저녁 2식을 하면 수면 시간이 5~6시간으로도 충분하고 머리도 상쾌합니다. 그러면서 30분가량 일찍 자고 일찍 일어나기를 단련하면 나중에는 나와 같이 됩니다.

나는 학생 시절에 일본 동경에 있는 씨름 시합장(國技館) 근처에서 약 2년을 산 적이 있습니다. 그 당시는 40킬로그램 미만의 말라깽이여서 볼품 좋게 살찌는 것이 큰 소원이었습니다. 어느 날 목욕탕으로 갔더니 120~150킬로그램의 뚱뚱보 씨름꾼이 목욕하고 있기에 그중 한 명에게 물었습니다.

"어떻게 하면 나와 같은 말라깽이가 살찔 수 있습니까?"

"우리는 아침을 안 먹고 씨름 연습을 하는데, 만일 아침을 먹으면 틀림없이 씨름에 져 버린다."

나는 그 순간 나와 같은 말라깽이가 아침까지 굶다가는 해골이 되어 버릴 것으로 생각했습니다. 그 후 건강 연구를 해서 알게 된 사실인데, 말라깽이로 된 것은 위장기능이 약해 영양분을 섭취하지 못했기 때문입니다. 그래서 설사만 하고, 더욱 여위어져서 영양실조, 병, 죽음이라는 비극을 초래하게 됩니다. 따라서 마를수록 굶어야 한다는 결론에 이릅니다.

뚱보도 아침을 굶고 점심과 저녁에 현미밥 한 공기 이내만 먹으면 1개월에 3킬로그램 이상 감량할 수 있습니다. 이는 현미 속에 있는 피트산이 체내의 불순물과 불필요한 지방을 녹여 없애기 때문입니다. 그래서 현미를 먹으면 몸속이 깨끗해져서 병이 낫고 건강해지는 것입니다.

아침을 굶으면 처음 3일간은 배가 쑤시고 아프다, 다리가 휘청거려서 걷기 힘들다, 골치가 아파서 공부할 수 없다는 등 생리 현상이 일어나는 사람이 있는데, 생수만 마시면서 꾹 참으면 예사로 되어 버립니다. 대개는 3일간만 참으면 해결되니 절대로 좌절하지 말기를 바랍니다. 3일간의 고통도 못 참는 의지박약자는 영원히 일어설 수 없다는 점을 명심하십시오.

9. 끼니가 적을수록 제독 효과 높다

하루에 1~2식을 하면 백혈구의 수가 늘어 병의 예방과 치료에 큰 도움이 된다고 했는데, 그럼 아침을 굶는 데 특별히 주의해야 할 점을 얘기하고, 백미가 왜 나쁜지에 대해서도 살펴보겠습니다.

백미 중심의 가공식품을 먹으면서 아침을 굶으면 영양실조가 되어 지극히 위험하니 반드시 현미 중심의 자연식을 하라고 앞에서 얘기했습니다. 백미에는 쌀의 영양분이 단 5퍼센트밖에 없기 때문입니다. 만일 위궤양 환자가 굶으면 위액이 위벽을 소화시키므로 쑤시고 아프니 생수를 마시면서 위액을 희석해야 합니다. 그래도 아픔이 가시지 않으면 생감자즙을 2개월 이상 공복에 먹으면 위궤양이 치유됩니다.

'인간 병의 최대 원인은 먹은 것이 아직 소화되기도 전에 또 먹는 데 있다. 그리고 먹은 것으로 생긴 에너지가 소모되기도 전에 또 먹는 데 있다.'

육체적인 운동이나 노동을 해야만 소화가 되고 에너지를 소모시킬 수 있습니다. 운동이나 노동을 안 하고 정신노동만 하는 사람은 육체적인 운동이나 노동을 하는 사람이 먹는 영양분의 2분의 1만 필요합니다. 억지로 먹으면 소화액이 분비가 안 됩니다. 소화액이 분비가 안 되면 먹은 것이 소화가 안 되고 썩어서 독이 됩니다. 이 독이 인간 모든 병의 최대 근원입니다. 억지로 먹는 사람의 입과 몸에서는 썩은 냄새가 납니다. 몸속에서 소화가 안 되고 썩었기 때문에 썩은 냄새를 풍기는 것입니다. 그런 사람의 얼굴색은 대개 똥색입니다. 붉은 장밋빛 화색이란 어느 곳에서도 찾아볼 길이 없습니다.

이런 사람을 구제하는 최고의 방법은 바로 아침을 굶는 것입니다. 대개 정신노동자 또는 학생은 아침에 식욕이 없습니다. 왜냐하면 어제저녁에 먹은 것으로 생긴 에너지가 아직 소모되지 않았기 때문입니다. 그런 사람이 먹기 싫은 아침을 억지로 먹으면 속에서 썩어 독을 만들고, 그 독이 쌓이면 병과 죽음의 경로를 밟지 않을 수 없습니다.

안식 건강법에서 최고로 중요한 것은 아침을 굶는 것인데, 처음 얼마 동안은 아침을 먹다가 서서히 굶기를 바랍니다. 아침을 굶으면 쌀도 3분의 1이나 절감되고, 게다가 현미를 먹으면 쌀의 소비량은 더 줄어듭니다. 현미에는 단백질, 지방, 당분 등이 풍부하기 때문에 현미와 콩을 먹고 된장과 생채소만 먹어도 영양은 만점입니다. 그래서 몸에 해로운 육류 등은 먹을 필요가 없고, 또 현미를 먹으면 자연히 육류와 단것을 먹고 싶지 않습니다.

그럼 육군사관학교 전교생과 직원이 1개월에 먹는 쌀의 양은 얼마나 될까요? 표본으로 육군사관학교 같은 곳이 식생활 개선운동을 하는 데 주동적인 역할을 해야 합니다. 현미식 후 3개월째부터 매월 절감된 쌀의 양과 건강 증진의 실상을 발표해서 전 국민이 식생활 개선운동에 동참하도록 해야 합니다. 국토를 방위하는 일뿐만 아니라 국민의 육토(肉土)를 방위하는 역군이 되어 주기를 진심으로 바랍니다.

'안 선생은 쌀이 남아돌아서 처치 곤란이라는 실정을 모르고 그런 소리를 하는 것입니까?'

이렇게 생각하는 바보가 물론 있을 것입니다. 쌀이 남아돌아서 처치 곤란이고, 잡곡은 태부족이기 때문에 막대한 외화를 소비해 가면서 수입하고 있는 실정, 이런 개탄할 사실을 알기나 하면서 글을 쓰는가 하고 물을 것입니다. 그러나 우리는 개탄만 하고 있을 것이 아니라 타개책을 강구해야 합니다. 남아도는 쌀 대신 잡곡을 증산해서 수입을 억제하는 방법을 생각해 내야 합니다.

지금 우리는 발등에 떨어진 불을 끄기 위해 공업을 육성하고 있습니다. 외국에서 원자재를 수입하고, 식량마저 부족해서 잡곡을 수입하고 있습니다.

만일 내일이라도 외국 사정으로 인해 원자재와 잡곡의 값이 폭등하거나 수입을 못 하면 우리 운명이 어떻게 될지 생각해 보세요. 만일에 대비해서 식량이나마 자급자족해야 하고, 또 몸이나마 건강하게 있어야 다시 일어설 수 있지 않겠습니까?

우리 국토의 약 3분의 2는 쓸모없는 잡목으로 덮여 있는 산입니다. 뉴질랜드도 우리나라와 같습니다. 그러나 그들은 그 쓸모없는 나무를 모두 불살라 버리고 목초지를 조성했고, 드디어 세계 굴지의 낙농 국가로 비약했습니다.

우리도 그렇게 할 수 있습니다. 우리도 세계 굴지의 낙농 국가로 비약할 수 있습니다. 그 야산 일부에 잡곡을 심으면 자급자족은 물론이고 수출까지 할 수 있습니다. 가축 같은 동물도 야산에 방목해서 자연 사료로 길러야 인간의 건강에 도움이 됩니다. 가축을 좁은 공간에서 배합사료로 사육하면 인간을 죽이는 독으로 변모합니다. 야산에 방목한 고기를 먹어야 인간이 건강하고, 남은 고기를 수출하면 외화도 벌 수 있고, 관광자원으로도 활용할 수 있습니다. 한국의 농축산물이 맛도 좋고 건강에도 좋다는 소문이 나면 너도나도 수입하지 않겠습니까?

우리에게는 다른 어떤 나라보다 우수한 관광자원이 있습니다. 이것을 개발해서 관광객을 유치하면 얼마든지 외화를 벌 수 있습니다. 이 일이 바로 국가 백년대계의 유구하고 확고한 기반을 구축하는 길입니다. 이런 기초를 등한시하고 남의 나라의 원자재로 공업만 한다면 풍전등화의 길을 걷는 격입니다.

공업을 육성하면 우리 건강을 희생해야 하고, 우리가 사는 환경도 오염시키지 않을 수 없습니다. 나라의 뿌리를 다스리는 일은, 농축과 관광 사업을 육성하는 일은 건강을 증진하면서도 좋은 일입니다. 국가 백년대계의 유구하고 확고한 기반을 공고히 하면서도 얼마든지 공업을 할 수 있습니다. 이는 양면작전을 슬기롭게 하자는 것입니다.

또 이야기가 옆으로 샜는데, 다시 돌아와 육사 학생에게 받은 질문을 소개하겠습니다.

'현미가 그렇게 좋은 것이라면 대통령이나 국회에 건의해서 법으로 백미를 금하고 현미만 먹도록 해 버리면 좋겠습니다.'

그러면 안 됩니다. 민주주의 국가에서는 국민이 주인이고 대통령이나 국회의원은 국민의 종입니다. 따라서 주인이 싫다고 하면 종인 대통령과 국회의원은 국민에게 순종해야 합니다. 예전에 정부에서 구정을 쇠지 말라고 아무리 야단쳐도 주인이 싫다고 했기 때문에 '설날'이 된 게 아닙니까. 만일 정부에서 국민에게 현미 먹기를 강요한다면 국민은 억센 고집으로 백미를 더 많이 먹을 것입니다. 그래서 나는 국민운동을 하면서도 정부의 힘을 빌리지 않습니다.

육군사관학교의 경우에도 교장이 함부로 학생에게 현미식을 강요할 수 없습니다. 학생 절대다수의 요망에 따라 상부에 건의하여 허가를 받지 않고서는 할 수 없습니다. 학생 절대다수의 요망이 있다면 무슨 방법을 써서라도 표시해야 하고, 학교 당국에서도 실상을 확인한 후 적절한 조치를 취하여야 합니다. 육군사관학교 전교생이 현미식을 모범적으로 해서 유종의 미를 거두게 된다면, 국민 전체도 현미식을 해서 질병과 가난을 추방하고, 전 세계를 주도하는 선진국이 될 것입니다.

　나는 13세에 일본 동경으로 건너갔습니다. 그때 동경에서 관동대지진이 일어나 3분의 2 이상이 파괴되고 말았습니다. 지진이 일어났을 때 한국 사람이 도둑질 등 나쁜 짓을 했다는 소문이 퍼져서 한국 사람을 보기만 하면 죽여 버렸습니다. 13세 어린 소년도 이역만리 타국에서 취직은 고사하고 거지 노릇도 못 하는 신세로 전락했던 것입니다. 그 극심한 민족 차별하에서, 병고와 가난과 싸우면서, 18년간 분투노력한 끝에 대학을 졸업한 것입니다.

　우리 배달민족은 세계 최우수 민족입니다. 그 증거로 일본과 미국의 학교에서 한국 학생이 단연 최우수 성적을 받고 있고, 세계 기능올림픽도 매년 제패해 왔습니다. 이렇게 우수한 국민이 남의 나라에 짓밟힘을 당하다니 말이나 되는 소리입니까?

　도대체 무엇이 부족해서 그들에게 뒤진단 말입니까? 도대체 무엇이 부족해서 과거 36년간 그들에게 짓밟힘을 당했습니까? 도대체 무엇이 부족해서 나는 18년간 일본 동경에서 차별을 받으면서 피눈물의 고학을 했느냐는 말입니다. 우리 후손에게 다시는, 다시는 그런 약소민족의 서러움을 물려주어서는 안 됩니다. 우리는 피나는 노력으로 젊은 세대의 빛나는 능력을 키워서 세계를 선도하는 선진국으로 도약해야 합니다.

　일본이 비약한 것은 합리적인 식생활과 합리적인 노력, 그리고 단결하는 정신이었습니다. 우리 국민 개개인의 능력은 일본인보다 우수합니다. 그러나 일본인은 우리보다 단결력이 월등하게 강합니다. 따라서 우리는 단결하기만 하면 그들을 앞지르는 것은 물론이고 세계를 주도할 수 있습니다. 하지만 단결하자고 말하는 사람은 많으나 그 구체적인 방법을 말하는 사람은 없습니다. 우리는 그 구체적인 방법을 연구해서 우리의 민족성이 빛날 수 있도록 해야 합니다.

◎ 식사와 제독

일본의 오사카 의과대학 의학자들이 연구하고 시험한 결과, 1주일간 단식할 경우 백혈구의 수가 2배나 증가하고 식균력은 20배나 증가한다는 사실을 입증했습니다. 세계 제일의 자연 건강학자인 니시 가츠조 선생은 세계 각국의 건강 서적 7만여 권을 읽고 연구한 끝에 다음과 같은 자연 건강의 기본 원칙을 그의 저서 『니시 건강법』에 발표했습니다.

- 식사 횟수와 제독에 관한 과학적인 원리

3식인 경우: 오줌 속으로 75퍼센트의 독이 빠지고 몸속에 25퍼센트의 독이 남는다.
2식인 경우: 오줌 속으로 100퍼센트의 독이 빠진다.
1식인 경우: 오줌 속으로 127퍼센트의 독이 빠진다.

위는 식사를 한 다음 날 아침에 소변으로 빠지는 독소의 양을 말합니다. 2식은 점심과 저녁을 먹고 아침을 굶는 것이고, 1식은 점심 1식을 말합니다. 그럼 왜 100퍼센트, 127퍼센트나 독이 빠질까요? 그 책을 끝까지 읽어 봤으나 해명이 안 되어 있었습니다. 중요한 것이니 약 30분간 생각하다가 다음 답을 보세요. 나도 나 자신의 생각과 진위를 확인하기 위해 일본의 니시 선생에게 3회나 질문 편지를 보냈으나 답이 없었습니다. 알고 보니 니시 선생은 세상을 떠나고 안 계셨습니다. 할 수 없이 나 혼자 연구하고 시험해서 겨우 확신하게 되었습니다.

나는 머리가 나쁜 탓인지 혼자서 연구, 시험, 확신하는 데 약 3개월의 시일이 필요한데, 여러분은 워낙 머리가 좋으니까 1시간이면 충분할 것입니다. 그러니 1시간만 생각하고 난 다음에 답을 보세요. 이런 경우 나 같으면 글을 읽는 것을 일단 중지하고 온종일 생각하다가 내일이나 되어야 다음을 읽을 것입니다.

'생각하지 않는 독서는 무효입니다.'

정답은 이렇습니다. 2식일 때 빠지는 독소의 양 100퍼센트를 기준으로 삼은 것입니다. 따라서 1식을 하면 2식보다 독이 27퍼센트 더 빠지고, 1식을 하면 3식인 경우보다 독이 52퍼센트 더 빠지고, 2식인 경우는 3식보다 독이 25퍼센트 더 빠집니다.

결국, 1식이 최고로 좋고, 그다음이 2식이 좋습니다. 3식을 하면 몸속에 25퍼센트의 독이 축적되어 병이 생깁니다. 단식 기간이 길어짐에 따라 독이 더 많이 빠지고, 백혈구의 수도 더 증가하고, 식균력도 증가하므로 병이 낫게 되는 것입니다.

나는 교통사고를 당해 30여 시간 동안 사경을 헤매다가 기적적으로 의식을 회복했지만, 심한 타박상으로 말미암아 육체적 고통이 엄습해 왔습니다. 식사 시간이 되어 밥과 반찬을 먹었으나 입맛이 써서, 도저히 먹을 수 없어서 굶어 버렸습니다. 나는 전부터 수돗물이나 지하수는 안 마시고 집 위에 있는 산에서 솟아나는 생수를 먹었는데, 그 좋던 물맛도 썼습니다. 무슨 약을 탄 것 같아 간호하는 사람에게 먹어 보라고 했습니다.

"물맛이 좋고 절대로 약을 탄 것은 아닙니다."

그다음 번에는 사과와 배를 사다가 먹었더니 그것도 역시 써서 못 먹었습니다. 웬일인가 하고 곰곰이 생각한즉, 치료하기 위해 주사하고 복용한 항생 물질이 위장을 마비, 약화시킨 것이었습니다. 식욕이 전혀 없기에 식욕이 회복될 때까지 단식하기로 했습니다. 약 10일간 단식했더니 피골이 상접한 말라깽이가 되어 버렸고, 주치의는 영양제를 놓고 간호하는 분은 음식을 먹으라고 야단이었습니다. 이후 나는 자연식을 먹는 것만이 살길이라고 확신하고 현미, 통보리, 콩, 깨 등을 볶은 것과 안식보약된장, 생채소, 생수를 먹으려고 애썼으나 역시 맛이 쓰디써서 먹을 수 없었습니다.

나는 여기서 병원에서 사용하는 모든 약과 주사는 자연식의 효능을 말살하고, 위장기능 등 모든 생리기능을 마비, 약화시킨다는 것을 통감하고 통감하였나이다. 의식이 회복되었을 때 바로 퇴원해 자연식을 시작했더라면 좋았을 것이라고 후회했지만 때는 이미 늦었습니다. 나는 주치의와 간호하는 분에게 퇴원하겠다고 했습니다. 중환자실에 입원하고 있는 환자가 병이 낫기도 전에 퇴원하면 죽는다고 야단들이었습니다. 그 후부터는 병원의 약, 주사, 심지어는 링거 주사까지 한사코 거절하면서 단식을 계속했습니다. 결국은 나의 고집대로 병원에 입원한 지 1개월 만에 퇴원하여 버렸습니다.

퇴원 후 2개월 동안 점심 한 끼만 먹고 생수를 마시며 복부지압을 열심히 하니까 위장기능이 완전히 회복되어 식욕이 왕성해졌습니다. 자연식을 맛있게 먹었더니 40킬로그램 미만으로 피골이 상접했던 말라깽이가 일약 50킬로그램으로 뛰어올랐고 얼굴에는 홍조마저 띠게 되었습니다.

그 다음 팔순 노인은 세 살배기 어린이로 돌아가 걸음마 연습을 시작했습니다.

① 먼저 집 안에서 지팡이를 짚고 100보 걷는 연습을 했습니다.

② 집 안에서 지팡이 없이 100보 걷는 연습을 끝내고 1,000보 걷는 연습을 했습니다.

③ 나는 아파트 3층에 살고 있습니다. 최고의 난관이 3층까지 걸어서 오르내리는 일입니다. 나의 부친은 퇴행성관절염으로 일생 지팡이를 짚은 채 절룩거리면서 다녔는데, 나도 그 유전을 받은 모양입니다. 그래도 자연식과 운동을 열심히 한 결과 평지에서는 지팡이를 안 짚고 1,000미터 정도를 속보할 수 있었으나 이번 교통사고로 최악이 되어 10미터를 걷다가 쉬는 형편이었고, 이런 상태로 3층까지 오르내리는 것은 절대로 불가능이었습니다.

'하면 된다! 불가능은 없다!'

마음속으로 이렇게 부르짖으면서 3층 계단을 오르내리기 시작했습니다. 천선만고 끝에 1층으로 내려가서 3층까지 올라오는 데 성공하고서는 만세 삼창을 했습니다.

④ 그다음은 집 밖으로 나가 지팡이를 짚고 100보, 1,000보 걷기 연습을 했습니다.

⑤ 그다음은 지팡이 없이 100보, 1,000보 걷기 연습을 했습니다.

⑥ 그다음은 지팡이 없이 매일 10,000보 걷기 운동을 했습니다.

나는 하느님께 감사하고 감사하나이다. 나를 죽이지 않고 살려주신 것을. 또 나는 하느님께 감사하고 감사하나이다. 나를 불구자로 만들지 않고 노력만 하면 정상이 되도록 해주신 것을. 나는 앞으로도 운명에 울지 않고 운명을 창조하면서 인생을 살아가겠나이다.

나는 건강이 회복되자 또다시 건강연수를 1주일간 인도해서 무사히 끝냈습니다. 83세 노인이 교통사고 중태라는 사선을 넘어 인생을 힘차게 달려가고 있는데, 젊은 그대가 병고와 가난에 이기지 못하고 절망과 낙담을 하다니, 그게 말이나 되는 소리입니까?

운명에 울지 말고 운명을 창조하면서 인생을 힘차게 달려가세요. 운명은 노력입니다. 바꿀 수도 있고 새로 만들 수도 있으니 절대로 절망하지 말고 노력하십시오.

10. 뇌졸중

　누구는 뇌일혈, 뇌출혈, 뇌충혈, 뇌혈전으로 죽었고, 또 누구는 중풍, 반신불수를 앓고 있다고 하면 알아듣기 쉽습니다. 그런데 이와 같은 병을 총괄해서 뇌졸중이라는 어려운 말을 쓰기 때문에 일반 사람은 도대체 뇌졸중이 무엇인지를 잘 모릅니다. 뇌의 혈관이 터지거나 막혀서 혈액순환이 안 되기 때문에 뇌일혈, 뇌출혈, 뇌충혈, 뇌혈전, 뇌경색, 뇌연화 등이 일어나 돌연히 의식을 잃거나 졸도하는 증상을 총괄해서 뇌졸중이라 합니다. 그 자리에서 즉사하거나 살아남아도 수족 또는 신체 일부가 마비되어 감각을 잃게 됩니다. 그래서 소위 중풍, 반신불수, 치매 등이 되어 일생 동안 눈뜬 송장으로 고생하다가 눈을 감습니다.

인간은 나이 80이 넘으면 천수를 다해 자연사를 한다지만, 사실은 천수를 다한 것이 아니라 뇌졸중으로 죽는 것입니다. 150세 이상 살아야 천수를 다했다고 말할 수 있으나 그 경우도 뇌졸중으로 죽는 것입니다. 요즘은 노인뿐만 아니라 젊은이도 고혈압, 뇌졸중으로 안녕해 버리는 사례가 많고, 암으로 죽는 사람보다 더 많아지고 있습니다.

우리 집안도 남자는 모두 단명했습니다. 하지만 나만은 오늘까지 정정하게 살아남아서 이와 같이 떠들고 있습니다. 또 욕심 사납게도 150세까지 살아보려고 장수하는 방법을 한층 더 연구하고 있는 중입니다. 우리 집안의 할머니와 어머니는 80세 이상 살아서 천수를 다했다고 말할 수 있으나 이 두 분도 뇌졸중으로 돌아가셨습니다. 그러니까 내가 아무리 150세까지 살려고 부득부득 애를 써도 앞으로 15년 이내에 뇌졸중으로 안녕해 버릴 가능성이 크다는 말입니다.

나는 나의 생명을 연장하기 위해 다른 어떤 일보다도 최우선으로, 필사적으로 뇌졸중을 예방하는 방법을 연구해야 합니다. 앞으로 15년 이내에 눈감아 버리기는 너무 억울합니다. 무엇 때문에 그 죽을 고생을 했느냐는 말입니다. 나뿐만 아니라 지금 60이 넘은 독자도 나와 같은 심정일 것입니다. 나는 그간 무수한 책을 읽었으나 뇌졸중을 예방하고 치료하는 방법을 발견하지 못했습니다. 미국의 루스벨트 대통령이나 소련의 스탈린 수상이 뇌졸중으로 죽은 사실을 보면 어떤 약도, 어떤 돈도, 어떤 권력도 뇌졸중을 정복할 수 없다는 것은 확실해 보입니다.

뇌졸중은 뇌에 국한한 병으로 오해해서는 안 됩니다. 신체의 각 부분이 건강해져야 하는 불가분의 관계가 있기 때문입니다. 예로부터 인간은 혈관과 함께 늙는다는 말이 있습니다. 전신의 혈관이 건강하고 혈액순환이 잘되면 뇌졸중, 심장병, 암, 고혈압, 당뇨병을 위시한 각종 병이 치료된다는 뜻입니다. 결국, 뇌졸중을 예방하거나 치료할 수 있다면 인간은 150세 이상 살 수 있습니다.

모든 병을 예방, 치료하기 위해서는 우선 동물시험을 통해서 확신을 얻고 난 다음에 인간에게 임상시험을 해서 확정합니다. 그런데 이때까지 뇌졸중을 일으키는 동물, 특히 쥐를 발견할 수가 없었습니다. 왜냐하면 뇌졸중은 외부에서 침입하는 균에 의해 생기는 병이 아니기 때문입니다. 즉, 전염병이 아니기 때문입니다. 균에 의해서 생기는 병이면 뇌졸중에 걸린 쥐를 만들 수 있었을 것입니다. 따라서 지금까지는 뇌졸중 쥐를 발견할 수 없었기에 동물시험을 할 수 없었습니다.

드디어 의학의 역사에 새로운 장이 열리게 되었습니다. 일본의 시네마 의과대학 야모리 유키오 교수가 의학사상 처음으로 뇌졸중을 100퍼센트 일으키는 실험용 쥐를 만드는 방법을 개발하여 세계 의학계에 발표했기 때문입니다. 미국의 코넬대학 교수이자 신경학계의 대표 학자인 플럼 박사는 '만약 뇌졸중이 식사로 예방된다면 의학의 역사, 아니 인류의 역사가 바뀐다'는 말을 중얼거리며 야모리 교수에게 달려갔습니다.

"어디 내가 직접 일본으로 가서 내 눈으로 똑똑히 그 쥐들을 보아야 되겠소."

이래서 일본 경도에서 국제의학회가 열리게 되었고, 동시에 일본의 시네마 의과대학은 세계보건기구(WTO)의 순환기질환 국제공동연구센터로 지정되어 야모리 박사가 그 총책임자로 임명되었습니다. 이어서 일본 경도에서 세계보건기구 주최로 국제회의가 열리게 되었는데, 세계 최고의 학자들이 협력해 식사와 혈관 병의 관계를 본격적으로 연구하기로 했습니다.

나 안현필은 18년간 일본 생활의 경험으로 콩, 생선을 먹는 것이 일본인이 장수하는 최고의 비결이라고 말해 왔습니다. 그러나 그것은 경험으로 말한 것이지 결코 과학적인 연구에 의한 것은 아니었습니다. 나는 어떤 경험도 과학적인 확고한 근거가 있어야 된다는 생각으로 우선 콩을 연구하기로 했습니다. 그래서 콩에 관한 일본 서적을 수없이 구해서 읽었습니다. 늙은 영감이 새벽 2시에 일어나 영하 10도가 넘는 추위에 냉수마찰로 정신을 바짝 차린 다음 공부하기 시작했는데, 지금도 그렇게 한 후 이 글을 쓰고 있습니다.

지성이면 감천인가 봅니다. 일본 '장쾌사'에서 발행한 『대두로 몸이 젊어진다』라는 야모리 유키오 교수의 책을 읽고 감격한 나는 바로 야모리 교수에게 편지를 써서 보내 참고 문헌을 보내 달라고 사정했습니다. 그 후 일본 말과 영어로 된 여러 참고 문헌과 신문 기사가 왔고, 동시에 나의 질문에 대한 답도 왔습니다. 다음은 야모리 박사의 편지입니다.

안현필 선생, 이번에 편지를 보내 주셔서 감사합니다. 우리의 기초적인 연구가 21세기 인류에게 건강과 장수의 복음을 전달하기 위한 것이라는 참뜻을 이해해 주셔서 기쁘게 생각하는 바입니다. 건강과 장수는 온 세계 사람의 공통된 희망입니다. 인류가 급속한 고령화 사회를 맞이하는 오늘에 나타나는 뇌졸중, 심근경색 등은 사망의 주요 원인일 뿐만 아니라 치매 등을 일으켜 장수를 저해하는 순환기질환입니다. 이 병을 예방하는 구체적인 방안을 확립하는 것이 무엇보다 시급한 문제입니다.

이번에 일본에서 사람과 같이 고혈압, 뇌졸중, 동맥경화, 심근경색, 뇌혈관성 치매 등을 일으키는 동물을 실험하고 연구한 결과, 유전적 소질이 강한 순환기질환일지라도 식생활 개선으로 예방할 수 있다는 사실을 증명하게 되었습니다. 게다가 역학적 연구와 임상 연구에 의해 나타난 모델 동물의 연구 성과가 인류에게도 응용될 수 있다는 전망마저 보이고 있습니다.

우리는 인류의 역사 창조 이래로 지구에서 가장 광범위한 지역에서, 20여 개 국가의 50개 집단이 협력해 동일하고 객관적인 방법으로 영양 상황을 분석했습니다. 이는 혈관의 병을 예방해 건강하고 활력 있는 장수를 맞이하기 위한 것으로 궁극적 목적은 국제적 식사 확립에 기여하는 것이었습니다.

소금의 과잉 섭취로 나타나는 고혈압, 칼륨과 동식물 단백질 부족으로 나타나는 뇌졸중, 동물성 지방의 과잉 섭취와 어패류의 지질과 단백질 섭취 부족으로 나타나는 동맥경화와 심근경색 등 일본을 비롯한 구미 선진국에도 만연하는 성인병의 원인 태반이 식사 습관의 잘못이라는 것이 최근 연구로 서서히 밝혀지고 있습니다.

현재 아프리카, 아시아, 남미 등 극단적인 영양 부족과 굶주림의 고통을 겪고 있는 지역에서는 많은 사람이 빈곤 때문에 짧은 인생을 보내고 있는 실정입니다. 그러나 이런 빈민가에서조차 청빈하고 건실한 전통적인 식생활을 멸시하고 그릇된 풍요를 희구해서 고혈압, 뇌졸중, 당뇨병과 같은 순환기질환으로 사망하는 사람이 급증하고 있습니다.

이와 같은 포식과 기아를 극복해 제한된 지구의 양식을 나눠 먹기 위해서는, 건강한 장수를 누리기 위해서는, 적절한 영양 섭취 방법을 과학적으로 연구해서 확립해야 합니다. 약에 의존하지 않고 식사에 의존해서 순환기질환을 일으키는 노화를 방지하는 것이 20세기의 당면한 연구 과제입니다.

세계보건기구가 말하고 있듯이 모든 인류가 건강하게 사는 21세기를 구현해야 하고, 나아가 활력이 넘치는 장수를 실

현하기 위한 방안도 구체적으로 수립해야 합니다. 이를 위해서 앞으로 3년간 세계 학자들은 서로 협력해 공동으로 연구하기로 했으며, 21세기 인류의 건강과 장수를 위해 식사 목표를 설정할 계획입니다.

지금 현재 빈곤으로 인해 많은 사람이 요절하고 있고, 한편에서는 그릇된 풍요를 희구한 나머지 지옥으로 빠지고 있습니다. 인류에게 밝은 21세기라는 희망을 주기 위해 한국의 여러분도 이 국제적인 연구가 완수될 수 있도록 적극적인 지원과 협력을 해주기를 부탁하는 바입니다. 이 연구의 성과는 세계보건기구를 통해 전 세계에 공표될 것이며 21세기 인류에게 최대의 복음이 되면 다행이라는 생각을 합니다.

아무쪼록 안현필 선생이 지금 헌신적으로 하고 있는 건강교육을 통해 이 복음이 한국의 여러분에게도 전달되기를 바랍니다.

야모리 박사의 연구 동기는 참으로 눈물겨운데, 그것을 여기서 소개하겠습니다. 경도에서 가장 계율이 엄한 절의 고승이 세상을 떠나고 말았습니다. 그때는 병리학 연구를 시작한 지 얼마 안 되었을 때로 그는 고승의 유지에 따라 병리학 해부를 하게 되었습니다. 이 고승은 연로함에도 불구하고 30대 사람과 같이 정정하게 설교를 했으므로 그는 생전에 해부 승낙을 받아 놓은 상태였습니다.

의학의 역사는 이와 같이 병으로 작고한 분의 유체를 해부함으로써 서서히 진보되어 왔습니다. 그 또한 고승의 유체와 식생활을 연구함으로 인해 앞에서 말한 뇌졸중 예방의학이라는 새로운 장이 열리게 된 것입니다.

인간은 90세가 되면 혈관이 낡아서 굳어지는 법입니다. 그런데 이 고승의 대동맥을 절개해 열어 보고는 정말 놀라고 말았습니다. 90세가 넘은 인간이라고 볼 수 없는, 마치 30대와 같이 부드러운 동맥을 가지고 있었습니다.

소크라테스 이래로 사람은 죽음으로써 가장 고귀한 교훈을 남긴다고 했습니다. 이 고승도 죽음으로써 새로운 의학의 가능성을 보여 주었습니다. 그때까지 절대로 고칠 수 없다고 체념했던 동맥경화가 영양을 어떻게 취하느냐에 따라 예방할 수 있다는 생각이 해부칼을 든 그의 머릿속을 번개같이 스쳐 지나갔던 것입니다.

야모리 박사는 여기서 한걸음 더 나아가 20여 년간 10만여 마리의 쥐를 실험했고, 드디어 인간 죽음의 최대 원인인 뇌졸중을 예방하는 비법을 발견하게 되었습니다. 그러나 야모리 유키오 교수는 아무리 훌륭한 착상이라도 과학적으로 증명이 안 되면 망상에 불과하다는 것을 알았습니다.

그는 25세 때 경도대학 의학부를 졸업함과 동시에 같은 대학 대학원에 진학했고, 그 후 오카모토 코조 교수의 병리학 교실에서 병리학을 연구하게 되었습니다. 오카모토 주임 교수는 고혈압을 연구하고 있었습니다. 그는 고혈압의 유전적 요소를 가진 사람이 어느 연령에 달하면 반드시 고혈압에 걸린다는 것을 알고 있었습니다.

고혈압에 걸리면 여러 난치병이 유발하는데 그중 뇌졸중이 최고의 난치병이었습니다. 왜냐하면 뇌졸중을 일으키는 쥐가 없어서 실험도 연구도 할 수 없었기 때문입니다.

따라서 고혈압을 철저히 연구하기 위해서는 인간과 같이 유전적으로 고혈압을 일으키는 실험용 쥐가 필요했습니다. 그러나 유전적으로 고혈압을 일으키는 쥐를 발견한다는 것은 극난사였고, 천신만고 끝에 한 마리를 발견하게 되었습니다.

그 후 6년간 근친교배를 20대에 걸쳐 반복한 결과, 드디어 고혈압을 일으키는 쥐를 만들 수 있게 되었습니다. 오카모토 주임 교수가 이 일을 완성하는 데는 젊은 야모리 교수의 공로가 컸습니다. 그는 하면 된다는 굳은 신념으로 20여 년간 정열을 쏟았고, 청년 야모리는 49세에 벌써 백발노인이 되고 말았습니다.

그가 피눈물로 이룬 연구 성과는 감탄할 만했습니다. 진시황 이래로 인류는 참다운 불로장생약을 찾아 헤맸습니다. 그러나 그것은 너무 흔해빠진 것이었습니다. 뇌졸중 쥐로 실험하자 이 사실이 입증되고 말았습니다. 유전적 요소로 백발백중 죽어야 하는 뇌졸중 쥐도 대두와 생선의 단백질과 채소를 적극적으로 섭취하고, 염분을 억제하면 뇌졸중에 안 걸린다는 사실입니다.

그렇게 죽을 고생을 하면서 발견한 불로장생약이 그깟 흔해빠진 대두와 생선의 단백질이라니! 내가 늘 말했듯이 인생의 가장 소중한 것은 인간이 생각하기에 가장 값싸고 가장 천하고 가장 가까운 곳에 숨어 있습니다. 이때까지 인간은 위와 정반대 방향에서 불로장생약을 구해 왔기 때문에 실패했고 오늘의 비극을 조성하게 되었습니다.

예로부터 콩을 먹으면 건강하고 장수한다고 했습니다. 선사의 정진요리(精進料理, 채소 요리)를 비롯해서 일본의 전통적인 식품에는 대두가 많이 이용되어 왔습니다. 두부, 냉동 두부, 유부, 청국장, 된장, 콩간장 등 일본인만큼 다양하게 콩을 먹는 민족은 없습니다. 미국에서도 대두 붐이 일어나 두부를 전국 어디서나 구할 수 있게 되었습니다.

그럼 콩을 먹으면 정말 오래 살 수 있는지, 막연히 말로만 하는 것은 아닌지, 하는 의심이 들 것입니다. 그래서 야모리 교수는 과학적인 확증을 얻기 위해 오랫동안 쥐를 가지고 연구하고 실험해 왔던 것입니다.

야모리 교수는 보통의 먹이를 먹으면 중증 고혈압이 되어 뇌졸중을 일으키는, 평균 9개월 만에 죽는 뇌졸중 쥐에게 어릴 때부터 대두와 대두에서 뽑아낸 단백질을 먹인즉, 뇌졸중에 안 걸리고 오래 산다는 사실을 확인했습니다. 단백질과 지방이 풍부한 대두를 먹으면 중증 고혈압이 예방된다는 사실을 알게 된 것입니다.

'그런데 대두의 지방을 없애고 단백질만 먹여 봤더니 혈압은 내려가지 않았으나 뇌졸중은 막을 수 있었습니다. 혈압 강하와 뇌졸중 예방이란 두 가지 목적을 위해서는 대두의 지방과 단백질을 다 먹어야 합니다.'

잔소리할 것 없이 콩 그대로 몽땅, 또는 볶은 콩가루를 먹으면 고혈압과 뇌졸중을 막을 수 있다는 것입니다.

보통의 먹이에 1퍼센트 농도의 식염수를 첨가해서 먹였더니 뇌졸중의 유전적 요소를 가진 쥐는 2개월 이내에 뇌졸중으로 졸도하고 말았습니다. 그런데 그 1퍼센트 농도의 식염수와 함께 대두 단백질이 든 먹이를 주었더니 식염수 때문에 혈압은 높아졌지만 뇌졸중은 일어나지 않았습니다.

'이와 같은 동물시험을 통해 대두 단백질은 혈압을 내리는 작용은 하지 않지만 뇌졸중을 막는 효과가 있고, 또 대두의 지방이 혈압을 낮추게 한다는 사실을 세계에서 처음으로 확인했습니다.'

그럼 뇌졸중 쥐에게 어릴 때부터 콩을 계속 먹이면 커서도 뇌졸중에 안 걸리는 것은 무슨 까닭일까요?

여기가 최고로 중요합니다. 그는 이 뇌졸중 쥐의 혈관 강도를 관찰했습니다. 보통의 먹이로 사육한 뇌졸중 쥐의 혈관은 생후 8개월 만에 굳어지고 약해져서 잡아당기면 펴지지 않고 끊어졌습니다. 그런데 대두를 먹은 쥐의 혈관은 유연하고 강인해서 잡아당겨도 끊어지지 않고 잘 펴진다는 놀라운 사실을 알게 되었습니다.

뇌의 동맥 혈관은 너무 작고 가늘어서 잡아당기는 검사를 못 합니다. 그래서 탄산가스를 마시게 해서 뇌의 혈관을 넓게 해 놓고는 주사기로 피를 넣어 돌아가는 피의 양을 측정해 보았더니, 보통의 먹이를 먹은 뇌졸중 쥐의 혈관은 굳어져서 순환하는 혈액의 양이 적었고, 대두를 먹은 쥐의 혈관은 넓어져 피가 많이 돌았으며 동맥경화도 안 걸리는 것을 확인했습니다. 또 지방과 콜레스테롤이 많은 동물성 식품을 주었더니 지방이 눈에 띄게 혈관 벽에 부착되어 혈관이 좁아지고 피의 순환도 둔화되는 것을 확인했습니다. 소고기 좋아하는 사람들, 정신들 차리세요!

이런 사실을 확인한 야모리 박사는 경도대학의 식량연구소 선생에게 부탁해서 콩기름을 받은 다음 여러 성분을 추출해서 연구하기 시작했습니다. 그런데 놀라운 사실은 콩기름에 콜레스테롤과 비슷한 식물 스테롤이란 성분이 있었고, 이것이 장에서 흡수되는 콜레스테롤을 막는다는 사실을 알게 되었습니다. 이 식물 스테롤은 몸에 들어가도 일반 콜레스테롤과 같이 혈관 벽에 달라붙지 않았고 동맥경화를 일으키지도 않았습니다. 유전적으로 콜레스테롤을 잘 흡수하는 체질의 사람도 이 식물 스테롤이 들어가면 구세주처럼 막아 준다는 것입니다.

'동맥경화 쥐에게 콜레스테롤이 많은 동물성 식품을 급식한 후, A조의 쥐에게는 지방이 없는 탄수화물 식사를 제공하고, B조의 쥐에게는 대두 중심의 식사를 제공했더니, 대두를 먹은 B조 쥐의 콜레스테롤이 빨리 줄어드는 것을 확인했습니다.'

지방이 혈관 벽에 달라붙어 생기는 동맥경화가 발병하면 지금까지는 어쩔 수 없는 병으로 체념해 왔습니다. 그러나 이제는 체념할 필요가 전혀 없게 되었습니다. 콩이란 구세주가 있기 때문입니다.

그렇다고 콜레스테롤이 많은 육식을 잔뜩 먹더라도 콩을 먹으면 걱정이 없다고 오산해서는 안 됩니다. 콩이 콜레스테롤을 제거하는

데도 한계가 있기 때문입니다. 좌우간 콩을 많이 먹는 사람은 동맥경화, 고혈압, 심장병, 뇌졸중 등의 공포로부터 벗어날 수 있습니다.

11. 소금

1) 부식의 기초는 소금

쌀을 맛있게 먹기 위해 현미를 백미로 가공하면 엄청난 비극이 생겨나듯이 소금을 맛있게 먹기 위해 흰 정제염으로 가공한다면 엄청난 비극이 생겨나게 됩니다.

현대 의학에서는 소금을 적대시해서 1일에 3그램, 아무리 많아도 10그램 이상을 먹어서는 안 된다고 공갈을 치기 때문에 소금을 적게 먹는 것이 현대인의 상식이 되었습니다. 그런데 아무리 소금을 적게 먹어도 병세가 호전되기는커녕 오히려 악화되는 것은 웬일일까요? 그 악화된 환자가 이 책을 읽거나 연수를 받고는 올바른 소금을 올바른 방법으로 먹어서 병세가 놀라울 정도로 호전되는 일은 웬일일까요?

 이상 내가 말한 것 중에서 최고로 중요한 것은 올바른 소금을 올바른 방법으로 먹는 것입니다. 올바른 소금을 올바른 방법으로 먹으면 천하의 보약이 되며, 그릇된 소금을 먹으면 사람을 죽이는 독약이 됩니다. 요즘 사람은 거의 다 그릇된 소금을 먹기 때문에 몸이 시들시들하거나 병을 앓아 죽어 가고 있습니다. 나 자신도 말하자면, 고혈압과 심장병으로 죽을 고생을 했습니다. 종로 한복판에 큰 빌딩을 가질 정도로 큰 부자였기 때문에 돈을 아끼지 않고 이 세상에서 제일 좋다는 약은 다 먹어 보고, 의사의 말대로 소금을 적게 먹기를 충실히 실행했습니다. 그러나 병세는 악화 일로를 걸을 따름이었습니다. 그래서 나는 현대 의학을 불신하고 수천 권의 책을 읽으면서 연구한 결과, 드디어 건강의 참진리를 깨닫게 되었는데, 올바른 소금을 올바르게 먹게 된 것도 그중 하나입니다.

 잔소리할 것 없습니다. 내가 다음에 말하는 대로 실행해 보면 내 말을 곧이들을 수 있게 될 것입니다. 내가 말하는 대로 올바른 소금을 올바르게 먹으면, 우선 식욕이 무서울 정도로 왕성하게 됩니다. 과식을 하면 공든 탑이 와르르 무너지고 맙니다. 현대 의학에서 신부전증은 암 이상으로 치료하기 힘든 병으로 특히 소금을 금지하고 있습니다. 어떤 신부전증 환자는 나의 연수를 받고 병이 완치된 후 나와 치병 운동을 지도한 정병우 원장을 호텔로 불러 한턱내기까지 했습니다. 그 환자에게 나는 몇 번이고 앞으로 1년간은 절대로 과식해서는 안 된다, 자연식 이외에는 절대로 해서는 안 된다고 충고했으나 그 왕성한 식욕을 이겨 내지 못하고 탈선해 병이 다시 도지고 말았습니다. 이런 실례가 있으니 부디 주의하고 주의하기 바랍니다.

그럼 왜 소금을 적대시하게 되었을까요? 내가 어린 시절에도 짠 것을 너무 많이 먹으면 안 된다는 말을 가끔 듣기는 했으나 오늘날과 같이 소금을 적대시할 정도로 시끄럽게 굴지는 않았습니다. 알고 보니까 망할 놈의 인간이 쌀과 마찬가지로 하느님이 주신 소금은 맛이 없다면서 중요한 영양분을 다 깎아 없애 버리고 독성이 강한 염화나트륨만 99.8퍼센트 농축시켜 먹고 있었습니다.

소금은 각 성분을 서로 합작해 우리 위액의 원료인 위산을 만듭니다. 따라서 소금을 안 먹거나 적게 먹으면 위액이 만들어지지 않기 때문에 위가 약해져서 소화가 안 됩니다. 먹은 것이 소화, 흡수가 안 되면 건강과 치병도 존재할 수 없다는 것이 명약관화한 사실입니다. 즉 소금은 인간 활동의 원동력 구실을 하는 것입니다. 소금을 안 먹거나 적게 먹었던 사람이 내가 말하는 천일염을 먹으면 당장 위의 활동이 왕성해지는 것을 실감할 것입니다. 시골 할머니들은 손주가 배탈이 나면 소금물을 먹이는데, 신통하게도 잘 듣는 것도 바로 그 때문입니다. 이처럼 소금은 위액의 중요 성분입니다.

우리 혈액에는 백혈구와 적혈구가 있는데 백혈구는 무슨 구실을 한다고 했지요? 병균을 잡아먹는 일을 합니다. 그러니까 우리가 병에 걸려도 백혈구가 병균을 잡아먹기 때문에 약을 안 먹어도 병을 고칠 수 있습니다. 그러나 백혈구의 힘이 약해지거나 수가 줄어들면 병을 고칠 수 없기 때문에 부득이 백혈구 대신에 약을 먹어야 합니다.

약을 먹으면 일시는 병이 낫습니다. 그러나 반드시 병은 도집니다. 왜 도지는가요? 약 때문에 백혈구의 힘이 더 약해지고 수도 줄어들기 때문입니다. 병이 도지면 이번에는 약의 양을 늘리거나 강도를 높여야 합니다. 또 병이 도집니다. 그러면 약의 양을 더 늘리거나 강도를 더 높여야 합니다. 나중에는 약 때문에 백혈구가 다 죽어 버리고 동시에 사람도 죽어 버립니다. 억만장자가 세계 제일의 약을 먹어도 죽는 것입니다.

그러면 적혈구는 무슨 구실을 하는가요? 영양분과 산소를 각 세포에 운반하고 노폐물을 몸 밖으로 몰아내 버리는 중요한 구실을 합니다. 백혈구와 마찬가지로 이 적혈구의 활동력이 약해지거나 수가 줄어들면 세포에 영양분과 산소를 공급하지 못하고, 그래서 노폐물이 몸 밖으로 빠져나가지 못하고 쌓이기 때문에 우리는 병과 죽음의 경로를 밟지 않을 수 없습니다. 그러면 이와 같이 중요한 적혈구의 주성분은 무엇일까요? 우리가 먹는 식품 속에 포함되어 있는 철분입니다. 철분은 해조류와 깨 등에 많고, 이 철분을 소화시키는 것이 앞에서 말한 위산입니다. 그러니까 소금을 적게 먹거나 안 먹으면 소화가 안 되고 빈혈이 생깁니다. 인생 끝장나는 것입니다. 현대 의학에서는 정제염을 3그램 또는 10그램으로 제한하고 있으나 나는 염화나트륨이 99.8퍼센트나 되는 정제염은 독약이기 때문에 단 1그램이라도 먹어서는 안 된다고 강조합니다.

이번에는 과학자들이 소금에 관해 연구한 것을 알아보겠습니다. 과학자의 연구에 의하면 인간의 선조는 물고기입니다. 지금부터 약 30억 년 전에 바다에서 동물이 생겨났고, 육지로 올라온 것이 약 1억 년 또는 3억 년 전입니다. 그래서 인간의 체액, 혈청, 양수의 성분이 바닷물의 성분과 꼭 같습니다. 다만 그 농도가 인간인 경우는 0.9퍼센트이고, 해수의 농도는 시일이 경과함에 따라 차츰 진해져서 3.5퍼센트가 되었습니다. 결론적으로 말하면 우리 인체의 약 70퍼센트를 차지하는 수분의 성분은 바닷물의 성분과 꼭 같아야 하고, 바닷물의 한 성분인 염화나트륨만 농축한 정제염은 우리 몸의 70퍼센트를 차지하는 수분을 독수로 만들고, 몸 전체가 독수에 잠겨 있으면 건강이 절대로 존재할 수 없다는 뜻입니다.

미국 뉴욕의 코넬대학병원 락라크 박사가 연구해서 세계적인 잡지 〈뉴스위크〉에 발표한 바에 의하면, 미국의 고혈압 환자 수는 약 5천만 명으로 이들 모두 소금을 적게 먹어야 한다는 과학적인 근거가 없다고 했습니다. 고혈압 환자 중 3할 정도의 특수 환자는 소금을 적게 먹어야 하나 일반 환자 약 7할은 소금을 적게 먹으면 오히려 병세가 악화된다는 것입니다.

다음은 미국의 세계적인 과학 잡지 〈사이언스〉의 보도입니다. 미국 오리건 주의 포틀랜드 의과대학 교수 레빗드 막 카론 박사를 중심으로 한 연구진이 미국의 10,372명의 식생활과 건강 상태를 연구한 결과, 고혈압은 식품 속에 포함되어 있는 염분을 과잉 섭취하기 때문에 일어나는 것이 아니라 칼슘 섭취량의 부족 때문에 일어난다고 밝혀졌습니다. 혈압이 높은 사람은 혈압이 정상적인 사람에 비해 19.6퍼센트나 칼슘 섭취량이 부족하다는 것입니다. 결국 정제염을 먹으면 칼슘 부족 때문에 고혈압에 걸린다는 말입니다. 따라서 이 학자들의 연구도 락락크 박사의 연구 결과와 일치하고 있습니다.

그다음은 링거주사를 개발한 시드니 링거 박사의 연구입니다. 영국의 생리학자 시드니 링거 박사는 개구리를 해부해 심장을 꺼낸 다음 심장의 고동이 오랫동안 지속할 수 있도록 여러 방법을 동원해 연구했습니다. 처음에는 생리식염수를 만들었는데, 즉 증류수에 우리가 흔히 먹는 염화나트륨 99.8퍼센트의 정제염을 타 주었더니 개구리의 심장 고동은 멈추었습니다. 그 후 여러 방법으로 연구한 끝에 자연수에 천일염을 타서 개구리의 체액과 같은 농도인 0.7퍼센트의 생리식염수를 만들어 주었더니 개구리의 심장 고동이 계속되는 것을 확인했습니다.

여기에서 인간의 심장 또한 고동을 계속 유지하기 위해서는 인간의 체액 농도인 0.9퍼센트의 생리식염수를 사용해야 한다는 것을 알게 되었고, 이것이 바로 '링거주사'입니다. 염화나트륨 99.8퍼센트인 정제염만 먹다가 병들어 고통받던 현대인에게 기사회생의 신약이 탄생한 것입니다. 따라서 염화나트륨 99.8퍼센트 정제염은 사람을 죽이는 독약입니다. 의사들은 자기 바로 옆에 생리식염수인 링거액이 있으면서도 왜 염화나트륨이 99.8퍼센트나 되는 정제염 사용에 반대하지 않는지 나는 도무지 그 까닭을 모르겠습니다. 링거액은 말하자면 바닷물을 4배로 희석한 것과 같은 것입니다. 앞에서 말한 바와 같이 인간의 체액, 혈청, 양수의 성분은 바닷물의 성분과 꼭 같은데, 다만 그 농도가 인간인 경우는 0.9퍼센트이고, 바닷물의 경우는 그 4배인 3.5퍼센트일 뿐입니다. 진리는 만인, 만고 불변이라는 것을 웅변하고 있는 게 아니겠습니까?

기사회생의 신약이란 이렇게도 간단한 방법으로 만들어지는 것입니다. 또 링거액은 바닷물을 4배로 희석한 것에 포도당을 첨가하기도 하고, 세균성 환자에게는 항생물질을 첨가하기도 합니다.

염화나트륨은 독성이 강하나 앞에서 말한 정제염 성분에서 보는 바와 같이 칼슘, 마그네슘, 칼륨 등과 혼합하게 되면 독성이 해소되고, 오히려 약이 됩니다. 결국 인간 바보는 하느님이 주신 천일염은 맛이 없다면서 좋은 성분을 깎아 없애 버리고 독만 농축시켜서 먹기 때문에 망조가 드는 것입니다.

옛날 우리 선조는 쌀, 밀, 소금, 설탕 등을 깎고 정제해서 먹었습니까? 묘한 것은 인간 바보가 맛이 없다면서 깎아 없애 버리는 것에 많은 영양분이 있다는 것입니다. 하느님의 고마우신 뜻을 거역해서 먹기 때문에 병이란 천벌을 받는 것이고, 병에 걸려 놓고는 하느님께 병 낫게 해주십사 하고 기도하는 바보짓을 하고 있습니다. 자연식은 종교와 학문의 기초입니다. 성직자와 교육자의 훈화는 자연식에 최고의 비중을 두어야 합니다. 나는 직장인을 위해 토요일, 일요일에 걸쳐 건강연수회를 인도합니다. 일반 교인은 일요일을 꺼리는 일이 많은데, 이는 언어도단입니다. 예수께서는 안식일에도 사람을 살리는 일을 하셨습니다. 나는 토요일과 일요일에 사람을 살리기 위해서, 또 신앙과 학문을 맑은 머리로 할 수 있도록 인도하기 위해서 건강연수회를 엽니다.

이렇게 진리를 펴는 국민건강운동은 이 늙은이 안 서방 혼자만의 힘으로는 절대로 불가능입니다. 국민 다수를 교육하는 스님, 신부, 목사, 학교장, 교사의 협조가 무엇보다도 중요합니다. 앞에서 말한 바와 같이 나의 국민건강운동을 돕기 위해 큰 사찰의 스님이 찾아오셨는데, 나는 얼마나 기뻤는지 모릅니다. 그 후 광주의 목사님을 위시해서 수 명의 목사와 신부님이 나의 연수를 받게 되었고, 국민운동도 차츰 서광이 비치는 것 같아 무한한 기쁨을 느낍니다.

2) 소금 실험

금붕어, 새, 조개, 심지어 인간까지도 생명을 오래 지속하기 위해서는 자연수를 사용해야 합니다. 수돗물에는 소독제인 염소가 들어 있기 때문에 작은 생물은 오래 못 살고, 인간은 몸이 약해지다가 병과 죽음의 경로를 밟고야 합니다. 그리고 물을 끓이면 성분이 죽어버리고 용존산소도 증발하기 때문에 생명을 오래 지속할 수 없습니다. 따라서 실험용 물로는 자연수가 제일이고, 만일 자연수가 없으면 수돗물을 항아리에 하룻밤 받아 놓았다가 위의 것을 떠서 쓰면 되는데, 소독제인 염소는 대부분 제거되나 염소로 소독할 때 죽은 좋은 성분은 영원히 다시 살아나지 못합니다. 즉 생명 유지에는 큰 지장이 없으나 물의 양분은 섭취할 수 없다는 뜻입니다. 파리를 죽이기 위해 살충제를 뿌리면 파리가 죽지만 유감천만인 것은 그 옆에 있던 좋은 벌레인 벌, 나비, 거미 등도 죽어 버리는 것과 같습니다.

● 실험 1

A 단지에 위에서 말한 물 가운데 하나를 선택해 담고는 천일염을 약 1퍼센트 농도로 탑니다. B 단지에도 A 단지에서 사용한 것과 같은 물을 담고는 우리가 흔히 먹는 정제염 약 1퍼센트를 탑니다. A와 B에 각각 20개 정도의 모시조개를 넣고 약 3일간 주의 깊게 관찰해 보세요.

A 단지에 있는 조개들은 혓바닥 비슷한 것을 내밀면서 모래를 뱉어 내고 물을 사방으로 튕기는 등 왕성하게 활동하는데, B 단지에 있는 조개들은 껍데기를 꽉 닫고는 숨도 안 쉬고, 3일도 못 가서 다 죽어 버리고 맙니다. 여기서 우리는 아무 생각 없이 정제염을 먹어 온 인간의 말로를 확인할 수 있습니다. 정제염은 생명을 죽이고, 천일염은 생명을 살린다는 것을 눈으로 직접 확인하는 셈입니다. 우리 조상은 정제염이란 것을 꿈도 못 꾸고 살았습니다. 현대인이 옛날에 없었던 암을 위시한 각종 문명병으로 고생하고 있는 것은 우리 조상이 안 먹었던 소위 서양식 음식을 먹기 때문입니다.

● 실험 2

금붕어를 길러본 사람은 누구나 알 것입니다. 금붕어가 죽으려고 하면 헤엄을 못 치고 옆으로 누워 있다는 것을. 또 아버지가 낚시해서 잡아 온 고기를 물에 넣어 보세요. 역시 금붕어와 마찬가지

일 것입니다. 이때 천일염을 약간 넣어 보세요. 당장 원기를 회복해 헤엄을 칠 것이고, 이와 반대로 정제염을 주면 완전히 죽어 버릴 것입니다. 그 물고기를 오래 살리고 싶다면 깨끗한 자연수로 물을 갈아 주고, 시금치를 아주 잘게 썰어 넣으면 됩니다.

나는 어릴 때 일본에서 자랐는데 여름철에는 금붕어를 파는 할아버지가 많았습니다. 그래서 나는 그 할아버지의 뒤를 졸졸 따라다니면서 물었습니다.

"금붕어는 무엇을 먹고삽니까? 겨울 동안은 어떻게 기르나요?"

그래도 할아버지는 좀체 대답을 안 했습니다. 내가 오랫동안 졸졸 따라다니면서 열심히 물으니까 드디어 나의 성의에 감탄했는지 대답해 주었습니다.

"자연수에 천일염을 약간 타고, 데친 시금치를 잘게 썰어 주면 된다."

그래서 나는 그 할아버지의 금붕어를 사서 길러 보았는데, 데친 시금치보다 생시금치를 잘게 썰어 주는 것이 훨씬 좋았습니다. 시금치는 비타민의 왕입니다. 시금치, 천일염, 무, 파, 멸치로 국을 끓여 보세요. 맛도 좋고 영양도 그만입니다.

올바른 소금을 올바르게 먹으려면 천일염을 먹어야 합니다. 천일염이란 김치나 장을 담글 때 쓰는 굵은소금을 말합니다. 이때까지 먹어 온 정제염은 독약이니 단 1그램도 먹지 말기를 바랍니다.

그럼 소금은 얼마나 먹어야 할까요? 현대 의학에서는 3그램 또는 5그램, 많아도 10그램 이내로 먹어야 한다고 합니다. 그러나 그것은 정제염인 경우입니다. 나는 정제염은 독약이니 단 1그램이라도 먹어서는 안 된다고 주장합니다.

인간은 짜게 먹으면 물이 먹고 싶어지고, 싱겁게 먹으면 짠 것을 먹고 싶어 합니다. 인간의 몸 자체가 염분을 자동으로 조절하게끔 만들어졌다는 뜻입니다. 그러니까 원칙적으로는 천일염을 식성대로 먹어도 좋습니다.

그러나 의사의 권고에 따라 싱겁게만 먹어 온 사람은 염분 조절 기능이 마비되어 있습니다. 이런 사람은 현미 중심의 자연식을 하면서 서서히 천일염을 약간 짜게 넣고 먹어야 합니다. 소금은 한 번 먹는다고 죽는 극약이 아니므로 먹어서 혈압이 높아지거나 기타 증상이 나타나면 양을 조절해 가면 됩니다.

12. 고구마와 토란

　삶은 고구마를 반으로 쪼개면 실 모양의 가느다란 것이 보입니다. 무엇일까요? 위대하고 위대하신 섬유 장군이십니다. 장군이라니? 대장 속에 수억 마리의 나쁜 세균이 우글거리면 사람을 죽이나이다. 섬유 장군께서 그 수억 마리의 악마 놈을 몸 밖으로 시원하게 몰아내 버리니, 그야말로 위대하신 장군입니다.
　섬유가 무엇인지를 모르는 사람이 아직 있습니다. 나무의 섬유로 종이를 만들거나 옷감을 짠다는 말은 들어본 적이 있겠지요? 섬유에는 2종이 있습니다. 고구마 속과 같이 실 모양으로 가늘어 씹을 필요가 없는 것이 있고, 현미의 쌀겨와 같이 덩어리져서 씹어야 되는 것도 있습니다.

그럼 섬유는 무슨 재주로 장 속의 병균을 몸 밖으로 몰아내 버릴까요? 섬유의 제1 특성은 다른 물질을 자기 몸에 흡착하는 것입니다. 섬유를 많이 포함하고 있는 음식물을 먹으면 대변의 양이 많아지는 이유는 뭘까요? 섬유의 제2 특성은 소화가 안 된다는 것입니다.

현대인에게 변비가 많은 이유는 뭘까요? 섬유가 없는 몰랑몰랑한 것만 먹기 때문입니다. 식품 가공업이 발달함에 따라서 현대인은 섬유를 없애 버린 몰랑몰랑한 것만 먹고 있습니다.

변비에 걸리면 어떻게 될까요? 변이 몸 밖으로 나가지 않고 대장 안에 쌓이면 썩어서 독을 만듭니다. 이 독이 전신으로 퍼져 나가 만병을 유발하나이다. 저쪽 나라 사람에게 대장암이 가장 많은 까닭을 이제 알겠지요?

쌀에는 섬유가 쌀겨에만 있는데, 씹어 먹기 싫어서 깎아 없앤 백미를 먹기 때문에 변비가 걸리는 것입니다. 한편 고구마 종류는 몸 전체가 섬유 덩어리라서 현미와 같이 많이 씹을 필요가 없을 뿐만 아니라 맛도 달콤하기 때문에 현대인에게 아주 안성맞춤인 식품입니다.

주의할 것은 씹을 필요가 없다고 해서 그냥 넘겨 버리면 안 됩니다. 침을 잘 섞어 가면서 천천히 먹어야 합니다. 침이 천하제일의 소화제입니다.

씹는 운동은 머리, 눈, 귀, 코, 목, 가슴, 등, 즉 윗몸 전체를 운동시킵니다. 또 잘 씹으면 입안에서 천하제일의 소화제인 침이 분비되어 음식물을 잘 소화시키기 때문에 다른 운동을 위한 에너지도 공급합니다. 현대인은 씹을 필요가 없는 몰랑몰랑한 것만 먹어서 이 귀중한 운동을 못 하고 있습니다. 실로 씹는 운동이 인간 운동의 제일가는 기초입니다.

우리의 장 속에는 100조 이상의 세균이 득실거리고 있습니다. 그 가운데 부패균을 나쁜 균, 유산균을 좋은 균이라고 합니다. 장수하는 사람이나 건강한 사람에게는 유산균이 많고 환자에게는 부패균이 많습니다. 유산균은 부패균의 증식을 억제하는 위대한 구실을 합니다. 따라서 장내에 유산균이 적고 부패균이 많으면 부패균이 유산균을 죽여 버리므로 항상 유산균이 많도록 노력해야 합니다.

소고기, 우유, 계란 등 고칼로리 식품은 시간만 경과하면 쉬 부패해 버리는 특성을 가지고 있습니다. 이것을 먹으면 장내의 부패균과 합작을 해서 더욱 빨리 부패균이 증식되어 유산균을 죽여 버리고, 나중에는 사람까지 죽여 버리나이다.

한편 섬유가 많은 고구마, 감자, 토란, 마, 현미, 보리, 콩 등 저칼로리 식품은 쉬 썩지 않고 그것 속에 도사리고 있는 수억의 섬유 장군이 장내에 있는 부패균을 몸 밖으로 시원하게 몰아내 버립니다. 장이 깨끗해지면 병이 찾아오기가 지극히 힘듭니다.

장내가 깨끗해지면 저칼로리 식품인 고구마, 감자, 토란, 마, 현미, 보리 등에 포함되어 있는 전분, 당분 등의 성분이 장내의 유산균과 합작해서 유산균이 더욱 증식됩니다. 유산균 중에서 대표는 비피두스균입니다. 이 비피두스균이 장내에서 비타민 B_2와 B_6을 만듭니다. 특히 비타민 B_2의 경우는 보통 음식물로 얻는 양보다도 10배 내지 20배나 되는 양을 만들어 냅니다.

비타민 B2는 각종 신진대사의 주동적인 역할을 하는 효소의 일종입니다. 그럼 신진대사는 무슨 뜻일까요? 모두 알고 있으나 그 뜻을 정확하게 아는 사람은 드물 것입니다. 몸의 오래되고 나쁜 것을 몰아내 버리고 새롭고 좋은 것으로 대치한다는 뜻입니다. 따라서 비타민 B2가 부족하면 생장이 둔화되어 노쇠하고 만병이 유발하는 것입니다.

비타민 B6은 우리 몸의 건강을 좌우하는 단백질과 지방을 좋은 것으로 바꾸는 중요한 구실을 합니다. 단백질과 지방이 원활하게 대사가 안 되면 만병이 유발하는 것입니다.

또 비타민 B6은 산독증을 치료하는 위대한 구실을 합니다. 우리의 살과 피는 산성식품을 먹고 산성으로 되어 병을 유발하는데, 비타민 B6은 그 산성을 알칼리성으로 바꾸는 위대한 구실을 합니다.

주목할 점은 고구마 종류의 전분 속에는 헤미셀룰로스와 펙틴이라는 성분이 있어서 유산균을 만들고 증식시키는 위대한 구실을 한다는 것입니다. 또 중요한 것은 이 고구마 종류는 칼로리가 적기 때문에 먹어도 병독이 붙지 않습니다. 요즘 뚱뚱보가 다이어트를 한다고 야단들인데, 그들에게는 고구마 종류가 최고입니다.

그러나 부패균이 많고 섬유가 적으면 부패균이 득세해서 유산균을 죽여 버리고, 병에 걸리고 맙니다. 병들어 빨리 죽고 싶으면 고칼로리 식품을 매일 매끼에 막 먹어 버리세요. 그러면 부패균이 많이 생겨서 소원 성취하나이다.

1) 고구마의 특성

앞에서 말한 바와 같이 삶은 고구마를 반으로 쪼개면 실 모양의 가느다란 섬유가 눈에 보일 만큼 많습니다. 겉껍질도 섬유 덩어리이고, 다른 식품보다 달콤하고 맛이 좋아서 주식으로 삼게 된 것입니다. 생고구마도 다른 식품에 비해 월등하게 맛이 좋습니다. 이 안 서방이 좋아하는 고구마 요리는 다음과 같습니다.

① 고구마를 튀겨서 물엿과 깨로 버무려 먹는 요리를 고구마탕이라고 하는데, 안 서방이 최고로 좋아하는 요리입니다.
② 삶은 고구마와 깨를 넣은 현미 쑥송편도 맛있습니다.
③ 생고구마를 안식보약된장에 찍어 먹으면 좋은 반찬이 되나이다.

겨울이 되면 군고구마 장수가 나타납니다. 왜 하필 겨울에만 나타날까요? 먹으면 몸이 따스해지기 때문입니다. 뜨거운 물을 먹어도 몸이 따스해지는데 왜 하필 군고구마를 먹을까요? 뜨거운 물은 그때뿐이고 뜨거운 고구마는 오랫동안 따뜻하기 때문입니다. 왜 오랫동안 따뜻하냐고요? 꼭 안 서방처럼 꼬치꼬치 캐묻는군요. 아주 좋습니다. 나도 그렇게 건강 공부를 했습니다. 고구마 종류의 뿌리채소를 삶거나 구우면 열량이 증가하고 영양분도 살아있어서 몸을 오랫동안 따뜻하게 하기 때문입니다.

고구마에는 전분과 당분이 많기 때문에 비만증, 고혈압, 당뇨병, 심장병 환자에게는 부적당한 식품이라고 착각하기 쉬운데, 말도 안 되는 소리니 걱정하지 말고 열심히 드시기를 바랍니다.

고구마 전분에는 소화, 흡수하기가 힘든 섬유인 헤미셀룰로스와 펙틴이 많기 때문에 살찌기가 지극히 힘듭니다. 현대인은 당분을 취하기 위해 백설탕을 먹는데, 백설탕은 정제하는 과정에서 칼슘 같은 성분이 제거되기 때문에 먹으면 비만증, 고혈압, 당뇨병, 심장병 등을 유발하고, 고구마의 당분은 자연 그대로의 것이기 때문에 먹어도 그런 병을 일으킬 우려가 추호도 없습니다.

또 고구마에는 카로틴이 풍부합니다. 카로틴은 몸 안에서 비타민 A로 변하고, 비타민 A는 눈에 좋습니다. 시력은 건강의 척도입니다.

일본의 동경대 의과대학 사마루 요시오 박사 연구진이 연구, 발표한 바에 의하면 자연식품 중에서 고구마가 항암작용이 제일 강하고, 그다음이 그린 아스파라거스, 파슬리, 가지, 셀러리, 당근 등이 좋다고 합니다. 아직은 쥐 시험의 단계이고 앞으로는 임상시험으로 발전시켜 나간다고 합니다.

어쨌든 고구마가 적어도 암 같은 병을 예방, 치료하는 데 도움이 되는 것만은 틀림없습니다. 섬유가 많아서 장내에 우글거리는 나쁜 균을 몰아내는 데 큰 구실을 하기 때문입니다.

고구마는 변질하거나 썩기가 쉬운 식품이니 한창 나돌 때 많이 사서 얼렸다가 물에 담가 요리해 먹거나 가루로 빻아서 현미 가루, 콩가루, 깻가루와 함께 떡 같은 것을 만들어 먹어도 기가 막히게 맛있습니다.

그런데 고구마가루는 왜 시판이 안 되고 있을까요? 가루로 만드는 데 무슨 애로가 있어서 그럴까요?

고구마 전분이 있다는 말은 들은 적이 있으나 고구마 전체를 가루로 만든 것이 있다는 말은 들은 일이 없습니다. 고구마 껍질에 양분이 많으니 껍질까지 가루로 낸 고구마가루가 나타나기를 고대하나이다. 슈퍼에 물어봤더니 일시적으로 나온 일이 있으나 요즘은 잘 안 나온다고 합니다.

2) 토란의 특성

토란의 효능에 관해서는 중국 약물학의 최고 권위 학자 이시진의 저서 『본초강목』과 기타 서적에 씌어 있는 것을 인용하겠습니다.

① 위장의 소화, 흡수기능을 강화하고 변비를 막는다.
② 피부를 윤택하고 강하게 한다.
③ 입안과 목 안을 매끄럽게 한다.
④ 만성기관지염에 탁효가 있다.
⑤ 기침을 진정시키고 가래를 녹여 준다.

토란의 끈적끈적한 성분을 뮤틴이라 하는데, 이것이 몸속으로 들어가면 글루콘산이라는 물질로 변합니다. 이것이 간장의 해독작용을 강화시켜서 간장병 치료에 탁효가 있습니다. 또 혈관을 확장해서 혈액순환을 좋게 합니다. 혈액순환이 좋아져서 보온작용을 하기 때문에 겨울철에 뜨끈뜨끈한 토란된장을 먹으면 몸속이 후끈후끈해집니다.

토란의 두드러진 효능 가운데 하나는 소염작용입니다. 소염이란 무슨 뜻인가요? 염증을 없앤다는 뜻입니다. 염증이란 무슨 뜻인가요? 몸의 어느 한 부분이 세균이나 약품의 부작용으로 발적, 종창, 동통, 발열 따위를 나타내는 증세라고 사전에 씌어 있는데, 무슨 뜻인지 알겠습니까? 발적은 붉어지는 것이고, 종창은 부스럼 따위가 나서 부어오르는 것이고, 동통은 신경의 자극으로 몸이 쑤시고 아픈 것이고, 발열은 열이 나는 것을 말입니다.

일본의 홋카이도 대학교 시게노 테쓰칸 박사의 연구를 보면, 항암제 주사의 부작용으로 주사 놓은 자리에 세포가 파괴되어 염증이 생겼을 때 아무리 항생 물질을 환부에 발라도 치료가 안 되었는데 토란 습포로 완치되었다는 기록이 있습니다. 따라서 몸에 생기는 모든 염증에는 토란 습포로 치료하기를 바랍니다. 겉에 습포를 발라도 이와 같이 놀라운 효과가 나타나는데 먹으면 얼마나 더 효과가 있을까요?

그럼 토란 습포 만드는 법을 공개하겠습니다.

토란 큰 것은 1~2개, 작은 것은 3~4개 정도를 물로 깨끗이 씻으세요. 토란을 강판으로 갈고, 같은 분량의 통밀가루, 10분의 1 정도의 생강 다진 것, 이렇게 3종을 잘 혼합하여 가제 또는 면포에 바르세요. 그 위에 또 가제나 면포를 덮은 다음, 환부에 얹고 움직이지 않도록 끈으로 고정하세요. 이것이 마르면 새것으로 교체해 붙이세요. 한 번 쓴 것은 따뜻한 생강 물로 습하게 해서 재사용하세요.

토란의 끈적끈적한 성분인 뮤틴은 공기 접촉을 하거나 물에 담가 두면 소멸해 버립니다. 그래서 가게에서 껍질을 벗겨 파는 것은 효과가 없으니 흙 묻은 것을 사다가 껍질을 벗기지 말고 물로 깨끗이 씻어 사용하거나 요리하세요. 껍질에 중요한 영양분이 들어 있습니다.『본초강목』에는 생토란은 독이 있으니 반드시 익혀서 먹으라고 씌어 있습니다. 나는 토란된장국을 지극히 좋아하고, 생선을 조릴 때도 토란을 많이 넣는데, 참으로 맛있습니다. 만성 관절염에도 토란 습포가 효과 있어서 3개월 이상 끈질기게 계속하고, 동시에 쑥으로 반신욕을 하면 아주 좋습니다.

13. 마

한의학에서는 마의 뿌리를 말린 것을 산약이라고 하며 아주 귀중한 자양 강장제로 사용합니다. 또 기침과 설사를 멎게 하고 위장의 소화기능을 강화해 주는 약으로도 사용합니다.

다음은 『동의보감』에 기록되어 있는 내용입니다.

'마는 내장을 강하게 하고 기력을 증진시킨다. 심신의 피로를 해소하고, 병약하여 야윈 몸을 보한다. 피부, 살, 뼈, 정신을 강하게 하고 지혜를 기른다.'

다음은 『약용식물사전』에 있는 내용입니다.

'마는 한방에서 자양 강장제 및 거담제로 쓰이며, 민간에서는 도한(盜汗), 유정(遺精), 야뇨(夜尿) 등의 치료에 쓰인다. 종기에는 생것

을 강판에 갈아서 붙인다.'

그다음은 『본초강목』입니다.

'마는 신기(腎氣)를 늘리고 비위(脾胃)를 튼튼히 하며 설리(泄痢)를 그치게 한다.'

참고로 용어 해설을 하겠습니다. 거담제는 담을 없앤다는 뜻이고, 도한은 허약해 잠자는 중에 흘리는 식은땀을 말하며, 유정은 성행위를 하지 않았으나 자신도 모르게 정액이 나오는 현상을 말하며, 야뇨는 밤에 무의식적으로 오줌을 싸는 증세를 말합니다. 신기는 남자의 정력을 말하며, 비위는 비장과 위장이라는 뜻으로 비장은 위 위쪽에 있는 내장입니다. 비장은 백혈구를 만들고 묵은 적혈구를 파괴해 새것으로 대치합니다. 따라서 비장이 약하면 몸 전체의 건강이 허물어집니다. 설리는 설사병을 말합니다.

나는 일본에 사는 동안 일본 사람이 생마를 강판에 간 것을 '토로로'라고 하면서 자주 먹는 것을 보았습니다. 마는 앞에서 말한 바와 같이 비장과 위장, 그리고 내장 전체를 강하게 하면서 최고의 영양분을 공급해 주므로 몸 전체가 건강해져서 정력이 넘치게 합니다.

일본인은 마를 강판에 갈아서 간장, 가쓰오부시, 생계란, 김을 혼합해 밥에 비벼 먹습니다. 이것에다 생마늘 다진 것, 참기름, 볶은 깨, 생강 다진 것을 혼합하면 천하제일의 정력제가 될 것입니다. 일본 사람은 고약한 냄새가 난다면서 마늘을 안 먹습니다. 그러나 연구해 봤더니 마늘이 정력을 증진하는 데 굉장한 효과를 발휘합니다. 또 함께 먹은 다른 식품을 소화하는 데도 위대한 구실을 합니다. 참기름과 깨가 좋다는 것은 내가 말을 안 해도 잘 알겠지요?

바다의 김을 깔보지 마세요. 진시황이 불로장생약을 구하기 위해 우리나라에 사신을 파송했는데 그들이 구해간 것 가운데 최고급품이 바로 김입니다. 일본 도호쿠 대학의 교수 카네다 나오시게 박사가 쥐 시험을 하면서 연구한 바로는, 김을 먹은 쥐는 김을 안 먹은 쥐보다 교미 활동이 월등하게 빈번하다는 것을 확인했습니다.

계란은 유정란의 날것을 써야 합니다. 이것이 정력 증진에 좋다는 것은 모두가 잘 아는 사실입니다. 생강은 식욕을 돋우고 식중독을 막습니다. 또 생선 비린내나 육류의 누린내를 없애 줍니다. 생토란에는 독이 있는데 생강을 먹으면 탈이 없습니다. 생강은 모든 식품의 독을 해소하는 위대한 구실을 합니다. 가쓰오부시는 가다랑어 말린 것을 대패로 깎은 것으로 일본 사람이 즐기는 최고의 조미료입니다. 가쓰오부시가 없으면 조기, 도미 같은 생선을 짜게 조려서 그 살이나 국물을 사용해도 됩니다.

일본 사람은 김을 생으로 먹지만 우리나라 사람은 맛을 위해 참기름을 발라 구워서 먹습니다. 음식이라는 것은 맛을 첫째로 생각해야 하므로 우리 식이 좋습니다.

이상과 같이 마, 생계란, 김, 마늘, 깨, 양파 등 하나하나가 좋은 정력제인데, 이것이 상승효과를 발휘하면 천하제일의 정력제가 되지 않을 수 없습니다.

이상은 구식 할아버지의 경험담이고, 현대인을 설득하려면 과학적인 해명이 필요합니다. 마를 강판에 갈면 끈적끈적하고 진득진득하게 되어 버리는데, 그 끈적끈적한 성분에 사포닌과 아르기닌이 들어 있습니다. 사포닌은 다음과 같은 작용을 합니다.

① 호르몬, 특히 부신피질 호르몬을 분비한다.
② 염증을 제거한다.
③ 혈압을 정상화한다.
④ 무엇보다 좋은 것은 콜레스테롤을 제거한다.

아르기닌은 지혈작용을 하고 상처를 수복합니다. 마에는 칼륨도 풍부한데, 칼륨은 소금의 독을 해소하고 마의 다른 성분과 합작해 췌장의 인슐린 분비를 촉진하고 세포에 영양분을 공급합니다. 그래서 몸 전체의 건강을 증진하는 데 위대한 역할을 합니다. 특히 당뇨병은 인슐린 부족으로 생기는 병이기 때문에 인슐린 분비를 촉진하는 마는 당뇨병을 예방, 치료하는 데 위대한 구실을 합니다. 당뇨병에는 통보리, 양파, 마가 최고의 약입니다. 좀 알기 쉽게 해설하면 우리가 먹는 음식물은 간장에서 각종 영양분으로 만들어져서 고체로 저장됩니다. 그 고체로 된 영양분이 세포에 공급될 때는 포도당으로 바뀌고, 세포에 흡수되기 위해서는 췌장에서 분비되는 인슐린이 불쏘시개 같은 역할을 해야 합니다.

그런데 췌장이 약해지거나 병들면 인슐린이 분비 안 되기 때문에 몸 전체에 영양분도 공급이 안 되어 전신이 허약해지고, 또 포도당은 세포에 흡수 안 되고 오줌에 섞여 몸 밖으로 나와 버립니다. 이것이 바로 당뇨병입니다. 따라서 마를 먹으면 마의 여러 성분으로 인해 췌장이 강해지고 마의 칼륨이 인슐린 분비를 촉진해서 영양분이 몸의 각 세포에 잘 흡수되기 때문에 몸 전체가 강해지고 동시에 당뇨병도 치유됩니다. 이곳은 좀 어려우니 몇 번 숙독하기 바랍니다.

14. 감자 생즙

감자 효능의 과학적 근거가 현대인을 설득하는 데 최고로 중요하므로 이걸 먼저 설명하겠습니다. 우리는 공해 식품, 약, 술, 담배, 짠 것, 매운 것 등을 많이 먹기 때문에 그 자극으로 염증이 생겨서 위궤양, 십이지장궤양, 위염 등으로 속이 쓰리고 아파 죽을 고생을 하고 있습니다. 이 병을 고치는 최선의 방법은 감자 생즙을 먹는 것입니다. 감자에는 아르기닌이라는 성분이 있어서 궤양의 출혈을 막아 소염, 소독하여 보호막을 만드는 놀라운 구실을 하기 때문입니다. 또 감자에는 사포닌이라는 성분이 있어서 호르몬의 분비를 촉진하고 콜레스테롤을 녹여 피를 맑게 하는 신기한 작용을 합니다.

백문이 불여일견입니다. 백 가지 이론보다 한 가지 실지 체험이 중요합니다. 체험담도 필자가 꾸민 것은 소용이 없고 확실한 출처가 있어야 합니다. 그래서 나는 일본의 건강 잡지 〈장쾌〉에 실려 있는 체험담을 소개하겠습니다. 그러나 한국 사람의 체험담이 보다 효과적이니, 독자들은 다음을 읽고 실천해 효과가 있다면 체험담을 써 보내 주기를 간절히 부탁드립니다.

첫째는 말기 위암, 비장암, 당뇨병을 감자 생즙으로 극복한 오시마 히로시(71세) 씨 얘기입니다.

집사람(65세)이 배가 아프다면서 오랫동안 이 약국 저 약국의 약을 먹었으나 병세는 점점 악화되어 병원에서 진찰을 받은즉, 말기 위암이란 것이었습니다. 지금 현재 비장으로 전이되어 있으니 당장 수술을 안 하면 간장과 폐로 파급할 수도 있는 위급 상태였습니다. 그러나 당시 동경에서 회사원으로 근무하고 있던 딸은 극구 반대했습니다.

"수술을 해봤자 근치가 안 되고 다시 도져서 결국은 죽게 되는데 뭣 때문에 그 죽을 고생을 하면서 수술해야 합니까?"

딸이 어떤 교회의 장로님과 의논한즉, 마침 감자 생즙 요법에 관한 신문 기사를 읽었다면서 수술하기 전에 시험해 보라고 권했습니다. 그러나 나는 반대하며 나무랐습니다.

"의학이 최고도로 발달한 이 시대에 전문 학자가 몇십 년 동안 연구해도 못 고치는 병을 감자 같은 것으로 병을 고치다니, 그런 구식 할아버지의 케케묵은 소리는 다시 하지 마라!"

그 후 수술을 강행했고, 나는 수술하는 데 입회했습니다. 위 전부에 암이 퍼져 있어서 전부를 절제해 버렸고, 비장에도 번져 있어서 이것도 아예 전부를 절제해 버렸습니다. 집도한 의사가 이것이 암이라면서 절제한 흰 부분을 보여 주었습니다. 수술 후에 의사는 다음과 같은 주의를 주었습니다.

"나쁜 곳은 전부 절제해 버렸지만 암이 계속 진행되고 있어서 앞으로 간장과 폐에도 번질 우려가 있습니다. 1~2년 후에 재발하게 되니 각오하십시오."

수술 후 매일 항암제를 먹고 주사를 맞았지만 호전되지 않고 악화만 되어 가서 나는 담당 간호사를 보고 물었습니다.

"이렇게 매일 항암제를 먹고 주사를 맞아서 병을 고친 환자가 있습니까?"

그 간호사는 당황하더니 나를 병실 밖으로 데리고 나갔습니다.

"그런 말을 환자 앞에서 하면 환자가 암이라는 것을 알게 되지 않습니까?"

"집사람에게는 벌써 암이라는 것을 말해 버렸습니다. 좌우간 항암제로 암을 고친 사람이 있습니까?"

"저는 잘 모르겠습니다. 항암제가 암의 진행을 막을 수 있다는 것은 들었습니다."

"암의 진행을 막을 수 있다면 왜 환자는 날이 갈수록 쇠약해 갑니까? 항암제를 먹으면 암세포와 함께 암에 안 걸린 세포까지 죽어 버리는 것이 아닌가요?"

수술하기 전에는 음식물을 먹을 수 있었는데 수술 후에는 입으로 음식물을 먹을 수 없어서 코에 튜브를 꽂고 유동식을 주입해야 할 정도로 최악의 상태에 빠졌습니다. 이대로 가다간 머지않아 죽을 것이 틀림없다고 확신했으므로 퇴원하기로 했습니다. 입원할 때는 제 발로 걸어서 들어왔는데 퇴원할 때는 혼자 힘으로 걸을 수 없어서 남이 부축해서 차에 태웠습니다. 이 모든 것이 수술 전후에 사용한 항암제, 진통제, 항생제 같은 약독으로 인해 빈사 상태에 빠졌기 때문입니다. 퇴원 후에는 병원에서 준 산더미 같은 약을 단 한 번도 먹지 않았고 2주일에 한 번씩 진찰받으라는 간호사의 말도 완전히 무시해 버렸습니다. 그 후 딸이 말한 대로 감자 생즙 요법을 실행하기로 했습니다.

생감자를 잘 씻어서 싹이 나오는 부분과 푸른 껍질 부분은 도려내 버리고 껍질을 벗기지 않은 채 강판에 갈았습니다. 녹즙기를 사용하니 편리하고, 또 사과 같은 과일을 혼용하니 맛도 좋았습니다. 1회 양은 보통 크기의 감자 3개 정도였고, 헝겊으로 짜서 1잔 정도를 매일 아침저녁으로 식사 1시간 전에 먹었습니다. 갈고 남은 찌꺼기는 버리지 않고 된장국에 넣었습니다.

　집사람은 지금까지 2년 3개월간 하루도 쉬지 않고 감자 생즙을 먹었습니다. 지금은 집 뒤에 있는 밭에서 보통 사람과 같이 농사도 짓고, 자전거를 타고 장을 보러 다닐 정도로 좋아져서 이웃 사람이 놀라고 있습니다. 또 놀라운 것은 나도 당뇨병으로 혈당치가 높으니 주의하라는 말을 들었는데, 아내와 함께 감자 생즙을 먹은 결과 깨끗하게 나아 버렸습니다.

　감자 생즙 찌꺼기는 100도 이상 가열하면 성분이 다 죽어 버리니 양념을 해서 생으로 먹어야 합니다. 그리고 항암제를 먹으면 암세포와 함께 암에 안 걸린 세포까지 죽어 버리기 때문에 음식물을 먹을 수 없고, 혼자 힘으로 걸을 수도 없습니다. 끝판에 가서는 항암제 때문에 환자가 죽는 것입니다. 일본에서는 지금 암세포만 골라 죽이고 딴 세포에는 영향을 미치지 않는 광선요법이 개발되었답니다. 얼핏 보기에는 획기적인 암 치료법이라고 생각되겠지만, 반드시 암은 재발합니다. 암세포는 죽일 수 있지만 암에 걸리는 체질은 결코 바꿀 수 없기 때문입니다. 연수 때 이상과 같이 말했더니 어떤 연수생이 손을 들더니 내 얘기를 증명해 주었습니다.

"실은 저도 집까지 팔아서 돈을 마련해 일본으로 건너가 그 광선 치료를 받은즉, 암이 일시는 고쳐졌으나 얼마 후 재발해서 전보다 더 고생했습니다. 그러다가 소문을 듣고 이 연수를 받게 되었습니다. 지금 안 선생님이 하신 말씀이 절대로 틀림없습니다."

〈장쾌〉에는 감자 생즙으로 다음 병을 고친 체험담도 들어 있었습니다. 간경화, 간암, 간염 같은 간장병, 위암, 위궤양, 십이지장궤양, 위염, 변비, 식욕부진 같은 위장병, 그리고 당뇨병, 고혈압, 뇌졸중, 기침, 천식, 불면증, 어깨 뻐근함, 체중 증가와 감소, 탈모 등을 고친 사례가 있습니다. 좌우지간 말기 암까지도 고쳐지니까 다른 병은 말하나 마나입니다.

체험담을 하나만 소개하면 섭섭하므로 하나 더 소개하겠습니다. 둘째는 나카무라 우사부로(80세) 씨 얘기로 나처럼 건강 공부를 상당히 한 사람입니다.

> 보라! 이 놀라운 기적을! 감자 생즙을 6개월 먹으니까 수술할 필요도 없이 위의 구멍 4개가 메워져 위암이 치유되었고, 심장병도 완치되었습니다.
>
> 나는 어린아이 때부터 위가 약해서 설사를 잘하고 살이 안 찌는 체질이었습니다. 그런데 2년 전에 갑자기 살이 41킬로그램까지 빠져서 병원으로 달려갔습니다. 위 검사를 해보니 위암이 급속하게 진행 중이고, 위에 구멍 4개가 뚫려 있

어서 당장 수술을 안 하면 큰일이 난다고 했습니다. 할 수 없이 입원했습니다. 79세 노인이 수술을 받는다고 생각하니 너무 걱정이 되어서 수술을 좀 연기할 수 없느냐고 물었습니다. 의사가 노인은 암의 진행이 느리니까 6개월까지 연기할 수가 있다고 말해서 일단 입원해 암이 진행되는 것만 막는 치료를 받고 있었습니다.

그러던 중 〈장쾌〉라는 건강 잡지에서 감자 생즙으로 암을 고쳤다는 기사를 읽었습니다. 나는 입원해 있으면서 감자 생즙을 만들어 먹기 시작했습니다. 1주일을 계속 먹으니까 변비가 나아서 변을 보게 되었고, 2주일 후에는 체중이 2킬로그램이나 증가하는 기적이 일어났습니다.

그 후 퇴원하여 감자 생즙만 먹기로 했습니다. 수술을 6개월 후에 받기로 했는데, 놀랍게도 41킬로그램이던 체중이 60킬로그램까지 증가했습니다. 무엇을 먹어도 맛있었습니다. 수술을 예정한 날 직전에 진찰을 받은즉, 놀라운 기적이 일어났습니다. 위에 뚫어진 4개의 구멍이 완전히 메워져 있는 것을 보고는 의사가 깜짝 놀랐습니다. 수술을 받을 필요가 없었습니다.

지금까지 1년 동안 감자 생즙을 먹어 왔는데, 더 놀라운 것은 심장도 아프지 않았습니다. 전에는 심장이 약해서 병원에 몇 번 입원한 적이 있습니다. 정거장의 계단을 올라가는 데도 4번이나 쉬었는데 지금은 한 번도 안 쉬고 올라갑니다. 병원으로 가서 진찰을 받은즉, 심장병도 완치되었다는 것입니다. 자기 몸에 일어난 기적을 자신도 믿을 수 없었습니다. 감자 생즙의 효과는 정말 놀라운 것입니다. 나는 지금 80세지만 50대로 젊어진 느낌입니다. 지금은 노인회 회장직을 맡고 있어서 많은 사람에게 감자 생즙 먹기를 권장하고 있는데, 많은 사람에게 감사를 받으면서 행복하게 살아가고 있습니다.

그럼 나의 일과와 식생활에 대해 구체적으로 설명하겠습니다.

① 새벽 5시에 일어나서 7시까지 등산을 합니다. 걸을 수 있는 가장 빠른 속도로 걷다가 다리가 아프면 앉아서 쉬고, 또 빠른 속도로 걷습니다.

② 7시에 감자 생즙을 홀짝홀짝 마십니다. 그러고는 8시까지 누워서 쉽니다.

③ 감자 생즙만 마시고 아침은 굶습니다.

④ 정오까지 등산, 산책, 정원 가꾸기, 가벼운 농사일 등을 하는데, 그동안 배가 고파도 생수만 마십니다. 생수는 될 수 있는 한 많이 마시되 식사 전 1시간 동안은 안 마십니다.

⑤ 정오가 되니까 배 속에서는 빨리 먹으라고 야단입니다. 이렇게 배가 고플 때 먹는 자연식이 최고의 보약입니다. 식사는 '현미 7, 콩 3'의 비율로 밥을 지어 한 공기만 먹습니다. 100번 이상 씹어 먹으니까 식사 시간이 1시간이나 걸립니다. 식사 시에는 반드시 생즙 짜고 남은 감자 찌꺼기와 양파, 감자, 기타 채소로 끓인 된장국을 먹습니다. 또 생된장에 양파와 생감자 썬 것을 꼭 찍어 먹습니다. 된장국은 불을 끄자마자 볶은 콩가루를 적당히 혼합해 먹습니다.

⑥ 하오 1시부터 2시까지는 낮잠을 잡니다.

⑦ 하오 2시부터 4시까지 또 등산, 정원 가꾸기 등의 운동을 합니다.

⑧ 하오 4시쯤에 또 아침과 같이 감자 생즙을 먹습니다.

⑨ 6시 반까지 목욕탕에서 온갖 운동을 합니다.

⑩ 6시 반에 저녁을 먹는데, 밥맛이 그야말로 꿀맛 같습니다. 이와 같이 2식을 맛있게 먹는 것이 세계 제일의 보약이 아니겠습니까.

이것 외에도 감자에 들어 있는 풍부한 칼륨은 몸속 나트륨을 몰아내는 역할을 해 그야말로 기적을 낳는 식품이라고 해도 과언이 아닙니다. 이것도 과학적인 방법으로 설명해 보겠습니다.

● **과학적 근거 1**

감자에는 안정된 비타민 C가 풍부합니다. 비타민 C의 작용은 피부를 강하고 아름답게 하고 병에 대한 저항력을 강하게 합니다. 혈액을 맑게 하고 모세혈관까지 잘 순환시켜 병을 근치하는 데 지대한 역할을 합니다. 최근 연구에 의하면 비타민 C는 고혈압과 암까지도 예방, 치료하고 감기를 예방, 치료하는 데도 지대한 구실을 합니다.

비타민 C의 약점은 열에 지극히 약하고 물에 잘 녹는다는 점입니다. 그리고 공기에도 약해서 수확해 부엌으로 옮기는 동안에도 효능이 약화됩니다. 생식하는 야생동물은 비타민 C를 100퍼센트 섭취하기 때문에 병이 없는데, 화식하는 인간은 비타민 C를 섭취하지 못하기 때문에 병이 생깁니다. 인간이 70세까지 살 수 있는 것은 생채소와 과일을 먹기 때문으로 만일 인간이 야생동물과 같이 전적으로 생식을 한다면 150세 이상까지 살 수 있습니다. 그래서 이 팔순 노인 안 서방도 될 수 있는 한 생식을 많이 해서 150세 이상 살아보려고 애씁니다. 지금 현재는 뜨끈뜨끈한 된장국만 화식하고 나머지는 거의 생식하고 있습니다.

참으로 신기하고 신기한 것은 감자에 있는 비타민 C는 열을 가해도 파괴되지 않습니다. 감자에 열을 가하면 전분이 보호막을 만들기 때문인데, 요리 후에도 비타민 C가 소실되지 않는 기적을 행합니다. 이 점 때문에 감자가 만병을 예방, 치료하는 것입니다. 그래서 나는 생감자를 된장에 찍어 먹기, 생즙 내어 먹기, 국 끓여 먹기, 삶아 먹기, 튀겨 먹기, 즉 생식과 화식 양쪽을 하되 생식을 많이 하도록 애씁니다.

● 과학적 근거 2

감자의 과학적 효능의 제2 근거는 칼륨이 풍부한 점에 있습니다. 칼륨은 소금의 독을 해소하는 위대한 구실을 합니다. 아무리 자연식과 운동을 잘해도 소금 하나만 잘못 먹으면 건강의 탑은 와르르 무너지고 맙니다. 소금은 위액과 적혈구를 만드는 데 필수 불가결의 작용을 합니다.

우리가 흔히 먹는 희고 가는 나쁜 소금을 먹으면 위장기능이 약해지고 빈혈증이 생기기 때문에 건강의 기초가 허물어지고 맙니다. 현대 의사는 소금을 적대시해서 적게 먹기를 권장하는데, 아무리 적게 먹어도 병세가 점점 악화되어 가는 이유가 무엇인지를 연구해야 합니다. 우리가 흔히 먹는 가는소금에는 소금의 주성분인 짜디짠 염화나트륨만 99.80퍼센트 농축되어 있고 여타의 성분인 황산칼슘, 황산마그네슘, 염화마그네슘 등은 정제과정에서 거의 제거되고 있습니다.

이 짜디짠 염화나트륨이 우리 몸에 들어가면 자석과 같은 역할을 해서 칼슘, 마그네슘을 밀착한 다음 오줌에 섞여 몸 밖으로 나와 버립니다. 따라서 우리 몸속은 칼슘, 마그네슘이 태부족하기 때문에 각종 병이 유발하는 것입니다. 그래서 염화나트륨을 99.80퍼센트 농축시킨 소금을 먹으면 우리를 죽이는 최악의 독이 됩니다. 감자에 들어 있는 칼륨은 그 원수 놈의 염화나트륨을 몸 밖으로 시원하게 몰아내 버립니다.

　현대 의사는 고혈압과 신장병을 위시한 각종 문명병 환자에게 소금을 적게 먹으라고 강조합니다. 그런데 소금을 아무리 적게 먹어도 병이 고쳐지기는커녕 오히려 환자가 점점 더 늘어만 가는 것은 웬일입니까?

　굵은 김장 소금 같은 천일염을 먹으면 여러 성분이 합작해 위액을 만들어 소화를 왕성하게 하고, 또 적혈구의 주성분인 철분을 소화해서 적혈구를 만듭니다. 그러나 정제염에는 짜디짠 염화나트륨 밖에 없으므로 위액이 만들어지지 않기 때문에 소화할 수가 없고, 또 적혈구도 만들어지지 않기 때문에 빈혈증이 생깁니다. 소화가 안 되고 빈혈증이 나타나면 건강이 존재하기는커녕 사람이 죽게 됩니다.

15. 감자는 부식, 주식은 현미

이번에는 절름발이 건강법에 대해 알아보도록 하겠습니다.
▲ 문 1: 감자, 토란, 마가 좋다니까 백미를 먹으면서 이것을 부지런히 먹는 사람이 있습니다. 무슨 문제점이 있을까요?
○ 답 1: 쌀은 이 세상의 어떤 식품이나 보약보다 영양분을 골고루, 균형 있게, 풍부하게 포함하고 있으므로 과거 수천 년간 우리 주식으로 삼아 왔습니다. 그러나 영양분이 단 5퍼센트밖에 없는 백미를 먹기 때문에 영양실조에 걸려 병으로 죽을 고생을 합니다. 쌀겨에는 피트산이 들어 있어 농약의 독과 몸속의 병독을 몰아내 버립니다. 그러나 피트산이 없는 백미를 먹으면 농약의 독을 먹는 것이고,

병독을 몰아낼 수 없기 때문에 영양실조와 더불어 사람이 죽게 됩니다. 영양분을 보충하기 위해 산삼, 녹용, 토란, 마, 감자, 기타 영양식품과 보약을 먹어도 백미의 결점을 보완할 수 없습니다. 산삼 만 뿌리를 먹어도 암 같은 현대병을 고칠 수 없습니다. 그러나 현미를 단 3개월만 삼위일체 건강법으로 먹으면 완치할 수 있습니다. 토란, 마, 감자 등은 부식의 일종이고, 주식인 현미를 먹어야 위대한 효과를 거둘 수 있습니다. 따라서 현미 안 먹고 하는 모든 건강법은 사상누각을 구축하는 것입니다.

▲ 문 2: 여윈 사람은 보약과 건강식을 많이 먹어야 한다고 일반 사람은 흔히 생각합니다. 그러나 이 안 서방은 그와 정반대로 여윈 사람일수록 많이 굶어야 한다고 하니까 날 보고 진짜 미쳤다고 합니다. 어느 쪽 생각이 옳을까요?

◎ 답 2: 위장에 휴식을 주어라! 가끔 굶으면서 위장이 휴식하도록 하라는 뜻입니다. 산꼭대기에 올라갈 때는 쉬엄쉬엄 걸어서 올라가야 무사히 도착할 수 있지 쉬지 않고 강행군을 하면 지쳐 빠져서 도중에 좌절하고 맙니다. 여윈 사람이 위장에 휴식을 주지 않고 계속해서 먹으면 위장기능이 극도로 약해집니다. 소화 흡수를 할 수 없는 몸이 보약이나 건강식을 먹으면 위장기능이 더욱 약해져서 점점 더 여위어집니다.

이 안 서방은 저녁을 6시에 먹고 그다음 아침은 굶고 정오에 아침 겸 점심을 먹습니다. 하루에 18시간을 단식해서 위장이 휴식하도록 합니다. 그러면 정오에 먹는 식사가 꿀맛 같습니다. 또 하오에는 등산을 하고 저녁 먹기 전 2시간 동안은 목욕탕에서 복부지압, 자갈 밟기, 기타 운동을 부지런히 합니다. 그러면 저녁밥도 꿀맛 같습니다. 꿀맛같이 맛있게 먹는 자연식이 천하제일의 보약입니다. 아침 먹기 전 1시간을 공부하면 아침 먹은 후 3시간 이상의 능률을 올릴 수 있습니다. 보통 사람은 조반 전에 공부는 고사하고 직장이나 학교에 지각하지 않기 위해 정신이 없습니다. 조반을 먹었기 때문에 회사에서는 골치가 아파 12시까지 3시간 동안 꾸벅꾸벅하다가 12시에 의무적으로 점심을 먹고, 하오에 또 골치 아픈 머리로 일하다가 퇴근길에 대포 한잔, 집으로 돌아와서는 콜콜 잠을 잡니다. 이런 역사를 되풀이하는 인간에게 도대체 무슨 놈의 발전이 있나이까?

▲ 문 3: 식욕이 없을 때는 식욕을 돋우는 약 또는 술을 마시고 영양식과 소화제를 꼭 먹어야 한다는데, 여기서 문제점은 무엇일까요?

◎ 답 3: 인간은 손발을 부지런히 움직이고 이마에 땀을 흘리는 육체적 노동을 하여야만 식욕이 생기게 됩니다. 노동 말

고 운동으로 말하면 1일에 적어도 1만 보 이상 걷는 운동을 하여야 합니다. 1만 보를 걷는 데 평지에서는 1시간 반, 산에서는 2시간 반이 소요됩니다.

다시 말하면 먼저 먹은 것으로 생긴 에너지가 육체적인 운동 또는 노동으로 소모되고 난 후라야 식욕이 생겨서 새 음식을 맛있게 먹을 수 있습니다. 식욕이 없을 때 억지로 먹으면 소화가 안 되어 독을 만들고 결국은 병, 죽음으로 되는 것입니다. 운동을 하여야만 진짜 식욕이 생기며, 약과 술로 생긴 식욕은 일시적이라 인간의 자연생리기능을 마비, 약화시킬 뿐이고, 끝내는 병, 죽음으로 안내하나이다.

이 안 서방과 같이 주로 정신노동을 하는 사람은 육체적인 노동을 하는 사람에 비해 반만 먹으면 됩니다. 나는 아침과 저녁을 굶고 때로는 점심 1식만 먹을 때도 있습니다. 소화력이 없는데 억지로 먹으면 피가 위장으로만 집중하고 머리로는 돌지 않기 때문에 골치가 아파서 정신노동을 할 수 없습니다. 머리가 수정같이 맑아야 최고의 걸작을 창작할 수 있습니다. 위장이 약한 사람은 먹은 것을 소화하느라 피가 위장으로 집중하기 때문에 늘 골치가 아픕니다.

나는 앞에서 얘기한 80세 노인이 41킬로그램의 말라깽이였다가 60킬로그램까지 되었다는 기사를 읽고 크게 감동했습니다. 나도 감자 생즙을 부지런히 먹어서 뚱보는 아니더라도 그 노인과 같이 60

킬로그램쯤은 되고 싶습니다.

그리고 감자 생즙만 먹으면 다 해결된다고 오판하지 마세요. 감자는 어디까지나 부식이고 그보다 중요한 주식인 현미, 보리, 콩 중심의 자연식을 중시해야 합니다. 그 노인은 '현미 7, 콩 3'의 비율로 지은 밥과 '감자 생즙'으로 그 무서운 위암을 극복했습니다. 더군다나 내가 지난번에 강조한 생양파와 생감자를 생된장에 찍어 먹었다고 했습니다. 또 불을 끄자마자 된장국에 볶은 콩가루를 탔다니! 위암 놈이 '아이고, 무서워라' 하며 꼬리를 말고 도망쳐 버렸던 것입니다.

또 그 노인은 아침에 감자 생즙만 먹고, 아침을 굶고 생수만 먹어서 몸속의 독을 없앴는데, 이것도 지극히 현명한 방법입니다. 내가 늘 강조하는 삼위일체 건강법, 즉 제독, 자연식, 운동을 아주 잘 실천해서 그 무서운 암을 극복했습니다. 그리고 놀라는 것은 위에 뚫어진 4개의 구멍이 완전히 메워졌고, 그 무서운 위암뿐만 아니라 심한 심장병까지 완치된 것입니다.

천하의 갑부들도 세계 제일의 약을 구해 먹었으나 결국은 병에 걸려 가난한 사람보다 일찍 죽고 말았습니다. 그들은 감자, 양파 같은 천더기가 억만금을 주고 산 약보다 억만 배나 더 낫다는 것을 꿈에도 생각지 못한 것입니다. 돈 많고 지위 높은 사람은 장님이나 마찬가지입니다.

운동을 철저히 해서 밥맛이 꿀맛이 되도록 하는 일이 최고로 중요합니다. 입맛이 없을 때 먹는 음식은 사람을 죽이는 독으로 변한다는 것을 부디부디 잊지 마세요.

16. 단식과 다이어트

　단식과 다이어트의 기본 원칙은 무리하면 고통과 후유증이 심하기 때문에 서서히, 순리적으로 해야 한다는 것입니다. 그래야 고통이 없고 효과도 큽니다.

　그럼 단식과 다이어트를 하면 왜 건강에 좋을까요? 살과 피가 맑아져서 몸속이 깨끗해지기 때문입니다.

　단식과 다이어트를 하면 왜 몸속이 깨끗해질까요? 그리고 몸속이 깨끗해지면 왜 병이 나을까요? 이것에 대해 구체적인 이유를 알아보겠습니다.

　나는 단식이 병을 근치하는 최고의 방법이라고 확신해서 오랫동안 연구하고 체험해 왔습니다. 그런데 실지 체험하고 지도하여 본 결과 종전의 단식법과 다이어트 방법에는 너무 결점이 많아서 새로운 단식법과 다이어트 방법을 개발해야 되겠다고 통감해 왔습니다. 예전의 1주일~3개월 단식법의 결점은 다음과 같습니다.

① 체력 소모가 심하고 후유증이 많아서 때로 생명이 위험합니다.
② 비용이 많이 들고 지도자가 필요합니다.
③ 직장을 다닐 수가 없습니다.
④ 단식 후 보식과정을 제대로 못 하면 후유증이 심각합니다.

1) 안식 단식법

안식 단식법은 장기 단식법이 아니라 단기 단식법입니다. 즉 몇 시간 동안, 길어야 1일 정도밖에 안 하므로 후유증이나 위험이 없습니다. 직장에 결근할 필요도 없습니다. 게다가 돈이나 지도자도 필요 없습니다. 돈이 필요한 것이 아니라 식비가 절약되므로 오히려 돈을 저축하면서 합니다.

가) 안식 단식법 1단계

아침을 굶고 점심과 저녁을 먹는 2식을 2개월간 하세요. 이 방법을 2개월간 하면 건강이 눈부시게 증진되고 웬만한 병은 거의 다 극복할 수 있습니다.

첫 3일간은 머리가 어지럽고 다리가 휘청거립니다. 또 첫 1개월은 체중이 약 2~5킬로그램 격감합니다. 이 모든 것이 격변기의 호전반응이므로 나중에는 건강이 눈부시게 호전됩니다. 이 83세 노인이 보통 40대의 3배 이상의 능률과 정열로 일할 수 있는 원동력도 바로 현미를 먹고 아침을 굶는 데 있습니다. 처음 얼마 동안만 고생하면 나중에는 예사로 되어 버리니 도중하차해 버리는 의지박약자가 되지 마십시오. 남과 같이해서는 남 이상이 될 수 없다는 성공의 참비결이 바로 여기에 있습니다. 이때 주의할 점은 삼위일체 건강법을 병행해야 한다는 것입니다.

① 제독, 몸속의 독을 뺀다. 아침을 굶으면 몸속의 독이 빠집니다.
② 자연식, 독이 빠진 몸속을 깨끗하게 하는 자연식을 합니다. 주식으로 현미, 현맥, 콩 중심의 곡식, 부식으로는 안식보약 된장에 생채소를 찍어 먹으세요.
③ 운동, 깨끗해진 살과 피도 돌지 않으면 썩어서 병을 만듭니다. 맑은 피를 병든 곳까지 돌게 하는 기준치 운동을 합니다.

나) 안식 단식법 2단계

아침과 저녁을 굶고 점심 한 끼만 먹는 주의를 2개월간 실천합니다. 아침을 굶고 점심과 저녁 2식을 2개월간 하면 보통은 병이 거의 다 나아 버리는데, 그래도 안 고쳐지는 악질 병이 있어서 1식을 하는 것입니다. 이것도 2식인 경우와 같이 삼위일체 건강법을 병행해야 합니다. 1식 건강법을 열심히 실행하면 여하한 악질 병도 90퍼센트 이상은 고쳐집니다.

약을 먹는 한 절대로 병을 고칠 수 없으니 1식을 하면서 약의 양을 10분의 1씩 줄여야 하고, 언젠가는 완전히 끊어야 합니다. 약과 자연식에 양다리를 걸치는 사람은 모두 망해 버리니 특별히 주의하기 바랍니다.

다) 안식 단식법 3단계

말기 암 같은 악질 병은 1식을 하여도 안 고쳐지는 일이 있는데, 이런 분은 1주일 중 하루만 완전히 단식하기를 3회 반복하세요. 역시 삼위일체 건강법을 철저히 병행하여야 합니다. 즉 월요일 하루 동안 완전 단식을 한다면 그다음 주 월요일에도 완전 단식, 또 그다음 주 월요일에도 완전 단식, 이렇게 3회 반복하는 것입니다. 1일간 완전히 단식하고, 다른 날에는 1일 1식으로 점심을 먹어야 합니다.

라) 안식 단식법 4단계

6일 중 1일을 완전 단식 3회 반복하고, 5일이나 3일 중 1일을 완전 단식 3회 반복하는 것입니다. 내가 이때까지 경험한 바로는 3일 중 1일을 완전히 단식하기 3회 반복하면 최고 악질 병인 골수암, 척추암, 신부전증, 류머티즘 등도 물러납니다.

그럼 병을 빨리 고치기 위해 처음부터 3일 중 1일을 완전히 단식하기 3회 하면 어떨까 하고 물을 겁니다. 결론은 안 됩니다. ① 2식 2개월간, ② 1식 2개월간, ③ 1주에 1일 완전 단식 3회 순서로 해야 합니다. 몸속의 영양분을 축적하면서 순리대로 해야 합니다.

2) 안식 다이어트 방법

위의 안식 단식법을 실행하면서 감자 생즙과 생수를 먹고 마시며 하는 방법입니다. 앞에서도 말한 바와 같이 감자는 열을 가하여도 비타민 C가 파괴되지 않는 기적을 행합니다. 그리고 콜레스테롤을 녹여서 피를 깨끗하게 하고 염증을 치료하는 위대한 구실을 합니다.

2식을 할 경우, 즉 아침을 굶을 경우 잠자리에서 일어남과 동시에 생수 1잔을 홀짝홀짝 마시세요. 1시간 후 감자 생즙 1잔을 잘 씹어 가면서 먹으세요. 2시간 후 생수 1잔, 1시간 후 또 생수 1잔, 점심 전 1시간 동안은 생수를 마시지 마세요. 오전엔 생수 이외에는 먹지 말라고 했는데, 감자 생즙은 장이 헌 곳을 고치기 때문에 특별 예외로 먹습니다. 저녁 먹기 1시간 전에 또 감자 생즙 1잔, 그 외에는 1시간에 생수 1잔씩 마시는 것이 원칙입니다. 요는 2식일 경우 감자 생즙을 1일 2회 먹는 것입니다.

1식을 할 경우에는 조반 대신 감자 생즙 1잔, 점심 먹기 1시간 전에 감자 생즙 1잔, 저녁 대신에 감자 생즙 1잔, 즉 1일에 감자 생즙을 3잔, 그 외에는 1시간에 생수 1잔씩 마셔야 합니다. 1일간 완전 단식을 할 경우에는 조반, 점심, 저녁 대신에 감자 생즙 1잔씩 도합 3잔을 마시세요. 감자 생즙을 마시고 2시간 후 생수를 1시간에 1잔씩 마시세요.

위와 같이 감자 생즙을 마시면 체력 소모를 방지함과 동시에 궤양, 기타 염증을 치료해 줍니다. 감자 생즙은 영양 보충과 염증 치료를 겸행해 주는 위대한 구실을 합니다.

이제는 모두 이해했으리라 믿습니다. 뭐, 아직도 이해가 안 된다고요? 이 글을 쓰는 사람은 83세 노인입니다. 83세 노인이 쓴 것도 이해할 수 없다니 그게 말이나 되는 소리입니까? 젊은 사람이 왜 그렇게 머리가 나쁜가요? 아닙니다. 원래는 머리가 좋았는데 공해식을 해서 피가 돌지 못한 탓입니다. 그러니 비관하지 말고 자연식을 철저히 해서 피가 깨끗해지도록 노력하세요. 그런 분은 이상을 100번 이상 숙독하세요. 독서를 100번 하면 뜻이 스스로 통하나이다.

이곳이 건강상 최고로 중요하고 어려운 곳이므로 이상과 같이 비상 작전을 썼으니, 부디 경험자의 충고에 순종해서 열심히 공부해 건강하고 행복하기를 충심으로 비나이다.

3) 단식과 건강

사막을 여행하는 낙타는 며칠을 굶고, 심지어는 물을 안 마셔도 여행을 계속하는데, 그들은 무엇을 먹고 살아갈까요? 등 위의 혹에 저장되어 있는 영양분을 먹고 살아갑니다. 그럼 인간이 굶으면 무엇을 먹고 살아갈까요? 우리 몸속에 불필요하게 저장되어 있는 지방을 연소시키고, 그다음에는 우리의 살과 핏속에 들어 있는 불순물을 연소시키면서 살아갑니다.

불필요한 지방과 불순물이 다 빠지고 난 다음에 살과 피를 맑게 하는 자연식을 하면 진짜로 건강한 살이 살살 솟아오릅니다. 새살이 솟아오르지 않아 수척하게 보일 때, 병독이 붙었던 머리털이 빠질 때, 무엇인가 잘못되었다며 도중하차해 버리면 영원히 구제받지 못합니다. 여위어서 수척할망정 머리는 명쾌하고 몸은 날아갈 듯 경쾌해집니다. 따라서 몸속이 깨끗해지므로, 특히 피가 깨끗해지므로 백혈구 수가 늘어나고 식균력이 강해져 병이 낫게 되는 것입니다.

우리가 굶는다면 지방과 불순물을 연소시키면서 물, 공기, 일광을 먹습니다. 물, 공기, 일광 속에는 생명의 씨가 들어 있어서 이것이 흙에서 합작하면 우리의 양식이 됩니다. 우리 몸은 수분 약 70퍼센트를 빼놓고 나머지 약 30퍼센트 중 약 75퍼센트가 단백질입니다. 이 단백질은 공기 중의 질소로 조성됩니다. 따라서 우리가 호흡으로 공기를 마시면 단백질의 씨를 먹는 것입니다. 물에는 여러 가지 생명의 씨가 들어 있어서 모든 생물은 물속에서 생깁니다. 그래서 우리는 음식물을 안 먹고도 3개월 이상 살아갈 수 있는 것입니다. 굶으면 죽는다고 생각하면 죽고, 몸속의 독이 빠져서 오히려 더 건강해진다고 생각하면 활기차게 살아갈 수 있습니다. 정신이 육체를 지배하기 때문입니다.

일본의 오사카 의과대학 의학자들도 1주일간 단식할 경우 백혈구의 수가 2배나 증가하고 식균력도 20배나 증가한다는 사실을 과학적으로 입증했습니다.

※ 특별 주의: 건강은 합리적인 방법으로 하되 개인차가 있음을 항상 염두에 두어야 합니다. 누구나 단식을 하면 건강이 보장된다는 생각은 금물입니다. 전염병 같은 세균성 질환이나 소모성 질환은 에너지를 낭비한 만큼 영양분을 보충해야 한다는 점을 잊으면 안 됩니다.

17. 골수암이 정복되다

　암 중에서도 최고 악질의 불치병은 바로 골수암입니다. 세계의 어떤 병원에서도 치료가 불가능합니다. 그런데 세계적인 초기적이 일어났습니다. 현대 의학으로는 치료가 불가능한 골수암이 하느님의 요법인 자연식과 자연 건강법으로 정복되었습니다. 이 치료 방법을 실행하면 다른 어떤 불치병도 물리칠 수 있으니 절대로 절망하지 말고 불굴의 의지로 병을 물리쳐서 행복하게 살아가기를 충심으로 비나이다.

　나는 교통사고를 당한 적이 있습니다. 그러나 그것은 교통사고로 인한 골절 환자의 수가 날로 증가 일로에 있으니 안 서방도 교통사고로 죽을 고생을 하고 난 다음에 골절 환자를 구제하라는 하느님의 사명이었습니다. 그래서 이 글을 쓰게 되었습니다. 여러분도 뼈가 부러져서 죽을 고생을 하고 있는 분에게 이 글을 읽도록 꼭 권해 주십시오.

교통사고나 기타 원인으로 뼈가 부러지면 골수염, 골수암으로 진행하여 죽을 고생을 하게 되니 골절 환자는 특별히 주의하세요. 다음에서 말하는 골수암 투병기의 주인공 김성길 씨는 자동차 사고로 다리와 팔의 뼈, 치아 2개가 부러지는 중상을 입고 10일 만에 의식을 회복했는데, 골수염, 골수암으로 진행되어 뼈 이식 수술을 28회나 받았으나 치료가 불가능이라서 다리를 절단하지 않으면 안 되었습니다.

이 팔순 노인 안현필도 자동차 충돌 사고가 났을 때 다른 사람은 죽거나 뼈가 부러지는 등 야단이 났으나 나만은 뼈가 부러지지 않았기 때문에 30시간 만에 의식을 회복했습니다. 그러나 골수암 환자 김성길 씨는 뼈가 부러졌기 때문에 10일 만에 의식이 회복되었습니다. 안 서방의 뼈가 부러지지 않은 원인은 평소에 자연식을 철저히 해서 뼈가 고무와 같이 탄력 있었기 때문입니다.

자동차 타기를 좋아하거나 부득이하게 타는 사람은 뼈가 부러져서 골수염, 골수암으로 될 것을 각오해야 합니다. 하느님께서는 차를 타지 말고 걸어 다녀야 건강할 수 있게끔 인간을 창조하셨습니다.

지금 대부분의 사람은 공해 식품을 먹고 피가 흐려졌기 때문에 머리가 잘 돌지 않습니다. 5분 전에 외운 영어 단어도 까마득하게 잊어버리고 어제 말한 것도 언제 들었느냐는 듯이 잊어버리는 실정입니다. 공해 식품을 먹기 때문에 위장이 약해지고, 먹은 것을 소화하느라 피가 위장으로 집중하고, 그래서 머리로 돌지 않아 늘 골치가 아프고 졸음이 옵니다.

아무리 주의해서 운전해도 안심할 수 없습니다. 다른 차가 옆에서, 뒤에서, 앞에서 들이닥쳐 오는데 어찌 나 혼자만 주의해서 무사할 수 있겠습니까?

그래서 이 안 서방은 학생에게 영어를 가르칠 때처럼 건강 강연을 할 때도 늘 같은 소리를 되풀이합니다. 속없는 사람은 '내내 그 소리가 아닌가? 진절머리가 난다!'라며 짜증을 냅니다. 그런데 성경과 불경은 왜 같은 것을 매일 되풀이해서 읽고 암송합니까? 마귀의 유혹을 물리치기 위해서입니다. 나도 잔소리하는 게 귀찮고 짜증이 납니다. 그래도 어쩌겠습니까. 건강 진리가 인생 모든 것의 기초인 것을!

'골수암을 식이요법으로 고친 의지의 사나이, 김성길!' 이 제목은 제가 시도했던 식이요법, 수술과 치료한 일지, 게다가 수술 장면까지 엠비시(MBC) 텔레비전을 통해 전국에 방영되면서 붙여진 이름입니다.

병원 측에선 기적이라고 했지만 이런 회복은 절대 기적이 아니며 자연요법에 따라 내 가족이 일심동체로 정성껏 간호해 주고, 또 나의 자연 치유 능력이 강화된 데 따른 필연적인 결과입니다. 대부분의 사람은 자신의 건강을 지켜 주거나 치유하는 힘이 약과 주사가 아닌 자연 치유력에 있음을 종종 잊고 삽니다. 제가 이 간증을 쓰게 된 동기도 어려운 여건 속에서 병마와 싸우는 분에게 조금이나마 도움이 되었으면 하는 마음에서입니다.

본인은 서울 송파대로에서 자동차 사고를 당하여 인근 병원으로 옮겨졌습니다. 이 사고로 왼쪽 다리의 3대 관절과 오른쪽 팔, 안면 찰과상, 치아 2개가 부러지는 중상을 입었습니다. 다리를 절단해야 한다는 진단 결과가 나왔습니다. 가족들은 허탈감에 빠져 결정을 내리지 못하고 환자의 의식이 돌아오면 결정하자고 할 뿐이었습니다. 10일 만에 의식이 회복되어 거울을 보니 너무 끔찍해 살아있다는 것 자체가 싫었습니다.

당시 저는 처와 세 살배기 딸아이를 둔 한 집안의 가장이었습니다. 딸아이는 저를 알아보지 못하는지 곁에 오지도 않았습니다. 정말 암담했습니다. 그 후 약 15일이 경과하자 작은 매형의 친구인 모 병원장이 와서 엑스레이 사진을 보더니 절단하지 않는 쪽으로 치료하겠다고 해서 그분의 병원으로 옮기게 되었습니다. 그 병원에서 장장 9시간의 대수술 끝에 왼쪽 다리 절단은 면하게 되었습니다. 그 병원장의 세심한 배려로 수술은 무사히 마쳤으나 원장님은 수술 후 4개월 정도 경과하면 골수염이 생길 거라면서 특별히 조심하라고 일러주었습니다.

　그 골수염이 투병 생활로 이어져 긴 세월 동안 고통과 시련을 줄 줄이야! 열이 42도가 넘는 고통 속에서 죽음의 문턱을 넘나들기를 수십 번이나 반복해야 했습니다. 원장님께서 예견한 대로 골수염은 저의 뼛속까지 찾아오고 말았습니다. 사경을 헤매는 고통이 몰아쳐 새벽에 원장님께 연락을 취했고, 급히 오신 원장님이 아픈 부위의 석고를 열자 고름이 분수처럼 솟아 나왔습니다. 아무리 예견된 골수염이라 해도 힘들고 암담한 심정이었습니다. 그때부터 항생제 단계를 높여가며 투여했고, 2년 동안 투병 생활을 해야 했습니다.

　그런데 항생제가 너무 독해서인지 다치기 전에는 무쇠를 먹어도 소화할 수 있을 정도로 위에는 자신이 있었는데 점점 소화가 안 되어 투병 생활은 더욱 어려워지게 되었습니다. 이렇게 투병 생활을 계속했으나 염증의 정도나 피 검사 수치는 실망할 정도로 진전이 없었습니다. 그렇게 6개월이 지날 때쯤 자고 일어나니 코에서 피가 나왔고 대변에서도 핏덩어리가 쏟아졌습니다. 급히 내과에 의뢰하여 위내시경 검사를 하였더니 위에 구멍이 뚫렸다는 것입니다.

　약을 많이 먹은 관계로 얼굴에는 보기 흉할 정도로 기미가 생겼고 골수염도 점점 더 악화되어 가고 있었습니다. 그래서 원장님이 권하는 대로 골수염이 진행되는 부위의 뼈는 깎아 버리고 옆구리에 있는 엉치뼈를 떼다가 이식하는 수술을, 크고 작은 수술을 2년에 걸쳐 28번이나 한 셈입니다. 어느 때는 한 달에 15일 간격으로 4개월 동안 수술한 적도 있습니다. 그렇게 세월이 흘러도 아무런 진전이 없자 담당 의사는 도저히 고칠 방법이 없다면서 고관절을 절단하자고 했습니다. 너무나 어처구니없고 화가 치밀어 담당 의사에게 마구잡이로 대들며 항의했습니다. 그러나 그러한 언행도 잠시뿐 아무 소용이 없다는 걸 깨닫게 되었습니다.

죽고 싶은 심한 좌절 속에서 하루하루를 병원에서 연명하던 중 저의 동생이 안현필 선생님께서 인도하는 체질개선 건강연수를 받았다면서 그때 얻은 지식을 얘기하며 책을 선물로 주었는데, 이게 제 건강에 구세주가 될 줄이야 누가 알았겠습니까. 이때부터 '이대로 병신이 될 수 없다. 자연요법으로 내 병은 내가 고친다'는 신념을 갖기 시작했습니다. 그래서 안현필 선생님의 책을 몇 차례 숙독하면서 암기했습니다. 책만 가지고는 이해가 되지 않아 동생 소개로 건강연수회에서 운동을 지도하는 정병우 선생님의 도움을 얻어 더 자세하게 배웠습니다.

처음에는 금식을 할 수 없어서 하루에 한 끼씩 하오 2시와 3시 사이에 30여 가지나 되는 갖가지 영양식을 섭취했습니다. 자연 식이요법을 시작하는 날 몸무게를 재 보니 84킬로그램이었습니다. 그동안 육식을 주식으로 하며 살아왔기 때문에 현미 잡곡밥은 씹기도 전에 목으로 넘어갔고, 1주일간은 턱이 심하게 아팠습니다. 자연 식이요법이 통하지 않으면 다리는 절단되고 평생 목발에 의지해서 살아야 될 팔자였습니다. 그래서 인내심을 갖고 한 달 동안 철저하게 자연 식이요법을 실천했습니다.

한 달 후 몸무게를 재 보니 69킬로그램으로 줄어들었고 얼굴에 있던 기미도 서서히 없어지며 화색이 돌았습니다. 담당 의사가 저의 상태를 보고 혈액검사를 해보자고 했으나 두 달간 자연 식이요법을 실천해 보고 혈액검사를 받겠다고 했습니다. 주사와 약은 거부하지 못해 받았으나 먹는 약은 바로 쓰레기통에 버렸으며, 안 선생님의 책 내용대로 자연 식이요법만 실천했습니다.

드디어 두 달이 지나서 혈액검사를 하게 됐습니다. 검사 후 3일째 되던 날 담당 의사는 골수염이 반으로 줄었다면서 계속 자연 식이요법을 하라고 권했습니다. 저는 너무나 감격해 저도 모르게 눈물을 흘리며 담당 의사의 손을 꼭 잡고 감사의 말을 연발했고, 진리를 써 주신 안 선생님께 깊은 감사의 마음을 보냈습니다. 자연 식이요법이 저를 살려 주리라는 생각이 확실해지자 더욱 노력하게 되었습니다.

그 후 한 달간은 1일 1식을 했고, 두 번째 달은 1일 2식을 하며 몸속의 독과 균을 소멸시켜 나갔습니다. 그렇게 실천하고 있으니까 주위 환자와 보호자는 제가 먹는 식단이 몹시 신기했던지 조금 먹어 보자는 사람도 있었고, 풀만 먹어서 되겠냐며 걱정하는 사람도 있었습니다. 당시 제 상태라면 뼈에서 진이 많이 나와야 되는데, 고기나 사골 같은 것을 먹지 않고 자연식과 뼈가 연해진다는 식초를 먹고 있었으니 당연히 걱정했을 것입니다. 나는 주위 사람의 걱정에도 굴하지 않았고, 그럴 때마다 안 선생님의 말씀을 굳게 믿었습니다. 3~4개월 동안 식이요법 끝에 혈액검사를 다시 해보니 골수의 균은 전혀 발견되지 않았고 간에도 자연 항체가 생겼다는 검사 결과가 나왔습니다. 담당 의사는 몹시 의아해했으나 2차 검사를 해도 결과는 전과 똑같았습니다. 지금도 그때를 돌이켜 보면 형용할 수 없을 만큼 기쁨이 밀려옵니다. 이러한 결과를 가장 놀랍게 받아들인 분은 다름이 아닌 병원장님, 담당 의사, 그리고 임상병리 실장님 등 병원 관계자였습니다. 이해하기 힘든 결과가 나오자 대학병원에서 정밀검사를 다시 받아 보자고 해서 대학병원 응급실로 갔습니다.

대학병원 주치의 박사님도 검사 결과를 보시고는 신기해하면서 '모든 것이 자연 식이요법을 열심히 실천한 결과로 믿고 싶다'고 했습니다. 그러나 박사님은 놀라지 말라고 하시면서 다음과 같이 말하는 게 아니겠습니까.

"골수염의 균은 혈액검사에서 나오지 않았으나 보균자인 상태이고, 현재 상태는 골수암으로 발전된 상태라 우리나라는 물론 세계 어디에서도 고칠 방법이 없다."

또 한 번의 시련을 겪어야 한다는 허탈감……. 이럴 수가! 억장이 무너지는 심정이었지만 저는 포기하지 않았습니다. 자연 식이요법, 이 방법에 생명을 맡길 수밖에 다른 방법이 없었습니다. 칠전팔기의 정신으로 현미 잡곡밥을 먹으며 채소는 모두 생으로 섭취했습니다. 주위 사람은 저를 동정의 시선으로 바라보았습니다.

자연 식이요법을 실천하는 과정에서 시행착오도 많았고 주위 시선도 좋지 않아 몇 번이고 포기하려고 했지만, 그때마다 안 선생님의 글을 생각하며 정신을 가다듬었습니다.

'노력, 그리고 인내야말로 쓰라린 인생을 광명으로 이끄는 참된 안내자이다. 살아서 굴욕을 받느니보다 차라리 분투 중에 쓰러짐을 택하라.'

자연요법을 2년 동안 실천했을 때는 암으로 죽었던 뼈가 자라나기 시작했습니다. 자라나는 뼈를 늘리는 수술, 즉 일리자로프 수술을 5개월 동안 시도한 결과 죽었던 뼈가 7.5센티미터 정도 자라는 데 성공했습니다. 지금도 믿기지 않는 그 때를 생각하며 항상 감사하는 마음으로 생활하고 있습니다.

저의 구체적인 자연 식이요법을 설명하면 다음과 같습니다. 현미 잡곡밥과 된장, 생채소, 현미식초, 견과류 등을 주로 먹었습니다. 잡곡으로는 현맥, 콩을 많이 먹었습니다. 아침에 일어나면 제일 먼저 머리맡에 있는 생수를 마시고, 2시간 정도 지나면 '현미식초 2, 생수 8'을 혼합해 마시고, 복부 지압을 하고 나면 30분~1시간쯤 후에 어김없이 화장실로 직행합니다. 기분 좋게 쾌변이 나옵니다. 장 청소 및 숙변 제거가 저절로 된 셈입니다. 그리고 부득이한 사정으로 외식해야 할 경우를 대비해서 가방 안에는 항상 볶은 통보리, 볶은 콩, 현미식초를 넣어 둡니다. 식당에서 나오는 백미는 엄금하고, 그 대신 볶은 통보리와 볶은 콩을 먹고, 국과 반찬에도 현미식초를 쳐서 먹습니다.

운전 중 피곤할 때나 졸음이 올 때는 초콩 10개 정도를 씹어 먹으면 몸이 가벼워져 안전한 운전을 할 수 있습니다. 식후 30분에 초콩 5~8개를 먹으면 위가 편해짐과 동시에 소화도 잘됩니다.

안현필이가 불쑥 끼어들겠습니다. 김성길 씨는 초콩을 식후에 먹었다고 했으나 초콩은 식사할 때 20개 정도를 반찬과 함께 먹으면 좋습니다. 그럼 다시 김성길 씨 이야기가 이어지겠습니다.

> 콩은 고단백 식품이고 과실식초는 비타민 C를 함유하고 있어 인체의 체액을 약알칼리성으로 유지시켜 주며, 살균작용도 강하다는 것을 알게 되었습니다. 현미식초에 함유된 영양분에 매력을 느껴 열심히 먹은 결과, 골수암이 퇴치되고 뼈가 자라는 데도 도움을 많이 받은 게 확실해 보입니다.
>
> 교통사고로 고인 피를 없애 주는 데도 급진적인 효과를 보였고, 평소에 편두통이 있었는데 자연식 3개월 후쯤 나 자신도 모르게 없어지고 말았습니다. 현재 저는 자연 식이요법 덕분에 골수암으로 다리를 절단해야 한다는 병원 측의 논리가 무색하리만큼 두 다리는 정상이 되었으며, 비교적 건강한 생활을 하고 있습니다.
>
> 다시 한 번 말씀드리건대 병원 측과 주위 사람은 기적이라고 했지만 이러한 회복은 절대 기적이 아니며 자연 식이요법을 충실히 따른 결과라고 생각합니다. 저에게 이 시간까지 건강한 생명을 허락해 주신 하느님께 감사를 드립니다. 항상 좋은 글과 좋은 책으로 진리를 깨우쳐 주고, 삶에 희망과 용기를 주는 안현필 선생님께도 머리 숙여 깊은 감사를 드립니

> 다. 아울러 병원까지 찾아오셔서 치병 지도를 성심껏 해주시고, 위로와 많은 격려를 아끼지 않으신 정병우 선생님께도 심심한 감사를 드립니다.

안현필입니다. 정병우 선생은 안현필 건강연구소의 치병 운동을 지도하는 전임강사입니다. 건강에 관한 일이라면 어떤 어려움도 마다치 않고 뛰어다닙니다. 그래서 이 안 서방도 항상 고맙게 생각하고, 뭐든지 믿고 맡깁니다. 자꾸 끼어들어서 미안합니다. 김성길 씨의 마지막 인사가 이어집니다.

> 여러 해 동안의 투병 생활로 인해 있는 재산은 거의 소모해 버렸으나 건강한 몸이 있어 늘 감사하는 마음으로 삽니다. 지금은 몇 가지 제품을 개발해 포장하고 운송하고 수출하느라 무척 바쁘게 살고 있습니다. 끝으로 인연이 있어 이 글을 접하게 된 분과 어려운 여건 속에서도 병마와 싸우는 모든 분에게 건강관리에 조금이나마 도움이 된다면 큰 영광으로 생각하겠습니다. 감사합니다.

뼈의 주성분은 칼슘으로 식품을 희도록 정제하는 과정에서 칼슘은 거의 다 제거되어 버립니다. 칼슘의 중요 작용은 다음과 같습니다.

① 기본 작용: 뼈, 이빨, 손발톱을 만듭니다.

② 특별 작용: 피를 맑게 해서 잘 통하도록 하고, 정신을 안정시키고, 산성체질을 알칼리성으로 만들어 줍니다.

따라서 가공한 오백식품을 먹으면 칼슘이 태부족하기 때문에 뼈가 약해서 골다공증에 걸리고 조금만 넘어져도 뼈가 부러집니다. 골다공증은 뼛속이 속돌이나 스펀지와 같이 구멍 천지로 되는 병입니다.

또 칼슘이 부족하면 정신이 불안해지기 때문에 정신병 환자가 증가합니다. 현대인은 육류 등 고칼로리 식품을 즐겨 먹기 때문에 체질이 산성으로 되어서 골수염, 골수암 등의 병으로 죽을 고생을 하고 있습니다. 천만다행인 것은 칼슘이 풍부한 자연식을 먹으면 산성체질이 알칼리성으로 전환되어 무병, 건강하게 됩니다. 앞에서 소개한 김성길 씨는 뼈에 진이 생기도록 하기 위해 육식을 많이 한 결과 몸무게가 무려 84킬로그램이나 되었고, 골수염, 골수암마저 들이닥쳐 죽을 고생을 했습니다. 그러나 칼슘이 풍부한 자연식을 한 지 불과 1개월 만에 몸무게가 69킬로그램으로 격감되었고, 그 무서운 골수염, 골수암도 극복하고 말았습니다.

미국 뉴욕에 있는 슬론 케터링 암연구소 소장 로버트 굿 박사가 연구한 바에 의하면, 곡·채식을 하면 저항력이 강해지고 암과 같은 기타 문명병을 예방하여 장수할 수 있다는 결과가 나왔습니다. 로버트 박사는 10년간에 걸친 동물시험의 결과, 동물에게 젖을 뗄 때부터 칼로리를 제한한 저칼로리 식사를 시키면 수명이 2배, 때로는 6배가 되어 보통 5~7개월밖에 못 사는 동물도 3년 이상이나 장수하고, 만일 이 동물에게 칼로리가 높은 식사를 급식하면 암, 심장병, 고혈압 등에 걸려 빨리 죽는다는 것을 확인했습니다.

　로버트 박사는 10년간 몇 번이고 거듭해서 동물시험을 한 결과 이와 같은 사실을 확인했고, 사람에게 적용한 결과 동물과 똑같다는 것을 알게 되어 인간도 젖을 뗄 때부터 저칼로리 식단으로 육아해야 한다고 주장했습니다. 의심이 가면 쥐, 가축 등으로 직접 시험해 보면 됩니다. 나는 손녀와 손자를 상대로 출생 시부터 만 3년간 실행해 보았고, 이것이 틀림없기에 이 불멸의 건강 진리를 알리나이다. 세계 최장수 국민인 일본인도 중년층, 노년층은 거의가 저칼로리 식사를 하는 점에 주의하세요.

　고칼로리 식품을 먹어야 건강할 수 있다는 영양학은 케케묵은 할아버지의 무식한 소리라는 것을 부디 명심하세요. 그런 영양학은 무공해 시대의 영양학입니다. 지금은 극심한 공해 시대입니다. 무공해 시대에 좋다고 했던 고칼로리 식품이 현재는 사람을 죽이는 독 덩어리로 변했기 때문에 공해병 환자가 이것을 먹으면 죽습니다.

　내친김에 김성길 씨가 즐겨 먹은 식초에 관해서도 한 번 더 강조하겠으니 아는 분이라도 짜증을 내지 말고 조용히 듣기를 바랍니다. 모두 피가 되고 살이 되는, 건강하게 되는 이야기입니다.

　식초는 우리의 몸 전체를 정화합니다. 살, 뼈, 피, 기타 모든 부분을 깨끗하게 합니다. 구체적으로 얘기하면, 식초는 먼저 지방을 중화시킵니다. 기름기가 있는 음식물에 식초를 치면 느끼한 맛이 없어지고 맛도 월등하게 좋아집니다. 그래서 식초는 살, 피, 기타 모든 부분을 더럽히고 있는 지방을 녹이고 중화시키는 구세주입니다.

식초에는 지방을 녹여 분해하는 2개 이상의 아미노산으로 결합된 펩티드라는 성분이 있어서 지방이 있는 음식물을 먹어도 느끼한 맛이 없게 되는 것입니다. 따라서 피가 맑아지기 때문에 고혈압은 물론 각종 현대병을 예방, 치료할 수 있습니다.

식초는 강력한 살균작용을 합니다. 콜레라균 같은 무서운 균도 살균됩니다. 얼마 전 전국에 콜레라가 유행했는데 음식물에 식초를 쳐서 먹으면 콜레라가 예방됩니다. 일본 사람은 심지어 밥에도 식초를 쳐서 초밥을 만들어 먹습니다. 식초를 직접 먹거나 음식물에 쳐서 먹으면 그 강력한 살균작용으로 인해 몸속에 가득 차 있는 병균이 죽게 됩니다.

식초를 1주일 동안만 착실히 먹은 후 휴지에 묻은 대변의 냄새를 맡아 보세요. 냄새가 안 납니다. 식초 때문에 먹은 것이 썩지 않기 때문에 병이 생길 하등의 이유가 없습니다. 식초는 또 어혈을 녹여 버리기 때문에 만병이 물러갑니다. 어혈은 피가 탁해서 돌지 않고 한곳에 뭉쳐 있는 것을 말하며, 일단 어혈이 생기면 피가 환부로 돌지 못하기 때문에 병이 낫지 않는 것입니다.

연달아서 보리와 콩의 가치에 대해서도 말하겠습니다. 나는 좋은 말을 한번 시작하면 거침없이 나와서 그칠 수가 없습니다. 그만큼 국민 건강을 생각하는 마음이 크다고 생각하면 되겠습니다.

앞에서 김성길 씨는 '볶은 통보리와 볶은 콩'을 가방 안에 담고 다닐 정도로 통보리와 콩을 애용했습니다. 이 안 서방도 보리와 콩을 지극히 중요시하기 때문에 책과 신문, 잡지에서 극구 강조하고 있습니다. 그럼 본격적으로 신비로운 보리의 특성을 말하겠습니다.

● 보리의 특성 1

보리는 강한 생명력을 지니고 있습니다. 가을에 씨를 뿌리면 추운 겨울에 왕성하게 자라서 초여름에 수확하는 곡식이라 생명력이 아주 강합니다. 일본 히로시마에 원자탄이 투하된 후 모든 초목은 사멸해 소생하지 못했지만, 오직 쑥만은 소생해서 다시 자라나는 생명력을 발휘했습니다. 이 신비로운 쑥을 먹으면 그 강한 힘으로 인해 살과 피가 맑아지고, 백혈구가 증강되어 병이 고쳐집니다.

쑥이 이렇게 강하지만 겨울에는 못 자라고 뿌리만 땅속에 박은 채 생명력을 유지해 갑니다. 그러나 보리는 그 추운 겨울에도 왕성하게 자랍니다. 이것을 보면 보리가 쑥보다 더 강한 생명력을 지니고 있음을 알 수 있습니다. 그래서 보리를 먹으면 살과 피가 맑아지고 백혈구가 증강돼 치병, 건강할 수 있는 것입니다.

● 보리의 특성 2

보리는 불모의 알칼리성 토질에서 잘 자라고 산성 토질에서는 잘 자라지 못하는 식물입니다. 불모의 뜻은 식물이나 농작물이 자라지 못하는 쓸모없는 땅을 의미합니다. 보리가 식물이나 농작물이 자라지 못하는 불모의 토질에서도 잘 자란다는, 다른 식물이 자라지 못하는 추운 겨울에도 잘 자란다는 점은 현대 과학이 해명할 수 없는, 놀라운 신비성을 내포하고 있기 때문입니다.

인간이 맛 좋은 소고기, 돼지고기, 닭고기, 계란, 백미 같은 산성식품을 먹으면 산성체질이 됩니다. 산성체질이 되면 손발이 차고 감기에 잘 걸리고 피부가 약해져서 모기나 빈대 등 벌레에 약하고, 상처도 쉽게 아물지 않고, 여러 가지 종기가 생기는 등 각종 질병에 걸리게 됩니다.

흙도 화학비료로 시비하면 산성 토질이 되기 때문에 온갖 벌레와 병균이 생겨 곡물이 병들게 됩니다. 참으로 신기한 것은 보리는 산성 토질에서 잘 자라지 못하고 불모의 알칼리성 토질에서 왕성하게 자란다는 점입니다. 따라서 우리가 보리를 먹으면 산성체질이 알칼리성으로 되어 병을 고치고 건강하게 되는 것입니다.

● 보리의 특성 3

보리는 우리가 먹는 식품 중에서 공해가 가장 적은 무공해 식품입니다. 추운 겨울에 자라기 때문에 보리에 농약을 칠 필요가 없습니다. 공해 식품으로 병에 걸린 현대인에게는 무공해 식품이 최고의 약입니다, 그래서 나는 현대인의 병을 고치기 위해서는 무공해의 물, 공기, 일광, 그리고 보리, 콩, 된장, 청국장 등이 최고의 선약이라고 확신합니다. 가장 가난한 사람도 행할 수 있는 건강법이 세계 최고의 건강법이라는 것을 부디 잊지 마십시오.

● 보리의 특성 4

현대병의 주원인은 변비입니다. 섬유질이 없는 식품만 먹기 때문에 변이 나가지 않고 안에서 썩고 썩어서 독을 만들고, 이 독이 전신으로 돌기 때문에 몸의 약한 부분에 병이 생기는 것입니다. 현대인이 가장 좋아하는 소고기, 우유, 계란에는 섬유질이 전혀 없습니다. 또 한국인이 주식으로 하는 백미에는 100그램당 섬유질이 0.39그램밖에 없는데, 현미에는 백미의 3배가 넘는 1.3그램이나 들어 있습니다. 그래서 죽어 가는 환자에게 현미를 먹이면 기적적인 효과가 나타납니다. 그런데 놀라지 마세요. 현맥에는 2.9그램, 즉 현미의 2배가 넘는 섬유가 들어 있어서 공해독을 추방하는 최우수 식품이 되는 것입니다.

다음은 콩에 관한 얘기이니 특별히 주목해 주기를 바랍니다. 콩은 다른 식품보다 월등하게 우수한 영양분을 우리 몸에 공급하고, 콜레스테롤을 녹여서 피와 살을 정화하고, 혈관을 부드럽게 합니다. 특히 뼈의 주성분인 칼슘과 인이 다른 곡식보다 월등하게 많아서 100그램당 칼슘 240밀리그램, 인 580밀리그램이 들어 있습니다.

그러나 화식을 하는 인간이 별안간에 통보리와 콩을 생식한다면 허다한 난점이 발생합니다. 첫째로 보릿겨는 너무 단단해서 보통 사람은 씹어 먹을 수가 없습니다. 그럼 보릿겨는 왜 그렇게 단단할까요? 겨울에도 속이 추위를 안 타도록 보호하며 자라기 때문입니다. 그 단단한 보릿겨에는 여러 가지 영양분이 들어 있습니다. 옛날에는 보리를 볶으면 구수한 맛이 나서 미숫가루를 해서 먹었습니다. 그럼 이 단단한 보릿겨를 어떻게 생으로 씹을 수 있을까요? 통보리의 생것을 가루로 빻아서 먹으면 되고, 맛은 쓰지 않고 약간 달콤합니다. 단, 이 가루를 물에 타서 먹으면 안 됩니다. 왜 그럴까요? 침이 작용을 못 하기 때문입니다. 물에 타지 말고 가루 그대로를 입에 넣고 침을 잘 섞어 가면서 씹어 먹어야 합니다.

볶은 콩과 삶은 콩은 어느 쪽이 더 맛있을까요? 볶은 콩이 더 맛있습니다. 왜 그럴까요? 왜 그런지 생각해 본 적은 있습니까? 삶는 데는 한 시간 이상이나 걸리고 또 100도 이상의 고열로 가열합니다. 그러면 콩의 영양분이 고열로 죽어 버리고 소화효소도 죽어 버립니다. 그래서 삶은 콩은 맛이 없고 소화도 안 되어서 설사를 하게 됩니다.

한편 볶는 데는 5분밖에 열을 가하지 않기 때문에 콩 속의 영양분이 거의 그대로 남아 있습니다. 그러므로 고소해서 맛이 좋고 소화도 잘됩니다.

화식하던 인간이 별안간에 콩을 생식하면 설사를 합니다. 왜 그럴까요? 생콩에는 트립신 억제제가 있기 때문에 설사를 합니다. 그러나 콩을 볶으면 트립신 억제제의 독성이 소멸함과 동시에 항암제 구실을 하는 놀라운 기적을 행하게 됩니다. 치아가 나빠 씹어 먹기가 힘든 분은 볶은 콩을 가루로 내서 먹으세요. 볶은 콩가루는 천하제일의 영양식이 됨과 동시에 맛 좋은 조미료도 됩니다. 된장국을 끓일 때도 요긴하게 활용하세요. 불을 끄자마자 볶은 콩가루를 타면 구수하고 맛 좋은 된장국이 됩니다. 생선을 조릴 때도 불을 끄자마자 볶은 콩가루를 섞으면 맛이 기가 막힙니다. 그리고 라면, 짜장면은 원칙적으로 건강에 나쁜 공해 식품이지만 어쩌다 먹을 때는 불을 끈 직후 볶은 콩가루와 식초를 타면 맛이 희한해짐과 동시에 공해독도 제거됩니다.

다른 곡식도 볶으면 볶은 콩과 같이 고소하고 구수한 맛이 납니다. 단, 타도록 볶으면 맛도 없고 건강에도 해로우니 주의하세요. 그리고 주의할 점은 가루음식은 가루 사이사이로 공기가 들어가면 변질해 맛이 없으므로 먹기 직전에 분쇄기로 갈아서 사용하세요. 1시간 이상 보관할 때도 공기가 들어가지 않도록 병에 담아 마개를 잘 막으세요.

콩을 생식할 때는 초콩을 만들어서 먹는 것이 제일 합리적인 방법입니다. 초콩을 어떻게 만드느냐고요? 앞에서 친절하게 얘기했는데 벌써 까먹고 말았습니다. 한 번 더 얘기할 테니 이번에는 꼭 기억하세요. 콩을 씻어서 말린 후 식초병에 담으면 됩니다. 나는 생선 조린 것이나 구운 것을 가끔 먹는데 초콩과 함께 먹으면 맛도 좋고 소화도 잘됩니다. 그 대신 보통 때는 자연식을 철저하게 합니다. 그러나 환자는 불쌍하지만 절대로 금물입니다. 위암이 낫고 3개월 후에 보신탕을 먹고 죽은 사람이 있는데, 병이 나았더라도 1년 동안은 절대로 헛된 짓을 하면 안 됩니다. 건강 단련을 철저하게 해야 합니다.

◉ 건강을 위한 몇 가지 도움말

● 말라깽이 건강법

여윈 사람은 보약과 영양식을 많이 먹어야 한다고 일반 사람은 생각합니다. 그러나 이 안 서방은 그와는 정반대로 여윈 사람일수록 적게 먹고 많이 굶어야 한다고 하니까 사람들은 나에게 미쳤다고 합니다. 위장에 휴식을 줘서 소화기능을 왕성하게 해야 합니다. 산꼭대기로 올라가다가 다리가 아프면 앉아서 쉬고 나서 올라가야지 쉬지 않고 강행군을 하면 지쳐 빠져서 도중에 좌절하고 맙니다.

여윈 사람이 위장에 휴식을 주지 않고 계속 먹으면 위장기능이 극도로 약해져서 더욱 말라깽이가 됩니다. 식욕이 날 때까지 굶은 후에 현미, 통보리, 콩 중심의 자연식을 잘 씹으며 조금씩 먹어야 합니다. 왕창 먹어 버리면 왕창 망해 버립니다.

● 미인 제조법

연수생이 이 팔순 노인의 얼굴색을 보고는 한결같이 묻습니다. "안 선생님의 얼굴색은 우리 30대 젊은이보다 더 고운데 그 건강법은 무엇입니까?"

현미밥을 100번 이상, 현미 생쌀은 200번 이상 씹어서 먹고, 아침 굶기를 2개월 이상 하면 됩니다. 밥은 한 공기 이내로, 생쌀은 반 공기 이내를 먹으세요. 육식은 엄금하나 생선은 가끔 먹어도 좋습니다. 그리고 하루에 만 보 이상 걷는 운동도 꼭 해야 합니다.

팔순 노인의 얼굴색이 이렇게 고와졌는데 젊은 여자는 어떻게 변할까요? 남자는 또 어떻게 변할까요? 이것도 골치 아프니 그냥 절세의 미녀와 미남으로 해버립시다. 설마라고요? 실행해 보고 의심하여도 결코 늦지 않습니다. 그 산증인이 바로 골수암을 물리친 김성길 씨와 세 가지 암을 정복한 조성호 씨입니다.

● 팔순 노인의 능률과 정열

이 팔순 노인 안 서방은 보통 30대보다 3배 이상의 능률과 정열로 일할 수 있습니다. 뭐! 터무니없는 대포라고요? 나는 건강에 관한 일만큼은 대포 쓰기를 극구 조심합니다. 자신이 실행해 보지도 않고 허영심으로 아는 체하거나 거짓말을 하면 만인을 죽이는 중죄인이 됩니다. 그리고 한 번 거짓말을 하다 들통이 나면 다음에는 믿지 않으므로 나도 망하고 국민운동도 망해 버립니다. 나는 이런 것쯤은 잘 알고 있습니다. 돈을 벌려고 하면 속고 속이는 문제가 발생하나이다. 그러나 내가 주장하는 건강법을 실행하면 식비가 절약되기 때문에 돈을 낭비하는 것이 아니라 오히려 버는 것이 됩니다. 그래서 나는 남을 속일 필요가 만무하나이다.

18. 성공의 비결

　오랫동안 딱딱하고 무미건조한 것만 공부해서 몹시 골치가 아플 것입니다. 그 골치 아픈 머리를 식히기 위해 이번에는 '춘향전' 보다 더 재미있고 더 교훈적인 '고유전'을 소개하니 재미있게 읽기를 바랍니다.

　부모가 없는 고아인 고유(高庾), 나이가 어리고 철부지인 그가 온종일 굶었다면 남의 집 과실이나 무를 훔쳐 먹고 싶은 심정일 것이다.
　'아니다. 나의 고조할아버지는 임진왜란 때 의병 대장으로 나라에 큰 공을 세운 분인데, 내가 공부를 해서 큰일은 못할망정 조상의 명예까지 욕되게 해서야 되겠나!'

어린 고유는 이렇게 생각하며 그 정직한 절개를 꺾지 않았다.

집도 친척도 없는 고향, 마음속에 품은 꿈을 이루기 위해 정든 고향 광주 땅을 떠나지 않을 수 없었다.

그는 우선 자기 힘으로 먹고살아야 했다. 몇 해 동안은 머슴살이라도 해서 글공부할 밑천을 장만해야 했다. 그래서 그는 밀양 땅에서 머슴살이를 시작했다. 주인집은 부농이었으므로 어른 머슴도 여럿 있었다. 아기 머슴 고유는 어른 머슴 못지않게 열심히 일을 했으므로 주인은 물론 동네 사람까지도 칭찬이 자자했다.

"저놈, 사람이 됐어. 글을 못 배워서 벼슬을 못할망정 저렇게 남의 일을 자기 일처럼 지성껏 하니 장차 자수성가해서 큰 부자가 될 거야."

어느 여름날, 고유는 학질에 걸려서 고열로 앓아누워 있었다. 주인은 그를 위해서 약을 쓰는 등 집안 식구 모두가 정성껏 그를 간호해 주었다. 그런데 때마침 큰 장마가 져서 주인집의 논둑이 터질 거라며 야단법석이었다. 집안사람 모두 논둑 막기에 총동원됐기 때문에 집 안은 텅 비어 있었다.

'주인집 논둑이 터져나갈 판에 내가 편히 누워 있을 수 있나! 내가 봄여름 동안 피땀 흘려 가꾼 벼가 홍수에 떠내려가는 판에 누워 있다니!'

그는 억수같이 퍼붓는 비를 무릅쓰고 논을 향해 쏜살같이 달려갔다. 학질을 앓아 산송장처럼 극도로 쇠약해진 몸인데도 불구하고 성한 사람의 몇 곱이나 일을 했다. 주인과 집안사람이 말리는데도 불구하고 위험을 무릅쓰고 홍수 속으로 뛰어 들어가 터지는 논둑을 막기에 전심전력을 다했다. 사람들은 위험해서 물속으로 들어가지 못하고 발버둥만 치고 있는 판이었다.

"나와! 위험해!"

주인이 아무리 말려도 그는 들은 체 만 체하며 일을 계속했다. 한 시간 후에 물이 차차 줄어서 주인집의 상전옥답이 구제되었다.

"조 서방네 집에 큰 업이 들어왔어."

먼 동네 사람까지도 이러한 고유의 지성에 입을 모아 칭찬했다. 주인은 고유가 보통 인물이 아니라는 것을 깨달았다. 그가 또 글공부를 하고 싶어 한다는 것을 알고는 낮일을 일찍 끝내고 밤에라도 글방에 가서 공부하라고 했다.

"저는 주인집의 일을 한다는 약속을 하고 들어왔으니 약속대로 일만 하겠습니다. 딴 머슴이 일하는 시간에 같이 일하고 일이 끝난 후면 글공부를 하겠습니다. 한 5년 동안 번 것을 밑천으로 절간에라도 들어가서 제대로 공부할 작정입니다."

이렇게 말하고는 주인의 호의를 거절했다. 성공한 사람은 누구든지 남의 신세 지기를 싫어하는 것이 예나 지금이나 다름없다.

그런데 묘한 것은 그에게도 한 가지 오락이 있었으니, 그것은 장기를 두는 일이었다. 비가 오거나 농한기가 되면 동료 머슴이 두는 것을 옆에서 보고 알게 되었는데, 비상한 머리를 발휘하여 인근 머슴을 다 정복하고 말았다.

같은 동네에 박 좌수라는 노인이 있었다. 그는 그 고장에서 글깨

나 아는 부유한 노인으로 알려져 있다. 효성이 지극한 예쁜 외딸을 두었고, 술과 장기를 즐기는 등 한가롭게 소일이나 하고 있었다. 그 노인의 첫째 자랑은 딸이요, 둘째 자랑은 장기였다. 그러나 일단 장기만 두기 시작하면 딸 자랑은 둘째로 밀어놓는 것이었다.

고유는 그 동네에서 2년 동안 살게 되었는데 20세 약관의 나이에 접어들게 되었다. 고유는 효성이 지극하고 얼굴도 예쁜 박 좌수의 딸에게 사모의 정을 느끼기 시작했다.

'남의 머슴살이 주제에 그따위 생각을 하고 있어!'

이렇게 자책을 하긴 했으나 불타는 애정의 불길을 막을 길이 없었다. 어느 날 비가 왔다. 고유는 할 일이 없어서 책을 읽고 있는데 주인이 불러서 달려갔다.

"박 좌수 댁에서 자네를 보내 달라고 심부름꾼이 왔으니 가 보게."

고유가 박 좌수 댁을 방문하자 노인이 대뜸 말했다.

"자네 장기 솜씨가 상당하다는데 어디 나하고 한번 두어 보세."

고유는 다시없는 기회라고 생각했다.

"글쎄, 상대는 하겠습니다마는 내기를 하셔야 두겠습니다."

"그래, 무슨 내기든지 하지."

"이왕이면 큰 내기를 할까요?"

"좋아, 그러나 자네는 무슨 큰 것을 걸 수 있단 말인가?"

"제가 지면 좌수님 댁 머슴 노릇을 3년간 공짜로 해드리겠습니다."

"아하, 조 서방네 업이 우리 집으로 굴러들겠구나."

"그 대신 좌수님이 지시면 저를 사위로 삼아 주십시오."

이렇게 농담 삼아 심중의 진의를 표했다.

"뭐라고? 이놈이 엉큼한 생각을 하고 있어! 내가 애지중지 귀여워하는 꽃 같은 외딸을 너 같은 일꾼에게 주다니! 학식 있고 돈 많고 지위가 높은 데서 들어오는 청혼이 너무 많아 고르고 있는 판인데, 아니 너 같은 놈에게 주다니!"

고유는 순간 얼굴이 홍당무처럼 빨개져 쥐구멍에라도 뛰어 들어가듯이 얼른 집 밖으로 빠져나왔다.

'내가 공연한 소리를 해서 이런 창피를 당했구나. 나 같은 머슴살이 주제에 이런 생각을 하다니 내가 정말 미쳤어. 누가 돈 없고 무식한 머슴에게 딸을 준단 말인가. 나는 정말 그 노인 말대로 엉큼한 생각을 하고 있었어. 아, 이 망신을 어떻게 한담! 박 좌수를 원망할 이유는 없다. 내 잘못이다.'

그는 이런 생각을 하면서 단념하려고 무척 애썼으나 사랑의 고민은 더욱 커져만 갔다.

그런데 이 순결한 고유의 사랑은 평소에 실천했던 지극한 성실성으로 말미암아 동네 사람의 동정을 사게 되었다. 박 좌수의 딸 또한 고유의 인품에 반해 은근히 애정을 품고 있었는데, 그만 부친과의 이야기를 엿듣고 마음속으로 부친을 원망했다. 그러나 당시는 엄격한 신분제 사회라 처녀의 몸으로서는 어떠한 의사 표시도 할 수 없었고, 마음속으로 고민만 할 따름이었다.

'나는 어떤 일이 있어도 고유와 결혼하겠다. 돈과 지위 같은 것은 사람의 껍데기이지 속은 아니다. 돈은 오늘 있다가도 내일이면 물거품과 같이 꺼져 버리는, 믿을 수 없는 것이다. 양반집 아들의 돈과 지위는 그 자신이 만든 것이 아니고 부모가 만들어준 것이다. 자신이 그걸 만들 수 있는 인간이라야 한다. 고유는 틀림없이 자기 힘으로 그걸 만들 수 있는 인물이다. 나는 고유와 결혼해야겠다. 그러나 아버지를 어떻게 한담?'

박 좌수의 딸은 이런저런 생각을 하면서 무척 고민을 했다. 여자이기 때문에 말을 못 해서 심중의 고민은 이만저만이 아니었다. 한편 고유는 창피를 당한 분한 감정과 극심한 사랑의 고민 때문에 집으로 돌아오자마자 드러누워 버렸다.

주인과 이웃 사람이 이 일을 알고는 고유를 타이르기도 하고 달래기도 했지만 소용이 없었고, 또 박 좌수를 설복시키려고 애썼으나 더욱 격노를 살 따름이었다. 얼마 후 고유는 사나이 대장부가 이 따위 일에 누워서 고민하다니, 하고는 벌떡 일어나 주인에게 갔다.

"주인님, 머슴살이를 그만두고 공부를 해야겠습니다. 제가 5년간 주인집에서 일해 드리기로 약속을 하였지만 2년밖에 되지 않았습니다. 용서하여 주십시오."

"그래, 지금부터라도 좋으니까 일하지 말고 공부만 하렴. 우리집에서 나갈 생각은 말고 공부나 열심히 해라. 내가 너를 아들로 삼고, 네가 공부해서 성공하는 것을 낙으로 삼겠다."

"아닙니다. 남에게 의지하는 사람은 큰 인물이 못 됩니다. 정직한 노동의 대가를 받으며 공부하겠습니다. 그래서 저는 글방 주인집의 일을 하면서 공부하고 싶습니다. 내일 아침에 이 마을을 떠나겠습니다."

아무리 말리고 사정해도 고유의 마음은 움직이지 않았다. 주인은 다시 한 번 박 좌수를 찾아가서 애걸복걸했으나 소용이 없었다.

"그래, 정 그렇다면 너의 학비에 보태는 의미에서 벼 열 섬을 주겠으니 어디 절간에라도 들어가서 열심히 공부하게."

"아닙니다. 저는 이 집에 2년밖에 있지 않았으니 벼 두 섬만 받겠습니다. 도중에 약속을 어기고 나가는 것을 승낙해 주시는 것만도 고마운데 그것까지 받아서야 되겠습니까?"

인간을 알려면 돈거래를 해보면 알 수 있는 것이다. 물질을 지배하는 정신력을 알 수 있기 때문이다. 보통 사람 같으면 열 섬도 모자란다고 할 것이다. 나 때문에 논밭을 더 사서 재산이 늘었으니 더 달라고 할 것이다. 이런 족속은 동정을 해도 언제나 더 받기만 바라고, 감사할 줄도 모른다. 돈은 인간의 정신과 달리 생명이 없는 차디찬 물질에 불과하다. 인간은 이것을 지배해야 하지 지배당해서는 안 된다. 또 돈에 관해서는 부자간도 형제간도 한계를 딱 지켜야 한다. 그리고 신용이 없는 한 위급할 때 도움을 요청해도 소용이 없다. 돈이 있으면서도 없다고 한다. 부자간이나 형제간도 자연히 그렇게 된다. 과연 고유는 본받을 만한 인물이다. 역시 위인에게는 보통 사람과 다른 점이 있다. 고유는 그다음 날 아침 일찍 정든 마을을, 사모하던 애인을 뒤로하고 용감히 봇짐을 짊어지고 떠났다.

'나는 그녀를 잊어야 해. 나는 지금 그녀를 생각할 때가 아니야.'

몇 번이고 눈물을 머금고 자기 자신을 채찍질하며 잊으려고 애썼다. 그는 억지로 잊으려고 큰소리로 노래를 부르면서 정처 없이 방랑의 길을 떠났다. 그때 마침 등 뒤에서 아리따운 여인의 목소리가 들렸다.

"고 서방님, 좀 기다려 주세요!"

고유는 자기 귀를 의심했다. 꿈에도 잊지 못할 그 여인의 목소리가 아니던가! 여인의 모습이 안갯속에서와 같이 몽롱하게 시야에 들어왔다. 마치 하늘에서 내려온 천사와도 같이. 고유는 자신의 눈을 의심했다. 자기가 지금 꿈을 꾸고 있지는 않은가 하고 자신의 정신마저 의심했다. 아니다, 역시 현실 그대로였다.

"고 서방님이 성공해서 돌아오실 때까지 기다리겠습니다. 그 대신 저도 길쌈을 하고 농사를 지어서 당신이 벼슬을 하거나 학자가 된 후에도 남에게 나쁜 짓을 안 하고 살 수 있도록 밑천을 벌겠어요. 당신은 공부를 해서 성공하고 나는 재산을 모으는 데 성공할 때까지 어느 쪽이 먼저 이기는지 경쟁해 봅시다."

이렇게 말하고는 자기 손으로 짠 베 다섯 필을 내놓았다.

"이것을 팔아서 공부 밑천에 보태 쓰세요."

다른 사람 것이라면 거절했을 고유지만 흔쾌히 받아들였다. 자기 아내가 될 사람이 손수 짠 것이기 때문에 팔지 않고 고이고이 몸에 간직하고 다닐 생각이었다. 그는 주인에게 받은 벼 두 섬을 판 돈은 품 안에 넣고, 베 다섯 필은 짊어지고 고명한 훈장이 있는 글방을 찾아 정처 없는 길을 나섰다.

저녁때가 되자 눈이 몹시 내리기 시작했다. 그는 더 걸을 수 없어서 산 밑에 있는 외딴 오막살이집에서 잠을 자게 되었다. 그 집 식구는 마침 저녁 식사를 끝마칠 때였는데, 죽 그릇과 간장 한 종지뿐이었다.

"죽이나마 남아 있으면 대접하겠는데 다 먹어 버렸으니 이 일을 어떻게 한담? 잠깐만 기다리세요."

시어머니가 며느리에게 밥을 지으라고 눈짓을 했다. 그리고 머리를 갸웃거리더니 며느리 뒤를 쫓아 부엌으로 들어갔다. 고유는 문틈에서 새어 나오는 그들의 말을 들었다.

"그 쌀 석 되는 네가 해산할 때 쓸 것이니 그대로 두고 조밥을 지어라."

"손님한테 어떻게 조밥을 대접하겠어요."

"괜찮다, 내가 손님에게 말하마."

부엌에서 시어머니와 며느리가 주고받는 말을 듣고 고유는 가슴이 아팠다. 이윽고 밥상이 들어왔는데 쌀과 조가 반반으로 된 밥이었다. 가을 추수가 끝난 지도 얼마 안 되었는데 벌써 쌀이 떨어진 소작농의 딱한 실정을 고유는 너무나 잘 알고 있었다.

바로 그날 밤에 며느리는 옥동자를 분만했다. 고유는 아침에 떠날 때 생남 축하금으로 돈 열 냥을 억지로 놓고 달아났다.

이렇게 착한 고유를, 어릴 때부터 고아로 자라난 고유를, 인생의 갖은 고초를 겪은 고유를, 오직 성실로써 모든 난관을 이겨 낸 고유를, 하느님은 시련의 대상으로 삼으신 모양이다. 하느님은 중임을 내리기 전에 우선 그를 용광로에 집어넣어 단련하고자 한 것이다.

게다가 고유는 산을 넘다가 가지고 있던 돈, 성공할 때까지 고이 간직하려 했던 애인의 선물인 베 다섯 필, 갈아입을 옷 등을 산적에게 몽땅 빼앗겨 빈털터리 거지가 되었다. 고유는 자기의 운명을 한탄하며 하느님을 저주했다. 선한 일만 해온 자기에게 왜 하느님은 벌을 내리는지 도무지 알 수가 없었다.

'도대체 하느님이 이 세상에 존재하는 것일까?'

이렇게 의심도 해보았다. 그러나 고유는 착잡한 심정으로 정처 없는 인생 항로를 계속해서 저어갔다. 빈털터리 거지가 된 자기가 다음에는 어떤 운명에 봉착하게 될 것인지 일종의 호기심마저 갖게 되었다.

합천 땅 어느 큰 고을에 이르렀을 때 글방에서 글 읽는 소리가 들려왔다. 그는 글방으로 들어가 훈장과 집주인에게 절하고는 사정하기 시작했다.

"저를 댁의 머슴으로 두어 주십시오. 한 달 동안 써 보시고 마음에 드시면 저를 계속 두시고 마음에 들지 않으면 내쫓아 버려도 좋습니다. 그리고 저는 품삯은 안 받겠습니다. 그 대신 밤에 글공부만 하게 해주면 족합니다."

"하긴 올해 농사지을 머슴이 나갔으니 두어도 좋지만……. 밤에 글을 읽겠다고 했으니 일을 그냥 시킬 수는 없잖은가?"

주인도 고유의 인품이 첫눈에 들어와서 동정하는 어조로 말했다.

"나이가 몇인가?"

"스무 살입니다."

"스무 살에 글공부를 시작한단 말인가?"

옆에서 놀고 있던 어린 학동은 킬킬대며 웃었다.

"모르는 글 배우는 데 나이가 상관있습니까?"

"음, 하긴 그래."

훈장도 기특한 청년이니 한 달가량 두어 보면 어떻겠냐며 주인을 쳐다보았다.

"그럼 한 달 일해 보게. 자네만 착실히 하면 자네 원대로 해줌세."

뜻밖에 공부할 수 있는 자리를 빨리 얻은 고유는 기뻐서 어쩔 줄 몰랐다. 낮에는 농사를 거저 지어 주고 다른 사람이 일도 하지 않는 밤에 글공부를 하겠다는데 어느 농가가 환영하지 않겠는가. 물질적인 이해타산이 심한 사람은 낮에 열심히 일해서 품삯은 품삯대로 받고 남이 일하지 않는 밤에 글공부를 하면 될 일이지 왜 그렇게 어리석은가 하고 고유를 바보로 볼 것이다. 그러나 위인의 공통된 심리는 마음이 순진해서 물질적인 이해타산을 초월해 일을 한다는 것이다. 이것이 범인과의 차이다. 이해타산을 잘 가리는 사람치고 성공하는 예는 거의 없다. 위인의 공통적인 출세 경로는 아무 사심 없이 덮어놓고 자신을 희생한다. 결국 이 희생에 감격한 주위 사람이 그를 끌어올리고야 만다.

고유는 진심으로 품삯을 안 받고 글공부만 할 생각이었다. 그러나 사람들은 지성껏 일하는 고유에게 품삯을 주려 했고, 또 공부할 시간과 편리도 도모해 주려고 했다. 그러나 고유는 어떠한 경우에라도 남에게 신세를 질 생각이 없었다. 저쪽에서 하나의 호의를 베풀어 주면 이쪽에서는 곱으로 보답했다. 아니 이쪽에서 먼저 희생과 호의를 베풀어 주고 저쪽의 호의를 받는 주의였다.

고유는 우선 그날부터 주인의 말을 들을 것도 없이 웃옷을 벗어젖히고 앞마당, 뒷마당, 변소 등을 깨끗하게 청소했다. 그다음은 문 앞도 청소했다.

이와 같이 고유는 주인이 시킬 때까지 기다리지 않고 자기가 해야 할 일을 찾아서 했다. 주인이 시키는 일만 하는 것은 보통 사람이 하는 행동이다. 주인의 눈만 살살 피해 가면서 적당히 일하는 사람은 자기 딴에는 이익이 되는 일을 약삭빠르게 한다고 생각하겠지만, 정작 자신의 무덤을 파고 있다는 사실을 깨닫지 못하는 바보다. 고유는 그다음에 집 밖으로 나갔다. 몇 시간이 되어도 돌아오지 않았다. 주인과 훈장은 참 이상한 사람이라고 생각했다. 하는 일 하나하나가 신기해 보통 사람과 달랐다.

저녁때쯤 고유는 나무 한 짐을 지고 돌아왔다. 그는 저녁밥을 공짜로 얻어먹기 미안해서 그랬다고 했는데, 이 광경을 본 주인과 훈장은 놀라고 말았다. 저녁밥을 먹고 난 다음에는 공부하겠지 하고 생각했으나 늦게까지 짚신을 삼고 새끼를 꼬았다. 주인이 공부하라고 하면 약속대로 한 달 후부터 하겠다고 고집을 부렸다. 그다음 날도 아침 일찍 일어나서 집 안 청소, 문 앞 청소, 심지어 온 동네의 길까지 청소했다.

길가의 소와 개가 눈 똥과 쓰레기를 치우자 주인집 거름 더미는 점점 쌓여 갔다. 또 눈 오는 날에도 나무 한 짐씩을 꼬박꼬박 해왔다. 처음에는 미친놈이니, 주인에게 아첨하는 비열한 놈이니, 하고 흉을 보았으나 그의 순진하고 근면하고 희생적인 행동이 하루도 변함없이 계속되자 집안사람은 물론이고 온 동네 사람도 칭찬하기 시작했다. 그 후 몇 번이고 주인과 훈장은 밤에는 공부나 하라고 애걸하다시피 권했으나 약속대로 한 달 동안은 일만 하겠다고 했고, 끝끝내 고집대로 하고 말았다.

한 달이 지난 후부터 그는 공부하기 시작했다. 피곤한 몸이었지만 밤마다 얼마나 열심히 공부했는지 낮에 공부하는 다른 사람보다 학습 진도가 빨랐다. 글방이 파하고 훈장이 잠잘 시간이 되면 고유는 불을 끄고 글방 윗목에서 자는 체했다. 그러나 달 밝은 밤이면 밖에 나가서 달빛으로 공부했고, 눈 오는 밤이면 눈빛으로 글을 읽었.

이렇게 근로와 수학의 세월이 7년 동안 계속되었다. 그 사이 주인집의 재산은 몇 곱이나 늘었다. 남의 논보다 더 깊이 갈았고, 풀도 더 잘 뜯어 주었고, 거름도 더 많이 주었고, 물도 잘 대니까 농사가 잘될 수밖에 없었고, 수확이 많아지니 재산도 늘어날 수밖에 없었다. 또 고유의 자발적인 노력으로 개간한 논과 밭도 적지 않았다. 고유는 주인을 위해 그만큼 많은 일을 했지만 자신의 학문 진전도 경탄할 만했다.

"나는 이제 자네를 더 가르칠 게 없네. 자네 실력이 나 이상이므로 이제부터는 나한테 배울 필요가 없네. 내년 봄에는 한양으로 가서 과거를 보게. 내가 20년 동안 훈장을 했지만 자네 같은 제자는 처음 보았네. 나도 제자 한 명쯤은 과거에 급제해야 될 것이 아닌가?"

훈장은 고유의 출세보다 자기 자신의 명예를 위해 권하는 태도였다. 고유도 이제 자기 혼자 조용히 과거 준비를 해야 되겠다고 생각하고는 주인에게 말했다.

"7년 동안 신세를 많이 졌습니다. 선생님 말씀대로 과거를 보겠습니다."

"신세는 내가 졌네. 우리 집 재산은 자네가 다 만든 것일세. 그래서 재산의 반을 자네에게 주어도 내 재산은 자네가 들어올 때보다 세 곱 이상이나 늘었으니 신세 진 것은 바로 날세."

이 말을 듣고 고유는 앞으로 3년 동안 절에서 공부할 비용만 주면 족하다고 고집했으나 주인은 주인대로 고집이 세서 고유의 승낙도 없이 재산의 10분의 4를 고유의 명의로 등기한 다음 그 증서와 3년간 학비를 주었다. 고유는 공짜로 받는 것이 아니라 자기 피땀의 결과이며, 또 주인의 고집을 견뎌낼 수 없어서 부득이하게 그 증서와 돈을 받았다.

주인과 훈장, 그리고 온 동네 사람은 고유를 일개 머슴이 아니라 훌륭한 선비에게 하는 예절로 전송했다. 고유는 이에 보답하기 위해서라도 꼭 과거에 합격해야겠다고 마음을 다잡았고, 해인사의 조용한 방에 들어앉아 과거 준비를 시작했다. 이제 그는 밤낮으로 책 읽기에 전념할 수 있었다.

훈장은 내년 봄에 과거를 보라고 했지만 그는 3년 계획으로 과거를 준비했다. 시간이 아까워서 밤이면 졸음을 쫓기 위해 굵은 노끈으로 상투를 묶어 천장 대들보에 달아매 놓았는데, 졸음이 와서 고개가 수그러지면 머리가 아파 정신이 번쩍 들었다.

옛날 사람은 이렇게 공부했고, 지금도 졸음을 쫓아가면서 철야로 공부하는 사람이 많다. 그 정신은 참으로 감탄할 만하다. 나도 그와 같은 일을 많이 했던 것이다. 그러나 지금 나의 공부법은 옛날 사람과 다르다. 공부는 머리가 하는 일이다. 머리를 과학적이고 합리적인 방법으로 관리해야 한다. 머리가 피곤해서 졸음이 오는데 억지로 졸음을 쫓아가면서 하는 것은 비과학적이고 비합리적인 방법이다. 잠을 자고 난 다음에 맑은 정신으로 하는 공부가 잠을 안 자고 억지로 공부하는 것보다 10배 이상의 능률이 오른다는 것을 명심해야 한다. 잠이 많이 오는 것은 식사의 질, 양, 횟수와 운동 부족 때문이다. 나는 새벽 2시에 일어나서 아침도 안 먹고 정오까지 공부한다. 건강을 해쳐 가면서 억지로 공부하는 것은 바보가 하는 짓이다. 건강을 최우선으로 하며 과학적이고 합리적인 방법으로 공부해야 한다. 특히 영양실조가 안 되도록 최고의 노력을 기울여야 한다. 보약을 최고의 영양식이라고 오판하는 한 이 문제는 영원히 해결되지 않으니 건강 문제를 최우선으로 연구하기 바란다.

고유는 3년간 그와 같이 맹렬히 공부했다. 그가 글을 배운 지 10년이 되자 그다음 해 봄에 드디어 과거를 봤는데, 단번에 장원급제를 하여 그의 이름은 온 천하에 알려지게 되었다. 고유는 예에 따라 가주서(假注書, 조선 왕조 승정원의 정7품 벼슬)가 되어 숙종 앞에 대립하게 되었다. 그날은 소나기가 억수같이 퍼부었고 처마에서 떨어지는 낙수 소리는 폭포와 같아서 신하들이 아뢰는 말소리가 왕에게 들리지 않았다.

"빗소리 때문에 말이 들리지 않으니 좀 큰 소리로 말하도록 하라."

마침 옆에 대립해 있던 고유는 왕의 분부를 초지에 받아서서 신하에게 전했다. 고유는 다음과 같이 묘한 표현을 썼다.

'첨령란이주감위고(簷鈴亂耳奏敢爲高, 처마 끝의 풍경 소리가 주악과 같이 어지러운데 감히 임금님께 옳게 아뢸 수 있으리오)'

이 글을 본 신하는 입을 딱 벌리고 감탄했다. 왕도 흥미를 느껴 그 초지를 올려 보내라고 했다.

"이번 과거에서 과연 문장을 뽑았구나!"

왕이 그것을 보고는 이렇게 감탄했다. 그 후 황은 사실(私室)로 고유를 불러서 집안 내력을 캐물었다.

"신은 제봉 고경명의 현손이올시다."

숙종은 임진왜란 때 의병 대장으로 공을 세운 제봉의 이름을 기억하고 있었다.

"과연 제봉의 후손이로다. 그래, 부모님은 안녕히 계시느냐?"

"조실부모하였습니다."

"그럼 처자는?"

"10년 전에 약혼한 여자가 시골에 있사온데 10년간 만나본 일이 없습니다."

"그럼 약혼녀는 자네의 장원급제를 알고 있는가?"

"먼 길이고, 아직 편지를 못 내고 있습니다."

왕은 고유의 인품과 태도에 자신도 모르게 마음이 끌려 어릴 때부터의 내력을 물었다. 고유는 왕을 속일 수가 없어서 자기가 오늘에 이르기까지 고학한 이야기, 약혼녀와 약속한 내용까지 자세히 아뢰었다. 왕은 감명 깊게 들은 후 약혼녀가 사는 밀양부사로 보내 주었다.

"그럼 약혼녀에게 빨리 가서 기쁘게 해주어라. 그러나 과거에 급제하여 밀양부사로 임명되었다는 말은 하지 말고."

초라한 모습으로 내려가서 10년 전에 약속한 약혼녀가 변하지 않았는지를 알아보라는 분부였다. 너무 소설과 같은 입지 성공이라 왕도 그런 심정이 든 모양이다. 이 점은 '춘향전'과 비슷하다.

그러나 고유는 이 도령과 달리 일개 머슴으로 인생의 갖은 고초를 겪은 다음 과거에 합격했으므로 이 도령보다 더 뛰어난 인물이며, 따라서 '고유전'은 '춘향전' 이상의 가치가 있다.

고유는 왕의 분부대로 남루한 차림으로, 문전걸식하는 거지꼴을 한 채 정든 님이 사는 밀양 땅으로 떠났다. 실로 10년 만에 정든 고장에 다시 오게 되자 감개무량하여 어쩔 줄을 몰랐다.

'꿈에도 잊지 못했던 그 여인은 지금 어떻게 되었을까? 10년간 한 번도 만나보지 못하고 소식도 못 들었던 그녀는 지금 어떻게 하고 있을까? 청상과부 신세로 늙었을 리는 만무하고, 아마 지금쯤 누군가와 결혼하여 아이를 등에 업고 다닐 거야.'

이렇게 생각하면서 몸은 비록 거지꼴이나 금의환향하는 심정으로, 의기양양하게 밀양으로 돌아왔다. 고유의 애인도 고유 못지않게 갖은 고생을 했다. 봉건사회에서 처녀가 시집도 안 가고 10년을 견뎌 냈으니 그간의 고생은 이루 말할 수 없었다. 백방에서 들어오는 청혼을 물리치자니 우선 그 구실이 문제였다. 엄한 아버지에게 몇 번이나 매를 맞는 등 고문을 당하다시피 해서, 어쩔 수 없이 고유와의 관계를 실토해 버렸다. 그녀는 고유에게 몸을 바쳤다고 거짓말까지 했다.

아버지가 상심하는 모습을 차마 볼 수 없어서 집을 나간 적도 있었고, 고유를 찾으려고 했으나 찾을 도리가 없었고, 그래서 몇 번이나 죽을 생각을 했다. 10년 가까이 소식이 없자 고유의 생사조차 의심했다. 그러나 그녀는 고유와 이별할 때 약속한 것을 잊지 않고 길쌈과 농사짓기, 게다가 해산물 무역까지 해서 수백 석의 추수를 받는 부자가 되었다. 늙은 아버지는 고유와 이별한 지 3년 만에 세상을 떠났고, 그녀는 자기 손으로 큰 재산을 모으게 되었다.

낙방하고 거지꼴로 돌아온 고유를 그녀는 극진히 맞았다.

"아무 걱정하지 마세요. 사람의 성공은 운과 때가 있는 것입니다. 그리고 아직 젊습니다. 지금도 늦지 않았으니 더욱 열심히 하셔서 꼭 과거에 합격하세요."

오히려 이렇게 고유를 격려하는 것이었다. 10년 전 그때와 조금도 변함없는 애정으로 희망의 앞날을 밝혀 주는 그녀였다.

"여보, 실은 내가 장원급제를 하여 밀양부사로 임명받았소. 내가 무슨 의심이 들어 장난을 하려고 했겠소마는 상감마마께서……."

고유는 실토해 버렸다.

"이 모든 것이 당신 덕택이오."

이렇게 말하면서 그녀에게 고맙다고 치하했다. 이와 같이 서로 성공한 두 사람은 다음 날 결혼식을 올렸고, 이어서 밀양부사로 부임하고자 준비했다. 결혼식장에서 아내가 그 재산의 반을 빈민에게 나누어 줄 것을 선언하자 모여든 군중의 감격과 칭송은 더 말할 것이 없었고, 이 소설 같은 입지 성공담은 전국 방방곡곡으로 퍼져 나갔다.

고유는 아내가 번 재산과 자기가 머슴살이하면서 모은 재산이 있어서 부유하게 살 수 있었다. 따라서 백성의 재물을 탐내지 않고 깨끗한 정치를 할 수 있었다. 정치를 생업으로 삼는 오늘의 정치인은 모름지기 이 고유의 정신을 본받아야 할 것이다.

인생의 밑바닥인 시골 머슴살이로 출발해서 10년 고학 끝에 밀양부사로 부임한 고유는 가난한 백성의 실태를 잘 알았기 때문에 백성을 잘살게 하기 위한 일념으로만 정사를 베풀었다.

그의 치적은 괄목할 만했다. 얼마 안 있어서는 경상감사로 승진했고, 이어서 이조판서에 올라가게 되었다. 부인 박 씨도 정부인의 품위를 받고 부부 화목, 백년해로하며 만복을 누렸다.

이야기는 이렇게 끝을 맺는데, 나는 감격의 눈물을 흘렸습니다. 나도 13세 때 일본 동경으로 건너가 고유보다 몇 곱이나 더 고생을 했습니다. 그때는 관동대지진 직후라서 일본 사람은 한국 사람이 보이기만 하면 죽여 버렸습니다. 13세 소년이 이역만리 타국에서 취직은 고사하고 거지 노릇도 못 하는 인생 최악의 역경으로 전락한 것입니다. 나는 그런 인생 최악의 역경에서도 고유와 같은 정신으로 일본 사람에게 일해 주었고, 그들도 나를 존경해 주었습니다. 그래서 나는 내 책에 '인생도처유청산(人生到處有靑山)'이란 말을 쓰며 학생들을 격려하고 있습니다. 즉 붙잡히면 죽는 인생, 최악의 역경에서도 고유와 같은 정신으로 남에게 봉사하면 가는 곳마다 인생의 낙원을 발견할 수 있다는 뜻입니다.

현대인이 살고 있는 환경 하나하나, 보고 느끼고 행하는 일 하나하나가 사람에게 불쾌감을 주고 분노를 자아내게 합니다. 그래서 사람의 몸속에서 사람을 죽이는 무서운 독이 만들어지고 있습니다.

남은 그럴망정 자신은 남을 불유쾌하게 하거나 노하게 하지 말아야 합니다. 남을 불유쾌하게 하고 노하게 하면 자기 자신과 상대방, 게다가 구경꾼의 몸속에서도 그 무서운 독이 만들어진다는 것을 부디 잊지 말기 바랍니다. 우리가 남에게 화를 내는 근본 원인은 상대방이 내 뜻대로 해주지 않기 때문입니다.

'남에게 대접을 받고자 하는 대로 너희도 남을 대접하라.'(누가 6:31)

이 말은 만고불변의 진리입니다. 고유는 바로 이 진리를 실천한 사람입니다.

'먼저 씨를 뿌려라. 그러면 거둘 수 있다. 인간의 싸움과 분노는 씨를 뿌리지도 않고 거두려는 데서 시발한다.'

고유와 같은 정신으로 살아간다면 싸울 일이 없게 된다는 것을 부디 명심하고 명심하세요. '웃으면 복이 와요.' 이런 정신으로 일생 웃으면서 행복하게 살아가세요.

19. 안식 건강법

1) 영원불멸의 건강 진리

① 자연에 순응하며 건강, 치병하세요. 화학비료와 농약으로 황폐해진 농토도 화학비료와 농약을 금하고 3년간 퇴비로 농사를 지으면 옥토로 환원할 수 있습니다.

② 인간의 육체도 이처럼 공해 식품과 의약으로 황폐해져 있으나 이것을 금하고 3년간 꾸준히 자연식을 하면 원래 건강체로 환원할 수 있습니다. 만일 자연식이 아닌 부자연식이나 약에 의존하면 사태는 점점 악화 일로를 걸을 따름입니다. 현재 약에 생명을 의지하고 있는 사람은 약을 끊는 법을 알아야 하고, 약을 끊지 않으면 약으로 죽게 되니 특별히 주의하십시오.

③ 디디티(DDT), 파리약 등 살충제를 뿌리면 나비, 벌 같은 좋은 벌레도 죽어 버립니다. 수돗물을 만들기 위해 염소로 소독하면 물의 좋은 성분이 죽어 버리고, 물을 마시는 인간의 간장, 위장, 심장, 신장 등도 나빠져서 무서운 암을 유발합니다.
④ 농약은 농토의 자연생리기능을 망쳐 버립니다. 이처럼 인간이 먹는 약도 인체의 자연생리기능을 망쳐 버립니다. 약을 먹는 한 일생 약의 노예가 되니 자신의 자연생리기능을 강화할 수 있도록 노력하십시오.

인간이여 자연으로 돌아가라!(루소)
인간은 자연으로부터 멀어질수록 질병에 가까워진다.(괴테)

무엇이 나쁜 음식물인지를 아는 것이 제일 급선무입니다. 고칼로리 식품이 최고의 영양식이라고 오판하는 한 영원히 문제가 해결 안 됩니다. 인간이라면 누구나 오래 살고 싶을 겁니다. 그러나 오래 사는 게 중요한 것이 아니라 건강하게 사는 게 중요합니다. 골골거리면서 100세를 살면 행복할까요? 무조건 건강하게 살아야 합니다. 이 점을 특별히 주의하면서 다음에 말하는 것을 실천한다면 일평생 건강하게 살 수 있습니다.

가) 안식 건강법 제1원칙
몸속에 누적된 독을 일소해야 합니다. 서울의 청계천은 예전에 맑은 물이 흘렀기 때문에 청계천이라고 불렀는데 공장과 가정의 폐수로 인해 탁계천이 되어 버렸습니다. 어떻게 하면 옛날의 청계천으로 환원할 수 있을까요? 폐수가 흐르지 못하도록 하고 맑은 물만 흐르도록 해야 합니다. 개천 양쪽에 하수도관을 묻어 폐수가 그곳으로만 흐르게 하고 가운데는 맑은 빗물이 흐르도록 해야 합니다.

그럼 인간의 혈관이 탁계천이라면 청계천으로 환원하는 방법은 뭘까요? 뭐, 혈관 속에 하수도관을 묻으라고요? 혈관이 공해 식품, 약, 술, 담배 등으로 더러워졌으니까 단식하며 깨끗한 자연수를 마셔야 깨끗해집니다. 다음은 자연수의 기본 작용입니다.

① 진한 것을 희석한다. 진한 병독도 묽어진다.

② 고체를 녹인다. 고체와 같이 지독한 병독도 녹여 버린다.

③ 세척, 제독한다.

생수는 지역에 따라 다소 차이가 있지만 대체로 용존산소(물속에 녹아 있는 산소의 양)가 높고, 칼슘, 마그네슘, 철, 칼륨, 요오드, 초산염, 인산염, 에마나치온, 라듐 등이 들어 있는 양질의 생수를 마시면 설사가 멎고 만병이 치료됩니다. 인체의 약 70퍼센트는 물로 되어 있기 때문에 나쁜 물을 마시면 건강이 절대로 존재할 수 없습니다. 물을 불로 끓이면 용존산소는 증발해 버리고 기타 모든 성분도 소멸하거나 활성을 잃게 됩니다. 따라서 끓인 물을 금붕어에게 주면 죽어 버리고 화초도 말라 버립니다. 수돗물을 소독하는 염소는 병원균을 죽이지만 물의 좋은 성분도 죽여 버립니다. 해충을 죽이는 디디티가 익충인 벌, 나비, 거미 등을 죽이는 것과 같습니다.

일본 오사카 공중위생연구소의 연구 결과를 마이니치신문이 8단으로 보도한 바에 의하면, 수돗물을 소독하는 염소는 간장을 심하게 해친다고 합니다. 그래서 간장병 환자가 급증하고 있는 것입니다.

미국의 환경보호국(EPA)이 실태 조사와 연구를 해서 발표한 바에 의하면, 수돗물을 소독하는 염소는 간장, 심장, 신장, 위장 등을 해칠 뿐만 아니라 무서운 암을 유발한다고 합니다. 그래서 수돗물에 포함된 독소의 양을 규제하고 있는데, 작은 독이 모이면 큰 독이 되기 때문에 규제해 봤자 소용없는 것입니다.

나) 안식 건강법 제2원칙

자연식을 해서 살과 피를 깨끗하게 해야 합니다. 우리 몸을 만드는 것은 무엇인가요? 음식물입니다. 그럼 우리 정신을 만드는 것은 무엇인가요? 역시 음식물입니다. 육식동물인 사자와 초식동물인 양의 성질을 비교해 보세요. 나쁜 음식물을 먹으면 몸과 정신에 병이 생깁니다. 음식물이 우리 몸과 정신 건강의 제1 기초라는 것을 절대로 잊어서는 안 됩니다.

음식물 중에서 제일 중요한 것은 쌀입니다. 쌀 중에서 씨눈, 쌀겨를 깎지 않은 원래 그대로의 쌀을 현미라고 합니다. 현미의 영양가는 백미의 100곱 이상이고, 병을 치료하는 제1급 명약입니다.

'뭐, 현미 따위로 병을 예방하고 치료할 수 있다고? 그런 터무니없는 거짓말을 누가 믿는단 말인가?'

이렇게 의심하는 사람이 있는데, 나 안현필은 현미로 암을 위시한 각종 현대병을 치유한 경험이 많다는 사실을 부디 잊지 말기 바랍니다.

다) 안식 건강법 제3원칙

기준치 운동을 해야 합니다. 인체의 운동을 자동차에 비유해 설명하면 다음과 같습니다.

① 자연식을 하면 피가 최고로 맑아집니다. 이렇게 맑은 피라도 운동으로 순환시키지 않으면 썩어서 병을 만듭니다.

② 자동차는 너무 느리게 또는 너무 빠르게 달리면 연료만 많이 먹고 고장이 납니다. 경제속도로 달리면 연료도 적게 먹고 고장이 안 생깁니다.

③ 인간도 기준치 운동을 해야 완전히 건강, 치병할 수 있습니다. 기준치는 170에서 자기 나이를 뺀 숫자이고, 오차는 아래위 5입니다.

35세인 경우를 예로 설명하겠습니다. 170에서 35를 빼면 135이고, 135에서 5를 더하면 140, 135에서 5를 빼면 130, 즉 운동할 때 1분간 맥박 수가 130에서 140이 되도록 노력하라는 뜻입니다. 맥박이 기준치에 오르고 난 다음이라도 자기 체중의 반 정도 되는 시간은 운동해야 합니다. 자기 체중이 60킬로그램이면 30분간 운동을 하라는 말입니다. 운동하는 도중 피곤해서 계속하기 어려우면 앉아 쉬면서 맥박을 짚어 보고, 기준치에 미달한다면 더 노력해서 기준치에 이르도록 합니다. 이 기준치 운동을 안 하면 피가 병든 곳까지 돌지 않기 때문에 치병할 수 없습니다. 그럼 기준치 운동에 대한 결론을 내리겠습니다.

① 반드시 자연식을 하고 피를 깨끗이 한 연후에 기준치 운동을 해야 합니다.
② 기준치 운동을 하면 피가 전신으로 골고루, 특히 병든 곳까지 돌기 때문에, 몸속의 독이 땀으로 빠지기 때문에, 완전히 건강, 치병할 수 있습니다.
③ 이 운동을 하면 피곤이 풀리고, 어떤 방법으로도 고칠 수 없었던 감기와 기타 최악의 난치병과 불치병이 물러납니다.
④ 기준치 운동을 하면 땀이 쥐어짜듯이 흐르고, 옆 사람과 대화해도 숨이 안 찹니다.

2) 15가지 건강식품이 장수 비결

이번에는 앞서 얘기한 미국의 노엘 존슨에 대해 상세하게 설명하겠습니다. 칠순 노인 노엘 존슨은 중한 심장병으로 단 10보도 걷기가 힘들었습니다. 그의 부인도 10년 전 중풍으로 죽어서 일생 피땀 흘려 번 돈을 병원비와 약값으로 다 탕진하고 말았습니다. 살던 집도 작은 집에서 더 작은 집으로 줄이면서 살아왔는데, 이제는 셋집을 얻어야 할 형편이고 수입은 전무 상태였습니다.

그러나 그는 70세에 이대로 죽을 수 없다면서 분기했습니다. 그는 약국에서 비타민, 미네랄 등을 많이 사 먹었으나 아무런 효과를 보지 못했습니다. 건강에 관한 책도 무수히 읽었으나 A 책은 이렇게 말하고, B 책은 저렇게 말하고, C 책에서는 A와 B 책의 것을 다 부정해 버리니 도무지 어느 것을 믿어야 할지 종잡을 수가 없었습니다. 그러나 무수한 책을 읽는 동안 드디어 건강에 관한 참진리를 깨닫게 되었습니다. 약이 인체의 자연생리기능을 마비, 약화시켜서 끝내는 사람을 죽인다는 것을 뼛속으로부터 느낀 것입니다. 다 죽어 가는 인체의 세포를 살리기 위해서는 생식, 특히 종자를 먹으며 기준치 운동을 해야 된다는 것, 약을 먹으면 자연식의 효과가 말살된다는 것을 깨달은 것입니다.

그는 생식 중에서도 종자를 생식하는 것이 최고라는 것을 알고는 각종 종자와 채소를 생식했습니다. 그와 동시에 집 근처에 있는 400미터 길에서 걷기와 뛰기 연습을 시작했습니다. 처음에는 단 10보도 걷기가 힘들어 앉아 쉬면서 맥박을 쟀습니다. 그의 기준치는 105~95였는데, 첫 10보를 걷자마자 115로 뛰어올랐습니다. 한참 쉬었다가 다시 10보 걷기를 시작했습니다. 이렇게 오랫동안 반복하자 드디어 105~95가 되었습니다.

그는 400미터 길을 4시간이나 고투한 끝에 정복했습니다. 집으로 돌아와 한잠 자고는 또 걷는 연습을 했습니다. 그와 같은 노력을 1개월 정도 하니까 400미터 길을 쉬지 않고 걸을 수 있었습니다. 그 후 1년간 빨리 걷기와 뛰는 연습을 끈질기게 한 결과, 드디어 쉬지 않고 뛸 수 있게 되었습니다. 그와 동시에 오랫동안 그를 괴롭히던 심장병이 완전히 물러갔고, 피도 최고로 맑아졌습니다.

그 맑은 피를 기준치 운동으로 병든 곳까지 순환하게 하자 병마는 '아이고, 무서워라' 하면서 꼬리를 말고 도망간 것입니다. 이처럼 운동으로 백혈구를 순환시키지 않으면 병이 치료될 수 없습니다. 맑은 피가 잘 돌면 운동하기도 힘들지 않습니다. 또 그가 생식, 운동하는 데 드는 돈은 보통 생활비의 반도 안 되었습니다. 약으로 망했다가 자연식과 운동으로 다시 일어선 것입니다.

내 건강법은 노엘 존슨보다 한 걸음, 아니 100걸음 더 앞서고 있습니다. 바로 몸속에 누적된 독을 일소하기 때문입니다. 그렇습니다. 삼위일체로 치병하는 수밖에 없습니다.

심장병에 걸려 단 10보도 못 걷던 사람이 불요불굴의 의지로 이렇게 되었는데 왜 절망하며 울고 있습니까? 살겠다는 불굴의 의지만 있으면 어떤 중병도 물리칠 수 있습니다. 절대 안정만 하고 있으면 피가 돌지 않기 때문에 절대로 죽을 도리밖에 없습니다.

'나는 산다! 나는 결코 이대로 죽을 수 없다!'

굳은 의지로 병마를 물리치세요. 병은 불요불굴의 의지만이 극복할 수 있습니다.

'노력, 그리고 인내야말로 쓰라린 인생을 광명으로 이끄는 참된 안내자이다. 살아서 굴욕을 받느니보다 차라리 분투 중에 쓰러짐을 택하라!'

나는 중병에 걸려 10보 걷기는 고사하고 누워 있거나 앉아만 있는 사람이 많다는 것을 알고 있습니다. 나도 그런 경험이 있습니다.

그런 사람에게도 적합한 운동이 있다는 것을 명심하기 바랍니다.

　일본의 유명한 영양학자 스기모토 가즈요시 박사가 말하기를 쌀(현미), 콩, 멸치, 무가 일본인의 건강을 지키는 사천왕이라고 했습니다. 같은 황인종이지만 한국인과 일본인의 평균 수명은 엄청난 차이가 있습니다. 우리도 그 원인을 연구해서 장수해야 합니다.

　노벨 생리학상을 받은 미국의 벤저민 프랭크 박사는 20여 년 동안 핵산 식품을 연구했는데, 핵산이 많은 식품을 다음과 같이 발표했습니다. 다음 식품을 먹으면 늙지 않고 젊어진다니까 매끼에 2종 이상을 먹도록 노력해야 합니다. 각 식품의 핵산 함유량 단위는 100그램에 들어 있는 밀리그램입니다.

　콩 1,368밀리그램, 멸치 1,187밀리그램, 가다랑어 746밀리그램, 표고버섯 634밀리그램, 정어리 466밀리그램, 새우 392밀리그램, 전갱이 382밀리그램, 꽁치 326밀리그램, 굴 284밀리그램, 참치 236밀리그램, 고등어 182밀리그램입니다.

　이상에서 보는 바와 같이 천더기 콩과 멸치에 핵산이 두드러지게 많습니다. 그래서 일본인이 세계 최고로 장수하고 경제 대국을 이룩한 것입니다. 이 식품을 먹으면 머리도 좋아집니다.

　나는 18년간 일본인과 함께 먹고 자고, 심지어는 중·고등학교에서 영어를 가르쳤고, 학급 담임까지 한 경험이 있기 때문에 그들의 식성을 너무나 잘 압니다. 그들은 위의 식품 외에도 김, 메밀, 각종 생선, 식초, 엽차 등을 많이 먹습니다.

내가 60여 년간 연구하고 경험한 바로는 다음의 15천왕 식품을 먹으면 일본인보다 월등하게 장수할 수 있습니다. 따라서 매끼에 이것을 먹도록 제도적으로 장치해 주기를 바랍니다. 15천왕 식품은 현미나 현맥, 콩, 멸치, 무, 마늘, 깨, 김, 시금치, 당근, 미역, 쑥, 메밀, 양파, 감자, 식초입니다.

식사 때는 언제나 위에서 말한 15천왕 식품을 기본 식품으로 하고 다른 식품은 곁들여 먹기 바랍니다. 흔해 빠진 천더기라고 생각하며 멸시했다가는 병이라는 천벌을 받습니다. 고칼로리 식품인 육류는 피를 더럽혀서 병균의 온상을 조성하나 15천왕 식품은 살과 피를 깨끗하게 합니다.

15천왕 식품으로 밑반찬을 만들어 놓으면 반찬 걱정을 하지 않아도 됩니다. 앞에서 안식보약된장, 양파김치, 멸새콩 볶음을 만드는 방법은 소개했으니 생략하고, 요긴하게 먹을 수 있는 몇 가지 요리방법을 소개하겠습니다.

먼저 채수맛나간장입니다. 기본 재료는 콩간장, 조기 새끼 한 무더기(약 30마리), 양파 많이, 미림, 물엿 또는 원당, 식초, 생강, 마늘이 들어갑니다. 큰 찜통에 이상의 재료를 담고 간장을 찜통의 5분의 4 정도 넣으세요. 강한 불, 중간 불, 약한 불로 약 1시간 동안 달이되 간장은 반드시 한국의 재래식 콩간장이라야 합니다. 즉 메주콩과 굵은 김장 소금으로 양조한 것이라야 합니다. 불을 끄고 식은 다음에는 식초를 타서 변질을 막으세요. 식초는 간장을 만들 때와 만든 후 2회 사용합니다.

이 채수맛나간장으로 모든 반찬과 국을 요리하고, 앞에서 말한 양파김치와 멸새콩 볶음을 만들 때도 사용하세요. 채수맛나간장을 한 달에 한 번만 만들어 놓으면 매일 반찬을 만드느라 고생할 필요가 없습니다.

다음은 생콩과 생마늘의 식초 절임입니다. 생콩과 생마늘에 놀라운 영양가와 약효가 있다는 것은 이제 알겠지요? 위의 채수맛나간장 50퍼센트와 천연식초 50퍼센트를 섞은 다음 메주콩이나 검은콩의 생콩, 두 토막 낸 생마늘, 생강, 깻잎, 무를 넣으세요. 약 1주일 후에 먹으면 됩니다.

다음은 무김치와 배추김치입니다. 무와 배추를 적당한 크기로 썰어서 채수맛나간장에 담갔다가 약 2시간 후 건져서 물기를 뺍니다. 채수맛나간장, 양파김치, 고춧가루, 마늘, 생강, 식초, 참기름을 넣고 혼합한 다음 위의 무와 배추를 넣고 버무립니다. 약 3시간이 경과하면 겉절이 김치가 되고, 약 30시간이 경과하면 맛 좋은 무김치와 배추김치가 됩니다. 나는 식초를 좋아하기 때문에 보통보다 좀 많이 씁니다.

우리 여성은 김장을 하느라 많은 고생을 하는데, 이상과 같이 무김치와 배추김치를 만들어 놓으면 고생을 덜 수 있습니다. 우리나라의 김치 역사에 새로운 장이 열리는 순간입니다. 83세 홀아비인 이 늙은이가 개발한 것이니 여러분이 더 노력해 진보, 개선해 주시고, 맛이 좋으면 혼자서만 먹지 말고 그 견본과 설명서를 보내 주면 대단히 고맙겠습니다.

여자들은 대체로 안 서방을 매우 좋아합니다. 이 쭈글쭈글한 노인을 왜 좋아할까 하고 곰곰이 생각한즉, 첫째로 아침을 먹지 말라고 하니까 그렇습니다. 그 지겨운 아침 준비를 할 필요가 없기 때문입니다. 둘째로 안식보약된장, 채수맛나간장, 멸새콩 볶음, 양파김치를 한 달에 한 번만 만들어 놓으면 반찬 걱정을 할 필요가 없어서 그렇습니다.

우리 집에서는 건강연수를 하기 때문에 연수생에게 식사를 제공합니다. 안식보약된장, 채수맛나간장, 양파김치, 멸새콩 볶음을 미리 만들어 두면 연수생이 아무리 많아도 신속하게 급식할 수 있습니다. 고등어를 채수맛나간장으로 조리고, 미역, 시금치, 무 등을 채수맛나간장과 양파김치로 국을 끓여 주면 아주 맛있다면서 잘 먹습니다. 지난번에는 현미 떡국을 끓여 주었더니 아주 좋아했습니다. 다음에는 무공해 통밀가루로 수제비, 손칼국수를 급식할 생각입니다. 맛이 희한할 겁니다. 생각만 해도 군침이 돕니다.

20. 생식의 기적

1) 체질개선으로 병의 뿌리 뽑는다

과거에 나는 책상 위에 두 개의 새장을 두고 각 새장에 수컷과 암컷 한 쌍씩 넣고 사육한 적이 있습니다. A 새장의 새에게는 좁쌀, 자연수, 생채소를 주고, B 새장의 새에게는 조밥, 수돗물, 삶은 채소를 공급하고는 그들이 자라는 과정을 주의 깊게 관찰했습니다. 그런데 B 새장의 새는 3일이 지나면서부터 시들시들해 가더니 1개월도 못 되어 죽어 버렸습니다. 한편 A 새장의 새는 하루 종일 지지배배 노래를 부르고, 휙휙 날아다니는 등 조금도 피곤한 기색을 보이지 않았습니다. 믿지 못하겠다면 나와 똑같은 시험을 해보기 바랍니다.

가) 생식의 과학적 근거 1

① 인체의 약 70퍼센트는 수분이므로 물이 인체의 제1 주성분입니다. 이 물을 염소로 소독해 수돗물로 만들면 독수가 되고, 100도 이상으로 끓이면 물의 좋은 성분이 다 죽어 버리기 때문에 사수가 됩니다.

② 식품을 100도 이상으로 가열하면 인체의 제2 주성분인 단백질의 양이 반감함과 동시에 자연식의 염분도 4분의 3 정도 감소합니다. 소금은 인체의 소화액과 적혈구를 만드는 작용을 하기 때문에 생명을 좌우합니다. 야생동물은 자연식에 포함된 염분을 먹기 때문에 병이 없지만 인간은 화식하기 때문에 염분을 자연식의 4분의 1밖에 섭취하지 못하므로 병에 걸립니다.

결론은 인체의 제1 주성분인 물과 제2 주성분인 단백질, 이것을 소화시키거나 피를 만드는 염분을 불로 죽여서 먹는다면 인간은 기필코 병에 걸리고 맙니다.

나) 생식의 과학적 근거 2

효소란 무엇입니까? 효소는 우리가 먹는 식품을 소화 흡수해서 생명을 유지하게 하는 위대한 일을 합니다. 효소는 우리가 먹는 식품을 화학적으로 변화시켜 몸에 필요한 영양소를 만듭니다. 예를 들어 몸을 화학공장이라고 한다면, 그 화학공장의 주임 기사 또는 공장장 노릇을 하는 것이 바로 효소입니다. 효소가 없다면 우리가 먹는 식품은 소화가 안 되어 원형 그대로 남고, 살, 피, 뼈 등도 만들어지지 않습니다. 효소의 수는 하늘의 별만큼이나 많아서 알려진 것만도 1,000여 종이나 됩니다. 이런 효소의 수가 적거나 기능이 약화되면 몸에서 병이 생기고, 효소의 수가 많아지고 기능이 강해지면 무병, 건강, 장수할 수 있는 것입니다. 다음은 효소가 필요로 하는 조건입니다.

① 효소는 섭씨 30도 또는 40도 내에서 가장 힘차게 활동하고, 70도가 넘으면 기능을 상실하거나 사멸하고 맙니다. 따라서 인체 온도가 37도이므로 생식하면 효소가 최고로 힘차게 활동합니다. 특히 주의할 것은 효소를 70도 이상으로 가열하면 효소의 기능이 약해지고 100도가 넘으면 거의 사멸해 버린다는 점입니다. 인간이 병에 걸리고 빨리 죽는 제일 큰 원인은 바로 화식에 있다는 것을 잊지 말아야 합니다.

우리가 화식하면 생리적으로 생채소나 과일이 먹고 싶어지는데, 그것은 생체가 살아가기 위해 효소를 요구하기 때문입니다. 그래서 인간은 화식을 하더라도 70세까지 살 수 있는 것입니다. 만일 생채소와 과일을 전혀 먹지 않고 화식만 한다면 7년 이상 살기 어렵습니다. 그러나 완전 생식을 한다면 150세 이상 살 수 있습니다.

생식을 하면 살과 피가 맑아집니다. 그 맑은 피도 운동을 하여서 순환시키지 않으면 썩어서 병을 만듭니다. 먹는 것만으로 건강할 수 있다고 생각한다면 큰 오산입니다. 먹는 것과 똑같이 중요한 것이 운동입니다.

② 일본이 낳은 세계적 건강 학자 니시 가츠조 선생은 그의 저서에서 '끓는 물에서는 효소의 작용이 일어나지 않으니 끓이지 않은 자연수를 마시자'고 강조하고 있습니다.

다) 생식의 과학적 근거 3

비타민 C는 피부를 강하고 아름답게 하며, 병균에 대항하는 저항력을 강화시킵니다. 또 피를 맑게 해서 모세혈관까지 잘 순환시키기 때문에 만병을 예방하고 치료하는 데 지극히 중요한 역할을 합니다. 또 신진대사를 왕성하게 하고 지능지수를 높이는 데도 크게 도움을 줍니다. 이와 같이 중요한 비타민 C는 생것에만 있고 불로 익힌 것에는 없습니다.

그러면 화식했을 때 어떤 변화가 일어나는지 종합적으로 정리해 보겠습니다.

① 몸의 제1 주성분인 물의 생명이 죽어 버립니다. 물에는 온갖 중요한 영양소의 씨가 들어 있습니다.
② 몸의 제2 주성분인 단백질이 반감됩니다.
③ 위액과 적혈구를 만드는 데 필수 불가결인 염분이 4분의 3이나 감소합니다.
④ 음식물을 화학적으로 변화시키는 효소의 생명이 죽어 버립니다.
⑤ 피부를 강하게 하는, 피를 맑게 해 순환시키는, 병균에 대한

저항력을 강하게 하는, 신진대사를 왕성하게 하는 비타민 C 가 완전히 죽어 버립니다.

2) 머레이 로즈의 생식

고기를 먹으면 순발력은 강해지나 지구력은 약해집니다. 그와는 반대로 곡·채식을 생식하면 순발력과 지구력이 강해집니다. 수영은 순발력, 지구력 모두 강해야 하는 운동으로 호주의 수영왕 머레이 로즈는 육식을 엄금하고 종자, 채소, 해초를 생식한 결과 멜버른과 로마 올림픽에서 2회 연속으로 3관왕에 올랐습니다. 일본 수영도 전에는 하위권이었는데 지금은 상위권으로 들어가게 되었습니다. 그 원인을 알아본즉, 수영 감독이 선수에게 고기 대신 소가 가장 좋아하는 콩을 먹으라고 한 것입니다.

나는 이언 로즈가 쓴 『신앙, 사랑, 그리고 해초(FAITH, LOVE, AND SEAWEED)』라는 책을 읽고 크게 감동했습니다. 저자 이언 로즈는 머레이 로즈의 부친으로 심한 심장병으로 오랫동안 고생해 왔습니다. 그는 자신의 건강을 위해 건강에 관한 책을 무수히 읽었고, 약과 가공한 식품을 화식한 것이 몸을 망쳐 버렸다는 사실을 깨달았습니다. 고기와 설탕이 든 식품을 최고의 영양식이라고 생각했는데, 이게 오히려 사람을 병신으로 만드는 독약이었습니다. 그는 종자, 채소, 해초를 생식해서 살과 피를 맑게 했고, 그 맑은 피를 운동으로 순환시켰습니다.

이렇게 열심히 실행한 결과 오랫동안 그를 괴롭혔던 심장병이 완치되고 완전 건강체가 되었습니다. 그는 자기가 실천했던 것과 똑같은 방법으로 아들인 머레이 로즈를 어릴 때부터 키웠습니다. 아들의 양육을 위해 부인도 정성을 다했습니다. 아니 남편보다 더 적극적이었습니다. 남편과 같이 건강에 관한 책, 잡지, 신문을 무수히 탐독했던 것입니다.

놀랍고도 놀라운 사실은 아들인 머레이 로즈는 단 한 번도 고기를 먹어 본 일이 없다는 것입니다. 즉 소고기 맛을 몰랐습니다. 그는 드디어 성공해서 올림픽 3관왕이 되었습니다. 아들을 성공시키려면 부모 양쪽이, 특히 어머니가 노력해야 한다는 것을 보여준 좋은 예입니다. 그들은 영국에서 농장을 경영하다가 호주로 이주했고, 3관왕이 된 후에는 다시 미국으로 이주했습니다. 그들은 밤낮 건강에 관한 일만 전문적으로 연구했던 것입니다.

이 안현필이는 이 책을 읽고 얻은 바가 큽니다. 그래서 그들이 말하는 건강법 중에서 중요한 것을 간추려 말하겠으니 숙독해 주시기 바랍니다. 내 나이는 지금 83세지만 7년 후인 90세에 죽는다고 해도 너무 억울합니다. 한 번도 편히 살지 못했는데 무엇 때문에 그 고생을 했느냐는 말입니다. 나도 이언 로즈와 같이 열심히 공부하고 실천해서 기어이 150세 이상 살면서 이 일을 계속하렵니다.

로즈 일가는 원래 영국 태생인데 호주의 시드니로 이주하게 되었습니다. 어릴 때 그의 아버지는 머레이를 데리고 공원으로 놀러가 동물 사육사에게 물었습니다.

"이 동물은 어떻게 해서 이와 같이 원기가 왕성할 수 있습니까?"

"최근까지는 불로 익혀서 조리한 고기와 채소 사료를 주었더니 사망률이 높고 새끼 기르기도 퍽 어려웠으나 요즘은 생것을 먹였더니 이렇게 원기가 왕성하며, 또 새끼도 잘 기르고 있습니다."

그는 또 어느 건강 잡지에서 다음과 같은 글을 읽었습니다.

'미국의 필라델피아 동물협회 병리학자 폭스 박사가 5,000여 마리의 짐승과 새의 사체를 해부해 본 결과 다음과 같은 사실을 알게 되었습니다. 야생동물은 병으로 죽은 것이 아니라 총에 맞아서 죽고, 동물원에서 죽은 동물은 사람과 같이 가공식품을 화식하였기 때문에 죽은 것이었습니다.'

보라! 이 놀라운 기적을! 이 글을 운동선수가 꼭 읽도록 전해 주기 바랍니다. 그는 또 어느 잡지에서 다음과 같은 기사를 읽었습니다. 호주의 퍼시 세루티는 젊었을 때 올림픽에서 세계를 제패한 마라톤 선수였고, 후에는 감독이 되어서 존 랜디와 허브 엘리엇 같은 위대한 육상선수를 길러냈습니다. 퍼시 세루티는 다음과 같이 썼습니다.

'그 당시 나는 40세였습니다. 치아와 머리털이 거의 다 빠지는 등 몸 전체의 건강은 형편없었습니다. 바로 이때 내 집에서 수 마일 떨어진 곳에 살던 의사 한 분이 다음과 같은 식품을 먹으면 당신과 같은 병신이 된다고 말했습니다. ① 가공한 식품을 화식하는 것, ② 고기와 설탕이 든 식품을 먹는 것, ③ 약을 먹는 것입니다. 그 대신 종자, 채소, 해초를 생식하라고 권고했습니다. 그래서 나는 음식물을 생으로 먹기로 했습니다. 그때 나는 그저 건강해지기만 하면 다행이라고 생각했는데 몸이 강해져서 100마일 정도를 뛸 수 있으리라고는 꿈에도 생각하지 못했습니다. 그런데 천만뜻밖에도 오랫동안 앓아 왔던 관절의 류머티즘이 없어졌고, 몸이 경쾌해져서 100마일 정도는 얼마든지 뛸 수 있게 되었습니다. 그래서 용기를 내 25년 전 은퇴한 육상선수 클럽에 다시 가입했습니다. 드디어 나는 빅토리안 마라톤에서 우승을 했고, 동시에 기록 보유자가 된 것입니다.'

3) 현미 생식

먼저 어느 학생의 딱한 사정을 얘기할 작정이니 학생이 아닌 분도 꼭 읽기를 바랍니다. 앞에서 언급한 부산의 여학생 얘기를 더 자세하게 설명할 예정입니다. 부산일보사 대강당에서 강연이 끝나니까 18세가량 된 학생이 찾아와서는 공손한 태도로, 간절한 태도로 내게 물었습니다.

"저는 공장에서 막일을 하면서 대입검정고시 공부를 해 왔습니다. 시험 날이 임박했으므로 공장을 그만두고 독서실에서 공부에 전념하고 싶은데, 식비로 많은 돈을 쓸 수 없습니다. 독서실에서 자취할 수도 없고, 돈이 부족하기 때문에 식당에서 사 먹을 수도 없습니다. 이 일을 어떻게 하면 좋을지 몰라서 선생님의 가르침을 받으러 왔습니다."

"너의 얼굴을 보니까 몸속에 무슨 병이 있는 것 같은데 어디에 병이 있느냐?"

"위가 약해서 소화가 안 되고 시력이 약해서 글자가 잘 안 보입니다. 그리고 당뇨병도 있습니다."

"공부도 좋지만 그대로 가다간 큰 병에 걸려 생명에 문제가 생기겠구나. 네가 나를 안 만났더라면 헛된 음식물을 먹고 영양실조로 큰일 날 뻔했다. 내 말을 엄밀히 실행하면 3개월 내로 네 병이 고쳐지고, 학습 능률도 10배 이상 증진하게 될 것이니 똑똑히 잘 들어라."

항상 명심하고 명심해야 할 일은 가공식품을 화식하는 것보다 생식이 100곱 이상의 영양가가 있다는 사실입니다. 다음은 내가 그 학생에게 일러준 처방이니 학생이 아닌 일반 사람도 새겨듣기를 바랍니다.

① 쌀가게로 가서 현미를 소승 두 되나 대승 한 되, 콩은 소승 한 되, 깨는 소승 한 되, 그리고 슈퍼에 가서 콩된장과 현미식초를 사고 생마늘도 몇 통 구해라.

② 제일 중요한 것은 산에서 솟아나는 생수이니 매일 운동 삼아 꼭 길어다 먹어라.

③ 우선 현미, 깨, 콩을 씻고 돌을 제거해라. 네 이빨로 생쌀을 씹어 먹을 수 있느냐? 당뇨병 때문에 이빨이 흔들려서 씹을 수 없거든 현미와 깨를 생수에 하룻밤 담가 놓고, 콩은 식초에 담가 놓아라.

④ 된장에 생마늘을 다져 넣고 현미식초로 개어 놓아라.

⑤ 1일 1식을 점심 위주로 하되 현미 두 주먹, 깨 한 주먹, 콩 한 주먹을 먹는다. 이것을 합치면 약 반 공기가 되는데, 반드시 생으로 씹어 먹어라. 이것으로 밥을 지으면 한 공기가 된다. 콩은 10일 이상 식초에 담가 놓았다가 먹되 그동안 현미를 물

에 불려서 증량해 먹어라.

⑥ 된장에 무, 양파, 당근, 배추 등의 생채소를 번갈아 가면서 찍어 먹어라. 사과 같은 과일을 된장에 찍어 먹어도 좋은 반찬이 된다.

⑦ 이렇게 1일 1식 생식을 하면 영양가는 백미와 소고기의 100배가 된다. 거짓말이라고 생각할 것이나 어김없는 진실이다. 백미와 소고기는 병을 만드나 이상의 생식은 병을 근치시켜 준다. 더도 말고 딱 3개월만 속았거니 생각하고 실행해 보면 내 말이 진실이라는 것을 알 것이다. 이 가운데서 생수가 제일 중요한데, 아침에 일어나면 1잔 이상, 매시간 1잔씩을 마셔라. 단, 식전 1시간 동안은 마시지 말고, 식사 후에는 먹은 것이 내려가야 하기 때문에 반 잔을 마셔라.

이상과 같이 그 학생에게 1일 1식을 시킨 것은 그 학생의 여러 병을 치료하기 위해서입니다. 병이 없는 건강한 사람은 점심과 저녁 2식을 하여도 좋습니다. 3개월 후에 그 학생을 만났는데, 나를 얼싸안고 눈물을 흘리더니 감사하다고 말했습니다. 모든 병이 완치되었고 학습 능률도 10배가 아니라 10배의 10배 이상이나 증진되었다고 했습니다. 그런데 몸이 홀쭉 야위어 있었습니다. 병독이 빠졌기 때문인데 서서히 새살이 솟아오르니 걱정하지 말라고 했습니다. 그 학생은 살이 빠졌을망정 머리는 수정과 같이 맑아졌다고 했습니다. 처음 일반 현미를 먹으면 약 15일은 설사할 수 있으나 15일 후에는 설사를 안 합니다. 무공해 자연 현미는 처음부터 설사를 안 합니다. 설사를 할 때는 콩의 양을 줄이고 서서히 증량해야 합니다. 콩은 식초에 담근 후 10일 이상 경과하면 설사를 안 합니다. 그리고 될 수 있는 한 매끼에 멸치 말린 것을 10마리 정도 된장에 찍어 먹으면 좋습니다.

그래도 설사를 하면 양을 2등분해서 점심과 저녁 2식으로 나눠 먹어야 합니다. 그래도 설사를 하면 이상을 4등분해서 2일간 점심과 저녁 4식으로 나눠 먹어야 합니다. 그래도 설사를 하면 이상의 4분의 1을 1일 1식으로 해야 합니다. 물만 먹고 100일 이상 산 예가 있으니 결코 걱정하지 마세요.

공기, 물, 일광이 맑은 곳에서는 이상의 효과가 배가합니다. 강원도의 높은 산에서 캔 산나물을 된장에 찍어 먹는 것이 지상 최고의 보약입니다. 서울에서는 강원도의 맑은 공기와 물과 일광을 100억 원을 주고도 살 수 없습니다.

인체는 한없는 재생력을 지니고 있습니다. 우리 몸은 노쇠한 세포를 버리고 새로운 세포 만들기를 계속합니다. 이 재생력을 상실하면 죽습니다. 이 놀라운 재생력은 올바른 자연식과 올바른 운동에 의해서만 존속하고, 부자연식과 약은 재생력을 약화시키거나 소멸시킵니다.

인체의 놀라운 재생력을 나는 내 눈으로 똑똑히 보았습니다. 내가 인도하는 체질개선 연수회에서 어떤 분이 연수를 받을 때 일입니다. 연수 도중 몸의 고통이 심했는지 밖으로 나가서 한참이나 있다가 들어왔습니다. 얼마 후에 그런 행동을 또 했습니다. 그분의 부인에게 자세하게 물어봤더니, 놀랍게도 그는 암으로 위장과 췌장을 반쯤, 십이지장과 담낭은 다 절제하는 대수술을 받았다고 했습니다. 수술비는 2,000만 원이 넘었고 생존 가능성은 25퍼센트였습니다.

이 사실을 사전에 알았더라면 연수 참가를 거절했을 것이고, 이왕 들어온 사람을 내쫓는 짓도 차마 못 하겠고, 그래서 이 사람을 살리려고 최선을 다했습니다. 운동을 지도하는 정병우 원장을 그분의 집으로 보내서 개인 지도도 했습니다. 놀랍게도 3개월간 사력, 고투 끝에 재생해서 28인 등산 경기에서 1등을 했고, 다시 전과 같이 사업도 활기차게 하게 되었습니다. 그는 수술한 병원에서 종합 진단을 받은 결과, 병이 완치되었다는 것을 확인했습니다. 담당 의사가 묻는 말에는 그냥 거짓말로 대답했답니다. 병원 지시대로 항암제를 열심히 복용했다고.

사실 그는 연수받은 후부터 약은 단 한 알도 안 먹었습니다. 나는 현대 의학을 공부하지 않았으므로 무슨 약을 무슨 병에 쓰는지 전혀 모릅니다. 또 주삿바늘을 지독하게도 무서워합니다. 나는 나의 경험으로 체질개선을 지도할 뿐입니다. 환자의 병을 고친다는 엄청난 생각은 조금도 하지 않습니다.

체질이 개선되면 건강하게 되고 병도 자연히 물러갑니다. 이것은 도저히 막을 길이 없습니다. 나의 체질개선 건강법은 단순히 자연식으로 살과 피를 맑게 해놓고, 그 맑은 피가 전신으로 골고루,

특히 병든 곳으로 돌게 하는 운동을 하는 것뿐입니다. 이와 같이 간단한 일이 기적을 행하게 된다니, 나도 내가 한 일에 놀라고 말았습니다. 이 사실은 세계적인 초기적이라서 독자들은 믿지 않을 것입니다. 그리고 그 환자는 종전보다 식비를 많이 절감했기 때문에 돈을 쓴 것이 아니라 오히려 돈을 저축하면서 그 무서운 병마를 물리친 것입니다.

돈을 벌 목적으로 비싼 보약이나 건강식품을 팔면서, 달콤한 말로 속삭이면서 건강 강연을 한다면 속고 속이는 문제가 발생하나이다. 그러나 나는 그와 정반대로 가난한 사람도 행할 수 있는, 돈이 필요 없는 건강법을 주장하고 있으니 속일 틈이 없습니다. 부자만 행할 수 있는 건강법은 전부 가짜 건강법입니다.

내가 이런 말을 굳이 하는 목적은, 인체는 한없는 재생력을 지니고 있다는 사실 때문입니다. 그래야 실의와 절망에 빠져 상심하고 있는 중병 환자에게 희망과 용기를 줄 수 있습니다.

그분이 다음 연수 때 핫버드 운동기구를 구하러 왔기에 나는 연수생 앞에서 간증을 시켰습니다. 그런데 안색이 전보다 훨씬 나빠져 있어서 왜 그러냐고 물은즉, 기운을 차리기 위해 고기를 좀 먹었다고 말하는 것이었습니다.

병이 완쾌되었다 하더라도 1년 이내에 부자연식을 하면 병이 도질 뿐만 아니라 생명을 위협한다는 사실을 엄중히 경고합니다. 위암이 완치된 후 3개월 만에 보신탕을 먹고 죽은 사람도 있습니다. 1년 동안 체질을 완전히 개선한 후에 1주일에 한 번쯤은 식도락을 하여도 좋습니다.

이번에도 노엘 존슨 이야기지만, 앞에서 말한 것을 또 반복하지는 않겠습니다. 현미 이야기는 아무리 자주 해도 지나치지 않으나 이 영감님 이야기는 너무 많이 했습니다. 나도 솔직히 짜증이 납니다. 그래서 이번에는 노엘 존슨이 먹은 생식 종류를 구체적으로 얘기하겠습니다.

① 종자: 해바라기씨, 깨, 건포도, 대추야자, 양귀비씨, 잣씨, 호박씨, 무씨, 아마씨.
② 녹색 생채소: 산나물, 알팔파, 레몬잎, 민들레잎, 무청.
③ 꽃가루.

그러나 무슨 일이든 조급하게 돌진하면 실패합니다. 서서히 순리에 맞는 방법을 취하여야 합니다. 노엘 존슨이 양귀비씨, 아마씨, 알팔파, 레몬잎, 민들레잎을 먹었다고 해서 구하기 힘든 것을 구태여 먹을 필요는 없습니다. 우리가 쉽게 구할 수 있는 것 중에서 그것보다 나은 것이 얼마든지 있습니다. 말할 것도 없이 현미를 생으로 먹는 것입니다. 현미를 생식하는 방법은 모두 알겠지요?

현미 생식 대신 때때로 고구마, 감자, 옥수수, 밤 등을 생식하는 것도 지극히 현명한 일입니다. 쌀에 없는 영양분을 취할 수 있기 때문입니다.

지금 수많은 국민이 가짜 건강법에 속아 넘어가서 이 약 저 약, 이 건강식품 저 건강식품, 이 병원 저 병원으로 전전하다가 일생 피땀 흘려 번 돈을 다 날려 버리고는 죽어 가고 있습니다. 묵은 독자는 먼저 한 얘기를 또 한다고 짜증을 낼 수도 있습니다. 그런데 여러분은 천복을 받아서 진짜 건강법을 알게 되었고, 진짜 건강법을 모르는 사람은 전 국민의 90퍼센트 이상입니다.

여러분은 진짜 건강법을 알았으니 가짜 건강법에 속아 넘어가 돈 잃고 사람 망하는 일은 하지 말기 바랍니다. 또 나 혼자만의 건강은 돼지의 건강입니다. 남의 건강을 위해서 하는 일이 바로 내 건강을 위해서 하는 일입니다.

그리고 그와 같이 짜증을 내시는 분은 도대체 실행을 하면서 짜증을 내시나이까? 그러다가 누가 무언가가 건강에 좋다고 하면 귀가 솔깃해서 속아 넘어가지 않습니까? 이때까지 날려 버린 돈의 액수를 상상해 보세요. 나도 그 짓을 하느라 상거지로 몰락한 경험이 있기 때문에 이와 같이 구구절절이 충고하나이다. 건강은 인생 모든 일의, 특히 신앙의 총기초입니다.

항상 명심합시다.

가짜 건강법에 속아서 돈 없애고 사람 망하는 바보짓은 하지 마세요.

21. 새싹이 육체를 살린다

1) 새싹 생식을 연구하게 된 동기

나는 1년 9개월간 새마을운동 중앙본부 부속 새마을자연건강연구원에서 고문 겸 연구위원으로 있었는데, 그때 새마을단식연수원 환자에게 건강 강의를 한 적이 있습니다. 그때 실로 많은 경험을 했는데, 그중 하나가, 아니 그중에서 가장 중요한 것은 암을 위시한 현대 문명병을 치료하는 데 채소 생즙이 절대 필수라는 점입니다. 생채소에는 100퍼센트의 영양분이 있기 때문입니다. 화식만 해서 영양실조로 병에 걸린 환자라도 영양분이 100퍼센트 있는 생식을 하면 눈부신 효과가 있습니다. 또 채소 생즙은 산성화된 환자의 체질을 알칼리성으로 중화하는 데도 불가결의 요소입니다.

그 후 나는 더 연구해서 종자를 생식하는 것이 고차원의 생식이라는 것을 알게 되었습니다. 거기서 더욱 연구해서 알게 된 사실은 모든 식물성 식품은 새싹에 영양분이 가장 많이 들어 있어서 치병, 건강에 특효가 있다는 점이었습니다. 즉 새싹이 최고 차원의 생식이었습니다.

그럼 왜 새싹이 최고 차원의 생식인가 하고 생각할 것입니다. 환자와 노인의 세포는 보통 기진맥진해서 빈사 상태에 빠져 있습니다. 이렇게 다 죽어 가는 세포를 소생시키기 위해서는 죽은 식품을 먹지 말고 살아있는 식품을 먹어야 합니다. 곧 생식을 해야 합니다.

화학비료와 농약을 주지 말고 자연 비료를 주면서 3년간 꾸준히 종자를 뿌리면 건전한 농산물을 생산할 수 있습니다. 인간의 육체도 농토와 꼭 같습니다. 가공식품과 약으로 현대인의 육체는 황폐해 있습니다. 인간의 육체라는 농토도 가공식품과 의약을 금하고 3년간 꾸준히 현미 중심의 자연식을 하면 원래 건강체를 복구할 수 있는 것입니다.

씨는 생으로 뿌려야 새싹이 나옵니다. 몸이라는 농토에도 씨를 생으로 뿌려야 새 세포가 생겨난다는 진리를 깨달으십시오. 씨를 불로 죽여서 뿌려 보세요. 새싹이 나오는가요? 인간 바보는 이 이치를 깨닫지 못하고 화식하기 때문에 병고에 시달리는 것입니다.

그럼 씨 자체보다 새싹이 최고 차원의 생식이 되는 이유는 뭘까요? 씨를 그냥 흙에 뿌려서 자라게 하는 것보다 새싹을 내서 옮겨 심어야 빨리 자라는 이유는 알겠지요? 사람의 몸이라는 농토에도 씨를 직접 뿌리는 것보다는 새싹을 심어야 빠른 효과를 거둘 수 있습니다. 농부는 이 사실을 잘 알고 있습니다. 미국의 위크모어 여사는 밀의 새싹 생즙으로 위암을 고쳤는데, 이것이 계기가 되어 전 세계 학자가 새싹을 연구하게 된 것입니다.

나는 도시의 방 안에서 비료를 안 쓰고 자연수로만 새싹을 재배하는 방법을 개발하는 데 성공했습니다. 성공했다는 말을 전문가의 눈으로 볼 때는 우습겠지만, 농업에 전혀 경험이 없는 꽁 서방이 남에게 배우지 않고 자신의 머리로만 생각한 것이기 때문에 그런 언사를 남용했습니다. 좌우간 농토가 없는 도시인이 자기가 사는 방 안에서 무공해 채소를 재배해 자급자족할 수 있게 되었으니 이 얼마나 기쁜 소식입니까? 그것도 냄새나는 비료를 안 쓰고 자연수로만 재배했으니 말입니다. 참 재미가 있습니다.

나는 아침에 일어나자마자 화장실로 달려가는데 그 다급한 와중에도 먼저 이것이 얼마나 자랐는지를 보고 난 다음에 화장실 업무를 개시합니다. 취미와 오락치고는 최고급입니다. 먹는 즐거움도 겸하니 말입니다. 해바라기, 호박, 시금치, 깨, 홍당무, 쌀, 보리, 배추, 파, 마늘 등의 새싹을 재배해 봤는데, 방 안에서 물로만 재배할 수 있는 것 중에서 완전히 성공한 것은 콩나물, 무, 배추, 파, 마늘이고, 그 외의 것은 시원치가 않았습니다. 종자가 나쁜 탓인 것 같아 시골에서 볍씨와 보리씨를 구해서 재배해 봤더니 싹이 잘 나왔습니다. 콩나물, 무, 파, 마늘은 기술이 아무리 서툴러도 물만 주면 사정없이 자라기 때문에 나는 이놈들을 중점적으로 재배했습니다. 이 놈들을 부지런히 가꾸었더니 자급자족하고도 남아돌았고, 손님과 연수생에게 재배법을 알려 주면서 시식도 시켰습니다. 농토가 없는 도시인이 아파트 방 안에서 무공해 채소를 재배해 자급자족하고도 남아돈다는 사실은 도시인에게 최고의 희소식입니다.

나는 어떤 독자의 초대로 일본 요리를 대접받은 적이 있는데 그 때 처음으로 무의 싹을 맛보았습니다. 그 순간 이것이 바로 현대인의 공해독을 없애 주는 명약이라는 것을 절감했습니다. 앞에서도 말했지만 모든 식물성 식품은 새싹에 최고의 영양분과 최고로 강력한 효소를 내포하고 있습니다. 그 일본 요릿집 종업원에게 물었더니 스펀지에 면도날로 금을 긋고 그 사이에 씨를 뿌리고 자연수를 주면 싹이 나온다고 했습니다.

집에 와서 해봤더니 가능하기는 한데 좁은 공간에서 대량으로 생산하기는 불편했습니다. 기술 부족 탓인지도 모릅니다. 여러 방법으로 시도, 연구한 끝에 최소의 시설비, 최소의 공간, 최소의 자연수로 재배할 수 있게 되었습니다. 좌우간 무공해 콩나물, 무, 배추, 파, 마늘의 새싹은 좁은 방 안에서 재배해도 자급자족할 수 있다는 것입니다.

신묘하게도 무의 새싹은 무보다 맵습니다. 이 매운 것이 바로 좋은 소화제입니다. 나는 이 매운 무의 새싹을 생선 조린 국물에 찍어 먹는 것을 지극히 좋아합니다.

콩과 무는 둘 다 세계에서 최고로 장수하는 일본인이 즐겨 먹는 식품입니다. 콩과 무도 새싹에 최고의 영양분이 들어 있으니 매끼에 먹을 수 있도록 부지런히 가꾸기 바랍니다. 꽃을 가꾸는 것 이상으로 재미있습니다. 무공해 채소, 특히 그 새싹은 보약 중의 보약입니다.

무공해 채소는 구하기가 참 힘듭니다. 새마을단식원에서 이것을 구해 오라고 사람을 보내면 아침에 나가서 밤에 돌아옵니다. 그 당시에는 채소보다 새싹에 월등한 영양가가 있는 줄을 몰랐던 겁니다. 지금은 그런 고생을 할 필요 없이 방 안에서 새싹을 재배할 수 있으니 얼마나 고마운 일입니까? 이런 사실을 느끼면서 먹어야 더 효과가 있기 때문에 이와 같은 잔소리를 늘어놓는 것입니다.

씹어 먹을 수 없는 중환자에게는 즙을 짜서 먹이되 20센티미터 이하의 것을 사용하세요. 짜낸 찌꺼기는 내버리지 말고 양념을 해서 무쳐 먹으면 됩니다.

강원도의 높은 산 밑에 가면 산나물을 많이 구할 수 있는데 이 산나물도 새싹 이상의 약효가 있습니다. 게다가 이 산나물의 새싹이야말로 세계 최고의 보약입니다. 잔소리할 것 없습니다. 병나거든 그곳으로 가서 맑은 공기, 일광, 산나물을 먹으면서 내 책대로 3개월만 실행하면 만병이 치료됩니다. 탁한 공기 속에서 약을 먹으며 돈을 낭비하는 것보다 수만 곱의 가치가 있다는 것을 절실히 느낄 겁니다.

콩의 새싹이 너무 많이 나와서 미처 못 먹었더니 질겨서 못 먹게 되었습니다. 물만 주었는데도 이렇게 질기다니! 그래서 나는 물 연구를 시작했습니다. 원인은 물속에 온갖 영양소의 씨가 들어 있기 때문이었습니다. 그런 귀한 물에 소독약을 쳐서 물의 성분을 죽여서 마시다니, 어디 야생동물이 수돗물을 먹습니까?

뭐! 정수기로 정수해서 먹으면 되지 않느냐고요? 아니, 이 바보 같은 선생님들아, 염소로 소독해서 죽은 물을 정수기로 소생시킬 수 있습니까? 인간 바보는 한 치 앞도 내다보지 못해서 죽을 고생을 하고 있습니다. 인체의 약 70퍼센트가 물인데, 인체의 약 60조나 되는 세포가 독수에 잠겨 있는 섬으로 되어 있는데, 어찌 건강이 존재할 수 있겠습니까. 게다가 100도 이상 끓여서 완전히 죽은 물을 마시는데 말입니다. 인간은 마땅히 야생동물을 스승으로 삼아야 합니다.

2) 보리 새싹

미국의 위크모어 여사가 밀의 새싹 생즙으로 위암을 완치시킨 이래 세계 각국 학자는 새싹에 관심을 두고 깊이 연구하게 되었습니다. 그중 일본의 하기와라 요시히데 박사는 150여 종의 식물 새싹을 연구한 끝에 보리 새싹이 동양인에게 최고의 효과가 있다는 것을 알게 되었습니다.

현대인은 소금을 희도록 정제하는 과정에서 칼륨, 칼슘, 마그네슘 등을 없애 버리고 짜디짠 나트륨만 99.80퍼센트가 남도록 만듭니다. 칼륨은 몸속의 불필요한 나트륨을 몰아내 버리는 역할을 합니다. 고혈압은 칼륨 결핍으로 일어나기 때문에 의사는 고혈압 환자를 치료할 때 염화칼륨을 사용합니다. 염화칼륨은 세포 내에서 흡수가 잘 안 될 뿐만 아니라 궤양 등을 일으키는 화학물질입니다.

그러나 보리 새싹에 엄청나게 많이 포함되어 있는 천연 칼륨은 부작용이 없고 최고의 효과를 냅니다. 그래서 보리 새싹은 고혈압, 암, 심장병, 당뇨병, 기타 문명병 환자에게 세계 최고의 약이 되는 것입니다. 칼륨의 1일 필요량은 약 600밀리그램입니다.

이처럼 보리 새싹에는 현대인의 공해독을 몰아내 버리는 3대 영양소, 곧 알칼리, 칼륨, 칼슘이 다른 어떤 식품보다 풍부하게 들어 있습니다. 또 보리 새싹에는 비타민 C가 풍부하게 들어 있습니다. 비타민 C는 보리 새싹에 100그램당 328.8밀리그램, 파슬리에는 200밀리그램, 시금치에는 100밀리그램, 딸기에는 80밀리그램, 순무잎에는 75밀리그램, 무잎에는 70밀리그램, 단감에는 70밀리그램, 귤에는 40밀리그램, 사과에는 5.0밀리그램이 들어 있습니다.

비타민 C는 무슨 일을 합니까? 성인 1일 필요량은 50밀리그램으로, 피부를 강하고 아름답게 하고, 병균에 대한 저항력을 강화시키고, 피를 깨끗이 해서 모세혈관까지 잘 돌도록 하고, 지능지수를 높이고, 신진대사를 왕성하게 하고, 현대인의 원흉인 콜레스테롤을 감소시키고, 혈전 제거, 세포 강화, 뇌일혈을 예방하고 치료합니다.

이렇게 중요한 비타민 C는 생것에만 있고 불로 익히면 다 죽어버립니다. 야생동물은 생식하기 때문에 병이 없고, 인간과 인간이 사육하는 가축에게 병이 있는 원인은 바로 여기에 있습니다. 우리는 흔히 사과에 비타민 C가 많다면서 즐겨 먹습니다. 그런데 놀라지 마세요. 보리 새싹에는 사과의 60배가 넘는 비타민 C가 들어 있습니다.

보리 새싹에는 마그네슘이 풍부합니다. 마그네슘은 보리 새싹에 225밀리그램, 양배추 16.8밀리그램, 시금치 59.2밀리그램, 현미에는 120밀리그램, 백미에는 13.1밀리그램이 들어 있습니다. 마그네슘은 칼슘의 역할을 돕고 심장병을 예방, 치료하는 데 지대한 효과가 있습니다. 현대의 문명병 환자는 공통적으로 심장이 약하므로 마그네슘 함유량이 많은 보리 새싹이 구세주입니다.

보리의 특성은 늙은 보리보다 어린 새싹에서 더 강력하게 나타난다는 점에 주목하세요. 예로부터 우리는 통보리를 볶아 구수한 미숫가루를 만들어 마셨습니다. 다른 곡식도 많은데 왜 하필 통보리였을까요? 통보리의 속껍질에는 영양분이 다른 곡식보다 엄청나게 많이 들어 있기 때문입니다. 왜 그럴까요? 추운 겨울에 몸을 보호하느라 그렇습니다. 현미를 볶아서 미숫가루를 만들어 마셔 보세요. 보리 미숫가루 못지않게 구수하고 영양분도 많습니다. 앞으로 현미차, 현미 미숫가루가 많이 나오기를 바랍니다.

보리 미숫가루나 현미 미숫가루를 물로 개서 꿀꺽해 버리는 바보가 있는데, 왜 바보인가요? 소화 흡수도 안 되고 영양분을 섭취할 수 없기 때문입니다. 우리 입안에서 분비되는 침은 음식물의 반 이상을 소화합니다. 우리가 그것을 물로 개서 먹으면 침이 분비 안 되기 때문에 소화도 안 되고 영양분도 없어집니다. 우리는 이런 바보짓을 수천 년간 해왔습니다.

잔소리 그만하고 먹는 방법을 말하면, 물로 개지 말고 가루를 입에 담고서는 침으로 잘 개서 넘기세요. 맛도 물로 개서 꿀꺽 삼켜 버리는 것보다 월등하게 좋습니다.

참고로 통보리(현맥)에 관해서 한마디만 덧붙이면, 통보리는 쑥보다 더 강한 생명력을 지니고 있습니다. 그런데 문제는 사람이 찾지 않아서 취급하는 데가 없고, 심지어 통보리가 어떻게 생겼는지 모르는 사람도 많습니다. 나는 섬유소가 가장 많은 통보리를 사람들에게 알리기 위해 정병우 선생에게 취급해 달라고 부탁했습니다. 정 선생은 현미를 먹는 사람도 극소수인 형편이라 통보리는 더욱 안 먹을 거라며 그 빌어먹을 장사를 왜 하느냐며 거절해 버렸습니다.

할 수 없이 나는 통보리 10가마를 사줄 테니 취급해 보라고 했습니다. 그 후 건강 잡지에 통보리 효능과 먹어야 할 이유를 게재했습니다. 그래서 통보리를 소모할 수 있었는데, 다행스럽게도 소수의 지혜로운 사람은 맛이 없고 먹기 싫은 음식이 병을 고친다는 사실을 알고 있었습니다.

오늘날 현대인의 음식 문화는 건강식이 아니라 맛있는 것을 선호하는 형편인데, 자연식은 손질이 많이 가서 귀찮으므로 가공식품을 즐기게 된 것입니다. 이제는 통보리가 흔하지 않은 식품이 되었고, 사람들은 세상에서 가장 천한 것이 가장 귀한 것이라는 진리를 모르지만, 사실은 가장 흔하고 가장 천한 것이 지구에서 사라진다면 인류는 파멸하게 될 것입니다. 솔직히 사람이 배설한 똥보다 더 천한 것이 세상에 어디 있겠습니까? 그렇다면 천한 것이 우리에게 얼마나 소중한지를 다시 새겨 봐야 할 것입니다. 통보리는 배설을 통해 몸속의 독을 배출하는 일등 공신입니다.

3) 쑥의 새싹

봄이 되면 쑥의 새싹이 나오는데 이것도 생식하는 게 최고로 좋습니다. 새싹을 잘라다가 다른 나물과 함께 무쳐서 먹으면 되고, 새싹을 잘라 낸 곳에서는 며칠 후에 또 새싹이 솟아납니다. 그걸 또 잘라다 먹으면 됩니다. 여름이나 가을이 되면 쑥의 새싹이 거의 없는데 이때는 늙은 쑥을 잘라다가 그늘에서 말린 뒤 현미로 쑥떡을 해 먹으면 좋습니다. 속에 깨고물을 넣고 송편을 만든다면, 벌써 이안 서방은 군침이 돌고 있습니다. 늙은 쑥을 이렇게 잘라 내면 며칠 후에 그곳에서 새싹이 나옵니다. 그것을 잘라다 먹어도 되고, 뿌리를 캐다가 화분에 심어 놓고 새싹이 나올 때마다 잘라 먹어도 됩니다. 그러면 겨울에도 먹을 수 있습니다.

보리 새싹, 쑥의 새싹, 쑥의 사촌인 쑥갓, 산나물, 깻잎, 양배추, 오이, 무, 양파, 쪽파, 대파, 당근, 시금치 등은 나물 무침에 꼭 필요한 재료이고, 이 재료 가운데 2~3종을 번갈아 가며 무쳐 먹으면 됩니다. 꼭 보리와 쑥의 새싹은 잊지 말기를 바라고, 이 나물에 채수 맛나간장을 넣고 무치면 맛이 더욱 좋습니다. 원당, 식초, 고추장, 생강과 마늘 다진 것 등을 넣어도 맛이 좋습니다.

나는 과거에 부산에서 건강연수를 한 일이 있습니다. 여관에 숙박하고 있는 동안 일본 텔레비전을 시청했는데, 아주 놀라운 장면을 보게 되었습니다. 어떤 사람이 알을 못 까서 통닭집으로 넘어갈 폐계를 양계장에서 2,000마리 사서 넓은 야산에 1개월쯤 방목하였습니다. 그랬더니 알을 못 까던 닭이 알을 까게 되었고, 그 닭을 잡아먹었더니 맛 또한 기름기가 없는 천하의 진미라는 것이었습니다. 그걸 본 시청자는 전국 방방곡곡에서 그 양계장으로 몰려들었습니다. 양계장 주인은 그 닭고기 요리를 팔아서 큰돈을 벌게 되었고, 나중에는 큰 도시에도 통닭집을 차리게 되었습니다. 아무개 양계장에서 사육한 닭이라고 선전했더니 무수한 식객이 몰려들어 큰돈을 벌게 되었다는 것입니다.

부산 연수를 끝마친 후 친구와 시골길을 산책하게 되었습니다. 어떤 곳에 '촌닭집'이란 간판이 붙어 있어서 그 집에 들어가 큰 닭 한 마리를 주문해 세 사람이 아주 맛있게 먹었습니다. 그런데 여관으로 돌아가는 길에 배가 막 쑤시고 아프고, 설사마저 하게 되어서 아주, 아주 혼이 났습니다. 뒷날 그 양계장에 항의하러 가서 봤더니 마당 한구석의 좁은 곳에 철망을 치고는 배합사료로 닭을 키우고 있었습니다. 그래서 나는 주인에게 일본 텔레비전에서 본 대로 넓은 야산에 방목해 닭이 마음대로 벌레를 잡아먹게 하고, 인공사료가 아니라 자연 곡식으로 키우라고 충고하여 주었습니다. 이렇게 양계하려면 야산이 적어도 3,000평 이상 있어야 합니다.

그 후 다른 분에게도 그 방법으로 양계해 보라고 권했더니 몇 달 후 양계장에 와서 구경도 하고 닭고기도 먹어 보라고 했습니다. 가서 닭고기를 먹어 봤더니 기름기가 조금도 없어 맛이 기가 막히게 좋고, 설사도 안 나와서 비법을 물었습니다.

"닭에게 쑥을 먹였더니 이와 같이 기름기가 조금도 없고 맛도 기가 막히게 좋아졌습니다."

"닭이 쑥을 잘 먹습니까"

"안 먹는 걸 특수한 방법으로 먹이게 되었죠."

"어떻게 먹였습니까?"

"가전비방으로 전하기 위해 공개하지 않기로 했습니다."

그 닭들은 옛날과 같이 병아리를 차고 다니면서 벌레는 물론이고 쑥의 새싹을 찾아다니면서 먹고 있었습니다. 어미 닭이 벌레나 쑥의 새싹을 만나면 '꼬꼬' 하고 신호를 보내고, 병아리가 달려와 먹는 광경을 보고는 크게 감동했습니다. 그런데 그 닭이 쑥의 새싹을 즐겨 먹는 이유가 무엇일까요? 도대체 닭에게 어떤 방법으로 쑥을 먹일 수 있었을까요? 그 사람이 가전비방이라고 하면서 안 가르쳐 주기에 나 혼자 생각하고 생각했습니다. 다음을 읽기 전에 여러분도 혼자 생각하고 생각해 보세요.

나는 건강에 관한 일은 가전비방으로 해서는 안 되고 합심해 연구한 다음 그 방법을 공개해야 한다고 생각합니다. 그래야 모두 건강하고 행복할 수 있습니다. 그 사람은 좁은 마음을 가졌기 때문에 결국 실패하고 말았는데 나중에 이렇게 변명했습니다.

"안 선생님 말씀대로 닭에게 배합사료가 아니라 자연 곡식을 먹였더니 비용이 많이 들어서, 비싸서 처분할 수가 없었습니다."

그런데 닭에게 어떻게 하면 쑥을 먹일 수 있을까요? 이 안 서방 생각과 일치한다면 무릎을 치세요. 나는 과거에 영어를 가르칠 때도 그와 같은 방법으로 연구했기 때문에 성공했던 것입니다. 건강에 관한 일도 그런 방법으로 해 가고 있는 중입니다.

내 방법은 쑥을 말려서 가루로 빻고, 보리, 옥수수, 현미, 조도 가루로 빻은 다음, 이 모든 것을 통밀가루나 현미 찹쌀가루와 섞어 생수로 반죽하고, 저녁때 닭이 닭장으로 들어가면 그 반죽한 것만 주고 문을 닫아 버리는 것입니다. 처음에는 쑥 가루의 양을 조금씩 섞다가 점점 많이 섞고, 나중에는 생쑥만 주고 문을 닫아 버리면 할 수 없이 생쑥을 먹지 않겠습니까. 이렇게 몇 번 되풀이하면 닭장 밖으로 나와도 쑥을 먹게 되고, 새싹이 더 맛있으니까 새싹만 골라 먹게 되는 것입니다.

22. 풍욕과 산소

앞에서 얘기했듯이 나는 새마을단식연수원에서 건강 강의를 한 적이 있는데, 그곳에서 경험한 일 가운데 독자의 건강에 도움이 되는 몇 가지를 말해 보겠습니다. 이건 독자의 건강을 위해 정말로, 정말로 중요한 일이니 몇 번이나 읽고 또 읽어 그대로 실천해 주기를 바랍니다. 이것을 실행하지 않고서는 병고와 가난을 결코 면할 수 없습니다.

단식원에 입원하는 환자 중에는 살이 너무 쪄 살을 빼기 위해 입원하는 호강 환자도 있었지만 대부분이 암, 심장병, 고혈압, 당뇨병, 신장병 등에 걸려 몇 년 동안 대학병원이나 종합병원에 입원해 치료를 받았으나 효과를 못 본 환자였습니다. 이들은 모든 방법을 시도했으나 역시 소용이 없어서 최후의 수단으로 입원한 것입니다. 그런데 정말 신통하게도 그 절망의 구렁에서 많은 환자가 구제되었는데, 나는 자연 의학의 위대성에 경탄하고 말았습니다. 그때 치료한 방법을 대충 말하면 이렇습니다.

① 단식으로 몸속에 누적된 독을 없애 버린다.
② 동시에 풍욕(風浴)을 해서 중환자는 산소를 흡입한다.
③ 일광욕을 하면서 각종 운동을 한다.
④ 매일 목욕탕에서 냉·온욕을 한다. 중환자는 제외한다.
⑤ 매일 건강 강의를 듣는다.
⑥ 단식이 끝나면 현미, 통보리, 콩, 잡곡, 생채소, 생된장 위주로 자연식을 한다.
⑦ 자연요법을 병행한다.

풍욕이란 바람으로 목욕을 한다는 뜻입니다. 옷을 입었다 벗었다, 이불을 덮었다 벗겼다 하는 것입니다. 그럼 왜 이런 괴상한 짓을 할까요? 왜 산소를 흡입할까요? 왜 햇볕을 쬐면서 운동을 할까요? 이렇게 간단한 일로 현대인의 문명병을 고칠 수 있을까요? 현대인의 건강을 위해 정말로, 정말로 중요한 일이니 깊이깊이 생각해 보세요.

이상의 골자는 산소의 중요성, 일광의 중요성, 운동의 중요성, 자연식의 중요성, 그리고 위에서 말은 안 했지만 정신 건강의 중요성입니다.

인체의 건강을 유지하는 데 제일 중요한 것은 음식물입니다. 음식물이 육체와 정신을 만드나이다. 이 음식물에 관해 자세히 말하자면 수백 쪽이 필요하니 먼저 얘기한 것을 다시 읽거나 앞으로 얘기하는 것에 귀를 쫑긋 세우고 따라오기 바랍니다.

그다음으로 중요한 것은 바로 산소입니다. 우리는 공기를 안 마시면 몇 분 만에 죽습니까? 3분 또는 5분 안에 죽습니다. 왜 죽는가요? 산소 결핍으로 질식해서 죽습니다. 산소를 안 마시면 죽어 버리니 음식물 이상으로 중요한 건 확실해 보입니다. 내가 경험한 바로는 일류 대학을 수석으로 나온 사람도 이 물음에 답을 못했습니다. 초등학교에서 가장 먼저 배워야 할 것을 대학을 나온 사람도 모른다니, 우리 교육에는 맹점이 너무나 많습니다.

옛날 우리 조상은 솥에 물을 붓고 장작을 지폈습니다. 장작이 너무 많으면 불이 안 타서 물이 안 끓습니다. 어떻게 하면 잘 탈까요? 장작을 적게 넣고 간격을 벌려 부채질을 해야 합니다. 그럼 이것은 무엇에 비유한 건가요? 알아맞히면 그 머리 쓸 만하다고 할 테니 어디 말해 보세요. 음식물을 너무 많이 먹으면 소화가 안 돼 영양실조에 걸린 것과 같습니다.

그러면 부채질을 한다는 것은 무엇을 뜻하나요? 부채질을 하면 공기 속 산소가 공급됩니다. 산소가 불충분하면 불이 붙지 않습니다. 잘 타는 장작불 위에 드럼통 반을 쪼개 덮어씌워 보세요. 어떻게 되나요? 불이 꺼지고 불씨도 꺼져 버립니다. 그럼 이걸 왜 비유하는 걸까요?

답하는 사람이 하나도 없습니다. 그럼 힌트를 드리겠습니다. 우리는 산소를 안 마시면 죽습니다. 왜 죽습니까? 왜? 그렇게 힌트를 주었는데도 모르니 정말 답답합니다. 이런 것을 가르치는 선생도 없고 책도 없어서 그렇습니다. 나는 이것을 깨닫느라 너무 많은 고생을 했습니다. 이런 질문에 시원하게 답을 해놓은 책을 본 사람이 있으면 내게 보내 주세요. 책값의 10배 이상을 사례금으로 드리겠습니다.

그럼 다른 힌트를 드리겠습니다. 우리 몸에 체온이 있는 까닭은 무엇입니까? 그래도 모르겠어요? 할 수 없군요. 아쉽지만 시간 관계상 내가 말해 버리겠습니다.

자동차는 어디에서 기름과 산소를 연소해 에너지를 발생시키는 가요? 엔진에서. 엔진 어느 부분에서? 실린더에서. 인간은 어느 부분에서 산소와 영양분을 연소하는가요? 세포 내에 있는 미토콘드리아에서. 그래서 체온이 있고 그 에너지로 인생을 달려가는 것입니다. 자동차에 산소 공급을 중단하면 즉시 멈추는 것과 같이 인간도 산소 공급을 중단하면 죽어 버립니다. 산소 없이는 자동차도 인간도 죽는 것입니다.

그럼 우리 몸을 구성하는 세포의 수는? 자그마치 60억이 아니라 60조나 됩니다. 그 60조 되는 세포에서 우리가 먹은 음식물이 연소됩니다. 그래서 60조의 세포에 영양분과 산소를 골고루 공급해야 건강해지는 것입니다. 장작도 그 속에 기름기 또는 불쏘시개와 같은 것이 들어 있으면 잘 타서 높은 열을 내지만, 마른 솜이나 종이 같은 것을 넣으면 빨리 타서 높은 열을 내지 못합니다. 현미도 기름기나 불쏘시개 같은 것을 다량 포함하고 있어서 몸에 들어가면 높은 열을 내고 오래 탑니다. 하지만 백미는 종이와 솜 같기 때문에 빨리 타서 몸이 끓지 않습니다. 이런 이유가 있어서 현미를 먹으라고 내가 그 야단을 치는 것입니다.

현미와 같은 좋은 연료도 중요하지만, 또 중요한 것은 뭘까요? 좋은 산소입니다. 요즘 서울 같은 대도시의 공기를 상상해 보세요. 공기 중의 산소는 20.93퍼센트이며, 이산화탄소는 0.03퍼센트입니다. 그런데 다수의 차가 다량의 산소를 소비하고 다량의 이산화탄소를 배출합니다. 더군다나 이산화탄소는 소화작용도 합니다. 또 유감천만인 것은 도시에는 초목이 적기 때문에 이산화탄소를 산소로 전환할 수 없습니다. 상황이 이러니 대도시에 사는 사람의 건강이 어떻게 되겠습니까? 산소 부족으로 영양분이 타지 못하고, 이산화탄소는 소화작용을 하고, 결국 기력이 없어져 병과 죽음의 경로를 밟지 않을 도리가 없습니다.

'안 서방, 또 공연한 잔소리를 하네! 그럼 시골 사람은 그 좋은 공기 속에 살면서도 왜 병에 걸려 죽는가?'

시골 사람의 주식과 부식을 생각해 보세요. 옛날엔 흰 보리쌀을 많이 먹었지만 요즘은 백미를 많이 먹습니다. 부식으로는 삶은 채소를 많이 먹고 생채소는 적게 먹습니다.

가공식품을 화식하면 영양분은 태부족입니다. 게다가 술, 담배, 중노동까지 하니 좋은 공기가 무슨 소용이 있겠습니까. 가공식품과 화식에 관해서 잘 모르면 공연히 헛소리하지 말고 가만히 있으세요. 아니면 내가 얘기하는 것을 잘 들으세요.

60조나 되는 세포에는 산소를 골고루, 충분히 공급해야 합니다. 그럼 어떻게 해야 그 많은 산소를 충분히 공급할 수 있을까요? 무엇이든 연소할 때는 해로운 이산화탄소가 나오듯이 인간도 세포에서 나오는 이산화탄소를 빨리 밖으로 몰아내야 합니다. 그 독이 몸속에 쌓이면 병이 됩니다. 다시 묻는데, 그럼 어떻게 산소를 공급할까요?

코로 공기를 들이쉬어 산소를 공급하고, 입으로 내쉬어 이산화탄소를 배출하면 됩니다. 이렇게만 하면 60조나 되는 세포에 산소가 공급되고, 유해가스도 배출될까요? 아닙니다. 피부도 산소를 흡입하고 유해가스를 배출해야 합니다. 이 진리를 나는 영감으로 터득했지만, 혹 틀리지나 않을까 하는 걱정으로 피부과 전문의를 여러 명 찾아가 확인했습니다. 한 번 거짓말을 했다간 필자로서 생명이 끝나기 때문입니다.

겨울철에 면직 내의를 입고 그 위에 두꺼운 화학섬유 옷을 입고는 한 달 동안 벗지 말고 살다가 옷의 색깔을 확인하고 냄새를 맡아 보세요. 고약한 냄새가 날 겁니다. 몸에서 나온 유해가스와 땀의 일부는 속옷에 묻지만 대부분의 유해가스는 겉에 입은 화학섬유로 인해 밖으로 나가지 못하고 몸속으로 도로 들어갑니다. 그 독이 사람을 병신으로 만듭니다.

한편 화학섬유로 인해 산소도 몸속으로 들어가지 못하니까 연소불량으로 에너지가 발생하지 않는데, 그러면 또 병이 생깁니다. 겨울철에 춥다고 화학섬유로 된 두꺼운 옷을 입고 돌아다니는 현대인은 주목하세요. 독이 어떻게 나가고 산소가 어떻게 들어오겠습니까.

춥다고 난로를 피워 놓고 하루 종일 창문도 안 여는 바보가 있습니다. 난로는 사람이 마실 산소까지 다 먹어 버립니다. 난로와 사람이 내뿜는 유해가스도 나갈 길이 없습니다. 그럼 추위를 어떻게 해결하면 좋을까요? 스팀 난방이 최고이고, 그다음은 온돌, 그다음이 전기난로입니다. 석유난로와 연탄난로가 가장 나쁩니다.

전기난로를 사용할 때는 10분 동안 켜고 10분 동안은 끄세요. 연료비가 절약될 뿐만 아니라 피부에도 냉·온 자극을 주므로 혈액순환이 잘되고 피부도 단련됩니다. 그리고 어떤 난로를 쓰더라도 반드시 증기 장치를 하세요. 난로를 피울 때는 공기구멍이 여러 군데 있어야 하며, 30분에 한 번쯤 창문을 열어 환기해야 합니다. 또 난로 가까이 앉지 말고 30분에 한 번쯤 밖으로 나가 심호흡을 하세요. 옷은 될수록 적게 입어서 찬 외기에 몸을 단련하세요.

이 팔순 노인은 추운 겨울이라도 러닝셔츠 한 장만 입은 채 두 손을 불끈 쥐고 막 뛰어다닙니다. 이렇게 단련하다 보면 겨울철에 찬물을 끼얹어도 몸이 후끈후끈해집니다. 인생을 달리되 적극적으로 달리세요.

그럼 이제 복습하겠습니다. 땀구멍에서도 땀과 독이 배설되고 산소가 들어옵니다. 털구멍에서도 독이 배설되고 산소가 들어오지만, 여기서는 피부를 아름답고 윤택하게 하는 피지도 분비합니다. 그럼 어떻게 하면 산소를 많이 먹고 유해가스를 많이 배출할 수 있을까요? 심호흡을 많이 하고 운동을 많이 하면 됩니다.

심호흡은 이제까지 입이 닳도록 말했으니 모두 알 것이고, 그럼 운동을 하면 산소가 많이 들어오고 유해가스가 많이 배출되는 까닭은 뭘까요?

도끼로 장작을 팬다고 가정해 봅시다. 도끼를 위로 올려 내리칠 때, 그때 숨을 들이쉬고 내쉬는 과정을 자세히 관찰해 보세요. 도끼를 들면 숨이 어떻게 됩니까? 코를 통해서 숨이 들어오고, 그와 동시에 산소도 몸속으로 기분 좋게 쑥 들어옵니다. 그다음 도끼로 장작을 내리칩니다. 그러면 입을 통해서 숨이 획 하며 나갑니다. 그때 유해가스도 나옵니다. 하느님은 우리 몸을 잘도 만드셨습니다. 손과 팔로 하는 운동은 모두 이렇습니다. 그다음은 발로 뛰어 보세요. 몸을 좌우로 흔들면서, 궁둥이를 흔들흔들하면서 뛰면 마찬가지로 숨이 들어오고 나갑니다.

세포가 60조 개나 있으니까 운동을 얼마나 해야 되는지 한번 상상해 보세요. 운동은 온몸으로 골고루 해야지 편중해서 하면 병이 생깁니다. 제일 좋은 운동은 조깅과 줄넘기입니다. 조깅이란 걷고 뛰는 것의 중간 속도를 말합니다. 잔소리할 것 없이 자기 딴에 최고 속도로 걷는 운동을 하면 됩니다.

조깅은 하루에 1시간 이상, 줄넘기는 2,000번 이상 하는 것이 좋은데 욕심을 부리지 말고 서서히 끈질기게 하세요. 오늘은 어떤 일이 있어도 조깅을 몇 시간 이상 한다, 몇 회 이상 줄넘기를 한다는 굳은 결심으로 중단하지 말고 하세요.

옛날 농부는 소와 쟁기로 논밭을 갈았습니다. 참 기가 막히게도 이게 전신운동이 됩니다. 옛날 아낙네는 손으로 물걸레를 짜서 마루를 닦았습니다. 양팔, 양다리, 특히 궁둥이를 들썩들썩하는 그 행동도 이상적인 전신운동입니다. 빨래를 하는 것도 기가 막히게 좋은 전신운동입니다. 만천하의 남편들이여, 쉬는 날에는 아내와 함께 빨래를 하거나 음악을 틀어놓고 춤을 추세요. 이게 이 세상에서 최고의 건강 운동입니다.

연수 때마다 나는 강조하는 게 하나 있습니다.

"100미터 이상을 쉬지 않고 걸을 수 있고, 현미나 통보리, 콩밥 반 공기를 백 번 이상 씹어서 소화할 수 있는 사람은, 그런 사람은 노력만 하면 만병을 극복하고 왕초 건강인이 될 수 있습니다."

그렇습니다. 이렇게만 하면 건강하게 살 수 있습니다. 그까짓 병으로 절망하다니 그게 말이나 되는 소리입니까? 천하를 잃어도 건강만 있으면 인생 70세에도 다시 일어서서 활기차게 달릴 수 있습니다. 그 산증인이 이 글을 쓰고 있습니다. 나는 타고난 건강인이 아닙니다. 피나는 노력을 했을 뿐입니다.

이 세상에서 최고로 좋은 운동은 산을 오르내리는 운동입니다. 3개월만 매일 꾸준히 해보세요. 정말 놀라운 효과를 볼 것입니다. 산에 오르는 걸음걸음이 바로 심호흡 운동입니다. 오염된 공기 속의 산소는 몸을 해칩니다. 맑은 공기 속의 산소를 마셔가면서, 주변의 아름다운 경치에 도취해서 걸으면 혈액순환이 안 될 수가 없습니다. 수목이 내뿜는 그윽한 피톤치드도 병균을 죽이는 역할을 합니다. 그러니 맑은 약수를 마셔 가면서, 찬란한 햇빛을 받으면서, 한

걸음씩 차근차근 걸으세요.

나는 이 장 첫 부분에서 현대 공해병을 치료하려면 단식으로 몸 속의 독을 일소하고, 풍욕을 하고, 산소를 흡입하고, 햇볕을 쬐면서 운동하고, 단식이 끝나면 현미 위주의 자연식을 하라고 했습니다. 이 중에서 풍욕, 햇볕 쬐면서 운동하기, 자연식이 가장 중요합니다. 그러나 햇볕을 쬐면서 운동하는 사람이나 노동하는 사람은 풍욕을 하지 않아도 됩니다. 단, 운동할 때는 면직 또는 모직의 얇은 옷을 입고, 익숙한 사람은 소매 없는 셔츠와 짧은 팬티만 입으세요. 외국 사람이 소매 없는 셔츠와 팬티만 입고 조깅하는 모습을 흔히 봤겠지요? 그 뒤에 귀여운 강아지가 꼬리를 살랑살랑 흔들면서 따라가는 모습을 봤겠지요? 이상과 같이해도 병에 걸린다면 그야말로 진짜 기적입니다.

'노력, 그리고 인내야말로 쓰라린 인생을 광명으로 이끄는 참된 안내자이다. 살아서 굴욕을 받느니보다 차라리 분투 중에 쓰러짐을 택하라.'

나는 과거의 쓰라린 경험을 바탕으로 이 격언을 만들었습니다. 이 격언으로 가난에 우는 학생을 일으켰고, 나도 몸소 실천해 인생을 다시 살게 되었습니다. 누구든지 불굴의 의지와 건강만 있다면 인생 70에도 다시 일어설 수 있습니다.

◎ 풍욕 방법

현미 중심의 자연식을 하면서 산소 운동을 3개월 이상 꾸준히 하면 병이 근치되어 건강인이 될 수 있습니다. 삼림욕을 하면 효과는 곱 이상이 됩니다.

먼저 방문과 창문을 다 열어 신선한 공기가 들어오도록 하세요. 그다음에는 방문과 창문을 닫아 공기가 안 들어오게 하고는, 마른 쑥을 태워 방 안에 쑥 연기가 자욱하도록 하세요.

① 잔소리 말고 옷을 홀랑 벗어 버리세요. 보는 사람이 없으면 팬티도 벗어 버리세요. 그놈도 공기, 쑥, 일광을 먹어야 건강해집니다.

② 오른쪽 발등, 발바닥, 발가락을 1분간 힘차게 마찰하세요. 빨갛게 되도록 하세요. 처음에는 어려울 겁니다.

③ 따뜻한 옷을 입고 1분간 제자리걸음으로 조깅 또는 줄넘기를 해서 땀을 내세요. 조깅은 최고 속도로 빨리 걷는 운동을 말합니다. 코로 흠흠하면서 숨을 두 번 들이쉬고, 입으로 후후하면서 두 번 내뱉으세요. 동시에 아랫배를 내밀었다 들이밀었다, 궁둥이를 좌우로 흔들흔들하세요. 동시에 양손으로 쥠쥠 하세요.

몸을 차갑게 하면 피부가 수축하고, 따뜻하게 하면 피부가 이완되므로 혈액순환이 잘됩니다. 또 피부가 찬 외기로 단련되니 감기에도 안 걸립니다. 피부가 강해지면 내장도 강해집니다. 이 운동을 하면 산소 공급과 이산화탄소 배출이 활발해지므로 전신이 건강해집니다.

④ 옷을 또 벗으세요. 이번에는 왼쪽 발을 1분 10초간 ②와 같

이 운동하세요.

⑤ 옷을 입고 1분 10초간 조깅 또는 줄넘기를 하세요.

⑥ 옷을 벗고 1분 20초간 오른쪽 다리를 마찰하세요.

⑦ 옷을 입고 1분 20초간 조깅 또는 줄넘기를 하세요.

⑧ 옷을 벗고 1분 30초간 왼쪽 다리를 마찰하세요.

⑨ 옷을 입고 1분 30초간 조깅 또는 줄넘기를 하세요. 창문을 10분의 1가량 여세요.

⑩ 옷을 벗고 1분 40초간 오른쪽 허벅다리를 마찰하세요.

⑪ 옷을 입고 1분 40초간 조깅 또는 줄넘기를 하세요.

⑫ 옷을 벗고 1분 50초간 왼쪽 허벅다리를 마찰하세요.

⑬ 옷을 입고 1분 50초간 조깅 또는 줄넘기를 하세요. 창문을 10분의 2가량 여세요.

⑭ 옷을 벗고 2분간 오른쪽 손, 팔, 어깨를 마찰하세요.

⑮ 옷을 입고 2분간 조깅 또는 줄넘기를 하세요.

⑯ 옷을 벗고 2분 10초간 왼쪽 손, 팔, 어깨를 마찰하세요.

⑰ 옷을 입고 2분 10초간 조깅 또는 줄넘기를 하세요. 창문을 10분의 3가량 여세요.

⑱ 옷을 벗고 수건으로 2분 20초간 등을 마찰하세요. 남에게 해 달라고 하면 바보, 팔 운동도 해야 하니까.

⑲ 옷을 입고 2분 20초간 조깅 또는 줄넘기를 하세요. 창문을 10분의 4가량 여세요.

⑳ 옷을 벗고 2분 30초간 가슴, 배 전체가 빨갛게 되도록 마찰하세요. 가장 중요한 곳이므로 최고의 정성으로 하세요.

㉑ 옷을 입고 2분 30초간 조깅 또는 줄넘기를 하세요. 창문을 반가량 여세요.

㉒ 옷을 벗고 2분 40초간 목, 얼굴, 귀, 눈을 마찰하세요. 얼굴

은 좌우, 상하, 원형으로 골고루 하고, 처음에는 수건으로 살살 문지르다가 나중에는 막 문질러 버리세요. 이 운동을 오래 하면 기미, 주근깨, 주름을 방지하고, 또 기가 막히게 예뻐집니다. 눈을 감고 두 손가락으로 눈언저리에 있는 뼈 밑을 뺑 둘러 가며 누르세요. 즉 뼈와 눈 사이를 꼭꼭 누르는 것입니다. 눈동자 위도 꼭꼭 누르세요. 그러고는 눈을 떠 보세요. 시원할 것입니다.

㉓ 옷을 입고 2분 40초간, 차츰 20분까지 늘려 조깅 또는 줄넘기를 하세요.

참고할 점도 몇 가지 얘기하겠습니다.
① 아침에 일어난 직후에 온 가족과 함께 규칙적으로 하세요. 도중하차는 엄금입니다. 끝까지 하세요. 몸과 의지 양쪽이 단련됩니다.
② 익숙해지면 처음부터 창문을 열어 놓고 하세요.
③ 이상은 추운 계절의 피부 단련법입니다. 따뜻한 계절에는 옥외에서 하세요. 특히 여름에는 찬물로 목욕하면서 마찰, 조깅, 줄넘기를 하세요.
④ 처음에는 얇은 수건으로, 싱거워지면 이태리타월로 하세요.
⑤ 산속에서도 옷을 입었다 벗었다 하고, 익숙해지면 소매 없는 셔츠와 짧은 팬티 차림으로 야생동물과 같이 막 뛰어다니세요.

23. 마늘

1) 폐결핵을 고친 마늘

내가 일본에서 폐결핵에 걸렸을 때 해수욕장 근처 동굴에 살았다는 얘기는 이미 알 겁니다. 당시 마늘이 폐병에 최고라는 것을 알고 있었지만 일본 사람과 함께 살아서 마늘을 못 먹었습니다. 그러나 아무도 없는 해수욕장에 혼자 사니까 마늘을 실컷 먹을 수 있었습니다. 그때 먹은 마늘의 맛은 형언할 수가 없습니다. 해수욕을 하며 고기를 낚아 마늘을 듬뿍 넣고 요리해 먹었더니, 식욕이 어찌나 일어나는지 살이 금방 오르고 병도 곧 나을 것 같았습니다. 실제로 이곳에 살기 시작한 지 20일쯤 지나자 기침도 멎고 피를 토하는 일도 사라졌습니다.

그러던 어느 날 일본인 동급생을 만났습니다. 나는 이 친구를 동굴 호텔로 초대해 마늘을 듬뿍 넣은 생선 요리를 대접했습니다.

"웬 놈의 생선이 이렇게 맛있어?"

나는 생선에 마늘을 넣은 사실을 비밀로 했습니다. 사실 그 친구는 마늘이 어떻게 생겼는지도 몰랐습니다. 친구는 이튿날 누나까지 데리고 왔습니다.

"어제 먹은 생선 맛을 잊을 수 없어서 또 왔어. 그놈을 먹었더니 어찌나 밥맛이 좋고 소화가 잘되는지 정말 놀랐어. 여분이 있으면 이 냄비에 담아 주고, 우리 누나에게 요리법을 가르쳐 주면 좋겠어."

"그 요리법은 우리 집안의 전래 비법이라서 알려줄 수 없지만, 내일 오면 그 냄비에 가득 채워 주지."

우리 한국 사람이야 마늘을 날마다 먹기 때문에 소중함을 모르지만 마늘을 전혀 안 먹다가 처음으로 먹는 사람은 그 효과를 곧바로 실감합니다.

그런데 그 후로 생각지도 않은 일이 벌어졌습니다. 그 친구가 입소문을 내자 손님이 쇄도하기 시작했고, 생선을 다량으로 사서 장사하게 된 것입니다. 그렇게 해서 한 달 동안에 신문 배달 1년 할 돈을 벌었습니다. 인생 최악의 역경에서 인생 최고의 행복을 만끽했습니다. 해수욕에 돈벌이, 병 고치기를 한꺼번에 해결했으니 그렇게 행복할 수 없었습니다. 이듬해 봄에는 학교에 복학했고, 돈이 조금 있었기 때문에 당분간은 신문 배달을 할 필요가 없어서 공부에만 열중할 수 있었습니다.

위의 사례를 보면 폐결핵을 고친 것은 마늘의 힘이었습니다. 물론 공기가 맑은 바닷가에서 현미를 중심으로 자연식을 했기 때문임은 두말할 필요가 없습니다. 믿지 못하겠다고요? 그렇다면 마늘이 폐결핵을 고친 또 다른 사례를 소개하겠습니다.

2) 산삼보다 귀한 마늘

나는 일본에서 대학에 다닐 때 동경에 있는 변호사 사무실에서 서기로 일한 적이 있습니다. 당시 한국인이 일본 변호사의 사무원으로 취직하는 것은 절대 불가능했습니다. 그래서 일본인으로 가장하고 취직을 했는데, 변호사로부터 전폭적인 신임을 받은 후에 한국인임을 고백했습니다. 그때 우리 한국인은 이렇게 푸대접을 받았습니다.

그런데 그 변호사의 부인 역시 폐결핵으로 고생하고 있었습니다. 여름철이 되자 변호사와 그 가족은 부인의 요양을 위해 한 달 동안 바닷가 근처에 있는 별장으로 피서를 떠났고, 나 혼자 변호사의 집을 지키게 됐습니다. 나는 해수욕장 동굴에서 살던 때 이후로 마늘을 못 먹었습니다. 그래서 오래간만에 마늘을 먹을 수 있겠구나 하면서 고등어와 갈치, 정어리 같은 싸구려 생선을 사다가 마늘을 몇 통씩 넣고 음식을 만들어 실컷 먹었습니다.

이렇게 20일 정도를 먹다 보니 너무 많이 먹어서 그런지 체중이 5킬로그램이나 늘고 얼굴색도 좋아졌습니다. 그러나 마지막 10일 동안은 집에서 냄새가 날까 싶어서 마늘을 먹지 않고 하루 종일 창문을 열어 놓았습니다. 그런데 변호사와 가족이 돌아와서는 이구동

성으로 집 안에서 무슨 냄새가 난다며 야단들이었습니다. 나는 모른다며 시치미를 뗐습니다. 그러자 변호사는 나를 유심히 살폈습니다.

"자네 얼굴색이 몰라보도록 좋아지고 살이 쪘는데, 웬일인가? 무슨 비결이 있는가?"

할 수 없어서 고백했더니 변호사는 깜짝 놀라며 당장 오늘 저녁에 마늘 요리를 해보라고 했습니다. 나는 변호사가 준 돈으로 도미 몇 마리를 사서 마늘을 사정없이 넣고 요리했습니다. 생선 요리를 먹은 가족이 그 맛에 어찌나 감탄하는지! 그 후 나는 요리사까지 겸하게 돼서 월급도 올라갔습니다. 그렇게 마늘 요리를 2개월 정도 먹은 결과, 부인의 폐결핵이 완치되고 얼마 후 임신까지 하게 됐습니다.

이 사례만 보더라도 마늘의 힘이 얼마나 위대한지 여러분은 깨달을 것입니다. 마늘은 최고의 양념입니다. 마늘을 쓰고 안 씀에 따라 음식 맛은 천양지차입니다.

아울러 마늘은 만병통치약입니다. 산삼이 좋다지만 어디 마늘의 가치와 바꿀 수 있겠습니까? 산삼을 먹으면 폐결핵이 고쳐지겠습니까? 이처럼 진리가 주변에 흔하디흔한 마늘에 있는 줄 누가 알았겠습니까?

나는 평생 마늘을 먹었기 때문에 이 나이에도 돋보기를 안 쓰고 신문을 읽을 수 있으며, 얼굴에는 붉은 꽃이 피고 있습니다. 뭐, 안 서방은 너무 장담을 해서 믿을 수 없다고요?

나는 마늘에 대해 많은 연구를 했지만 이런 소리가 듣기 싫어서 발표하지 못하고 있다가 이제야 공개하는 것입니다. 안 서방 말은 믿을 수 없다고 낙인이 찍히면 영원히 망한다는 것을 누구보다 잘 알고 있기 때문이다. 영어책도 그런 신념에서 썼기 때문에 내 이름 석 자가 아직 생생하게 살아있는 것입니다.

3) 마늘은 만병통치약

그렇다면 그 흔한 마늘에 무슨 성분이 들어 있기에 만병통치약이라고 야단일까요? 이제부터 마늘을 본격적으로 공부해 보겠습니다.

마늘의 성분 100그램에는 수분이 60.4그램 있으며, 이 수분을 빼고 남은 39.6그램에는 당질이 무려 32그램이나 들어 있습니다. 그럼 당질이 무엇인지 연구해야 마늘의 효능을 알 수 있습니다.

우리가 먹는 음식물의 영양분 가운데 가장 강한 에너지를 발생시키는 것이 당질(당분)과 지질(지방)입니다. 그런데 동물성 지질을 소화하는 데는 3시간 이상이 필요하고, 위장이 약한 사람에게는 독이 되기도 합니다. 그러나 식물성 당질은 불과 30분 만에 소화돼 버립니다. 그래서 마늘을 먹으면 빨리 기운이 나며, 마늘을 정력제라고 하는 것입니다.

요즘은 일본인도 마늘을 먹지만, 과거 마늘을 안 먹을 때는 각기병이 많았고, 마늘을 먹는 한국인에게는 각기병이 드물었습니다. 각기병이란 다리가 붓거나 마비되고, 배와 입술, 손 등이 붓다가 안녕하고 가 버리는 병입니다. 언제나 다리가 나른하고 무거워 드러눕고만 싶어지는데, 나중에는 영원히 드러눕고 맙니다.

평소 변통이 잘 안 되고, 대변이 굳어지고, 소변의 양이 적어지며, 부은 다리를 손끝으로 누르면 들어가서 바로 원상 복구가 안 되면, 이는 각기병의 신호입니다. 이런 각기병도 현미와 마늘을 부지런히 먹으면 낫습니다. 일본 사람은 한국인 노동자가 무거운 것을 등에 지고 운반하는 등 강한 체력을 보면 놀라는데, 그 체력의 원천이 바로 마늘입니다. 특히 마늘은 다른 식품의 단백질과 지방, 당분을 맛있게 만들고 빨리 소화시킵니다.

이 외에도 마늘의 위력은 실로 대단합니다. 소독약으로 많이 쓰는 석탄산보다 살균력이 15배나 강하고, 마늘 속에 포함된 알리신 1밀리그램은 페니실린 15단위에 해당하는 살균력이 있습니다. 따라서 마늘을 먹으면 다른 식품에 들어 있는 유해균을 죽이고, 기생충 같은 것도 얼씬하지 못합니다. 독사나 미친개에 물렸을 때 보통 살균제로는 어림도 없지만 마늘즙으로는 살균이 됩니다.

마늘은 또 간장의 해독작용을 강화시키고, 장내 유해균을 죽이는 등 강력한 정장(淨腸)작용을 합니다. 보통 살균제로 병을 고치면 다른 병이 생겨서 몸을 약화시키는데 반해 마늘은 부작용 없이 건강을 증진합니다. 또한 마늘을 많이 먹으면 피가 맑아져서 백혈구의 수가 증가하고, 콜레스테롤을 녹여내 혈관을 확장합니다.

마늘이 지닌 특유의 성분 중에서 으뜸은 '알린(Alliin)'입니다. 이것은 아미노산의 일종으로 공기와 접촉하면 '알리나제(Allinase)'가 작용해 '알리신(allicin)'이라는 냄새나는 물질로 변합니다. 지금까지 말한 마늘의 놀라운 효능은 바로 이 알리신이 발휘해서 그렇습니다.

그런데 알린을 알리신으로 변하게 하는 알리나제는 열에 약하기 때문에 마늘을 불에 익히면 알리신을 만들 수 없고, 마늘의 효능도 사라지고 맙니다. 따라서 불에 익힌 마늘은 효과가 적으며 생마늘이라야 놀라운 효능을 발휘할 수 있습니다. 즉, 생마늘을 자르면 알린이 알리신으로 변해 마늘 특유의 강한 냄새가 나지만, 불에 익히면 냄새가 거의 나지 않는다는 말입니다.

그러면 익힌 마늘을 먹어도 우리 몸이나 입에서 마늘 냄새가 나는 것은 무슨 까닭일까요? 그것은 우리 몸속에도 알리나제와 비슷한 효소가 있기 때문입니다. 비타민 B6도 여기에 가세합니다. 생마늘이 익힌 마늘보다 10배 이상의 효능이 있지만, 익힌 마늘도 처음 먹는 사람에게는 놀라운 효과를 발휘한다는 뜻입니다. 앞서 말한 일본 사람도 내가 만든 생선 요리를 먹고 그 야단을 하지 않았습니까? 익힌 마늘도 그런데 10배 이상의 효과를 가진 생마늘의 효능을 한 번 상상해 보세요.

그럼 여기서 마늘이 만병통치약인 이유를 정리하겠습니다.

① 식욕 증진에 최고입니다. 불고기나 생선회를 먹을 때 생마늘을 먹어보세요. 위장에서 어서 오라고 막 야단입니다.
② 각종 위장병에 특효가 있습니다. 특히 소화불량과 위궤양, 변비, 설사 등에 좋습니다.
③ 정력과 체력 증진에 좋습니다.
④ 신진대사를 왕성하게 해서 성장을 촉진합니다.
⑤ 피를 맑게 하고 적혈구와 백혈구의 수가 증가합니다.
⑥ 간 기능을 강화하며 특히 해독작용이 강해집니다.

⑦ 콜레스테롤 수치의 상승을 억제합니다. 따라서 동맥경화, 고혈압, 심장병, 뇌졸중을 예방하고 치료합니다.

⑧ 폐병, 특히 폐결핵에 특효가 있습니다.

⑨ 당뇨병과 신경통, 근육통, 각기, 감기, 안질 등을 예방하고 치료합니다.

⑩ 최고 악질인 암, 이 암의 증식을 강력하게 억제해서 초기 치료 또는 연명에 효과가 있습니다. 마늘 속에는 항암작용을 하는 게르마늄과 기타 성분이 들어 있습니다. 항암제는 일시적인 효과가 있으나 결국 부작용 때문에 명을 재촉합니다. 하지만 마늘은 부작용이 없기 때문에 연명의 효과는 확실합니다.

⑪ 여성들에게 희소식, 예뻐집니다.

⑫ 가장 기쁜 소식은, 노화 방지에 그만입니다. 왜? 마늘에 이와 같은 만병통치의 효능이 있으니 누구나 짐작할 수 있지 않겠습니까.

4) 마늘의 효능

나는 일찍부터 마늘의 효능을 깨닫고는 마늘에 관한 각종 서적을 읽으며 끊임없이 연구했는데, 뜻밖으로 원군을 얻게 되었습니다. 일본에서 마늘 연구로 유명한 나가이 가쓰지 박사가 쓴『신비의 마늘 요법』이란 책이 그것입니다. 이 책을 우연히 입수해서 읽게 됐는데, 내가 오랫동안 연구하고 경험한 것과 책의 내용이 완전히 일치했습니다. 나는 이것을 보고 이제 마늘에 관해 연구한 것을 발표해도 독자를 속이지 않는다고 확신하게 되었습니다.

사람의 사체를 4백여 구나 해부한 경험이 있는 박사는 마늘의 효능을 실험하기 위해 수천 마리의 쥐와 토끼에게 마늘을 먹이고 해부해서 확인했습니다. 나가이 가쓰지 박사의 시험 결과를 대략 설명하면 다음과 같습니다.

가) 마늘은 동맥경화를 방지한다

박사는 쥐에게 콜레스테롤 수치가 높은 식품, 즉 달걀노른자와 버터, 돼지기름, 소고기기름, 닭고기기름 등을 먹여 콜레스테롤 수치를 최대한 높게 한 후 마늘을 먹였습니다. 또 콜레스테롤이 많은 식품과 마늘을 동시에 먹이는 등 여러 방법으로 사육한 후 쥐를 일일이 해부하면서 마늘의 효력을 확인했습니다. 그 결과 마늘은 동물성 지방을 강력하게 해소하고 콜레스테롤 수치를 현격히 낮추는 것으로 나타났습니다.

현대인은 동물성 지방을 너무 많이 섭취하기 때문에 심장병과 고혈압, 동맥경화에 걸린 환자가 많습니다. 그렇다면 이런 환자의 혈관은 어떤 상태일까요?

나가이 가쓰지 박사는 동맥경화로 죽은 환자의 굵은 혈관을 가위로 무수히 잘라 봤는데, 혈관을 자를 때마다 마치 뼈를 자를 때 같은 둔탁한 소리가 났습니다. 이렇게 딱딱하게 굳어버린 혈관을 갖고 사람이 살았다는 사실에 감탄하고 말았습니다.

나) 마늘은 눈병을 예방한다

마늘에는 비타민 A와 비타민 B1 등 눈에 좋은 영양소가 많이 들어 있습니다. 특히 마늘의 비타민 B1은 활성 비타민입니다. 생마늘을 먹으면 눈이 나빠진다고 말하는 사람도 있는데, 이것은 생거짓말입니다. 단, 특이 체질 소유자는 생것을 먹지 말고 익혀서 먹어야 합니다.

다) 마늘은 빈혈을 개선한다

나가이 가쓰지 박사는 마늘과 빈혈의 관계를 실험하기 위해 남녀 각각 50명을 대상으로 1개월 동안 마늘을 먹이며 검사했습니다. 그 결과 3명을 제외한 97명은 여전히 건강인의 적혈구를 유지하고 있었고, 심한 빈혈 환자였던 3명은 빈혈이 개선되었음을 확인했습니다.

그 3명의 변화를 보면, 38세 남자는 검사 전 적혈구가 310만 개에서 495만 개로 늘어났고, 42세 남자는 250만 개에서 405만 개로 늘어났고, 50세 여자는 210만 개에서 마늘을 먹은 지 1개월 만에 390만 개로 늘어났습니다. 참고로 건강한 사람의 혈액 1세제곱 밀리미터 중 적혈구 수는 남성이 평균 400만~530만 개, 여성은 평균 380만~480만 개입니다.

라) 마늘은 간장을 보호한다

간장이 나쁘면 건강은 근본적으로 허물어집니다. 따라서 마늘이 간장을 해친다면 만병통치약이 아니라 만병을 일으키는 원흉이나 다름없습니다. 나가이 가쓰지 박사는 마늘이 간장에 미치는 영향을 밝히기 위해 다음과 같은 실험을 했습니다.

40세 전후의 건강한 남자 20명을 대상으로 A조의 10명에게는 1주일 동안 마늘을 먹이고, B조의 10명에게는 먹이지 않았습니다. 그리고 나서 이들 20명에게 등산을 시켰더니 처음에는 모두 맥박과 호흡, 혈압이 올라갔는데 마늘을 먹은 A조의 10명이 훨씬 더 빨리 평상 상태로 복구했습니다.

다음으로 A조의 쥐 10마리에게 1개월 동안 마늘을 먹이고, B조의 쥐 10마리에게는 먹이지 않았습니다. 그리고 나서 쥐를 일일이 해부해서 간장을 꺼내고 썰어서 전자 현미경으로 검사했습니다. 원래 간세포에는 해독작용을 하는 미토콘드리아와 몸에 단백질을 공급하고 피로 회복과 체력 증진 작용을 하는 리보솜이란 작은 물체가 들어 있는데, 마늘을 먹인 A조 쥐의 세포 수가 월등하게 증가하고 있는 것을 발견했습니다.

사염화탄소라는 약제는 간장병을 일으키는 작용을 합니다. 박사는 입이 넓은 유리병 밑바닥에 사염화탄소를 적신 탈지면을 깔고 그 병에 쥐를 넣은 후 마개를 막았습니다. 이때 마늘을 안 먹은 쥐는 빨리 죽었는데, 이 쥐를 꺼내 간장을 해부한 결과 모두 간장에 구멍이 나 있었습니다. 이에 비해 마늘을 먹은 쥐는 10배 이상 오래 살았으며, 해부해 보니 간장병으로 죽은 게 아니라 산소 부족으로 죽은 것을 확인했습니다.

마) 마늘은 성호르몬과 성장 호르몬의 분비를 촉진한다

마늘은 남녀의 성기 발육을 촉진하고 성 기능을 강화시키며 임신을 촉진합니다. 나가이 가쓰지 박사는 이 사실을 확인하기 위해 같은 또래의 쥐 가운데 A조의 쥐에게는 마늘을 먹이고, B조의 쥐에게는 마늘을 안 먹여서 5일, 10일, 15일 단위로 사육했습니다. 그런 다음 성기를 도려내 보니, 마늘을 먹은 쥐는 성기 발육이 눈에 띄게 좋아진 것을 알아냈습니다.

이 성기를 포르말린이라는 약품으로 고정하고, 파라핀에 넣어 응고시킨 후 특수 기계로 4밀리미크론의 두께로 썰어 유리판에 붙여 염색한 다음, 전자 현미경으로 관찰해 봤더니 마늘을 먹은 쥐의 정자와 난자 수가 월등하게 많다는 것을 알아냈습니다.

또 박사는 A 상자의 쥐에게 마늘을 먹이고, B 상자의 쥐에게는 안 먹이고 임신율을 관찰했는데, 마늘을 먹은 쥐의 임신율이 배 이상이란 것도 알아냈습니다.

바) 마늘은 암에 효과가 있다

나가이 가쓰지 박사는 A조의 쥐에게는 1개월 동안 마늘을 먹이고, B조의 쥐에게는 먹이지 않았습니다. 그런 다음 A조와 B조의 쥐에게 복수암 세포를 이식한 결과, 마늘을 안 먹은 B조의 쥐는 20일 만에 죽었고, 마늘을 먹은 A조의 쥐는 40일 이상 살았습니다.

미국의 와이스 벨거 박사와 소련의 디파올 박사, 일본 동경의 오무라 교수도 같은 실험을 한 결과 마늘이 암세포의 분열을 막고 활동을 억제하는 효과가 있음을 확인했습니다. 또 일본의 경도대학 의학부 후지와라 교수는 마늘과 암세포를 혼합해서 쥐에게 먹였더니 암세포가 증가하지 않고, 암세포 때문에 쥐가 죽지 않음을 확인했습니다.

앞에서 말한 바와 같이 마늘에는 보통 살균제보다 15배 이상이나 살균력이 있고, 또 항암작용을 하는 게르마늄과 기타 효소가 있기 때문에 암세포 증식을 막은 것입니다. 과거 마늘을 먹지 않던 일본인의 암 사망률이 마늘을 먹던 한국인보다 배 이상이란 사실도 마늘의 항암작용을 증명합니다.

5) 마늘을 먹는 방법

마늘을 처음 먹으면 일본 사람처럼 놀라운 효능을 실감하지만, 우리나라 사람은 양념으로 늘 먹기 때문에 보통 먹는 방법으로는 그 효과를 실감할 수 없습니다. 그러니 다음에 말하는 방법에 따라 먹기를 권합니다. 가장 중요한 자세는 마늘을 단순한 양념이라고 생각하지 말고 약효가 있는 식품이라고 믿으면서 먹어야 한다는 점입니다. 믿는 곳에 진리가 있고 믿는 자에게 복이 있습니다.

① 가능한 한 생마늘을 먹어야 100퍼센트 효과가 있습니다. 김치나 장아찌, 국에 넣어 양념으로 먹는 마늘의 효과는 생마늘의 약 10분의 1에 불과합니다.

② 마늘은 동물성 지방과 단백질, 설탕의 독을 반감시킵니다. 식물성 단백질과 지방은 원래 우리 몸에 좋은 것이고, 마늘을

먹으면 그 효능이 배가합니다.

③ 마늘은 생선의 단백질과 지방에 최고로 잘 작용하기 때문에 생선을 맛있게 하고 독을 해소하며 소화를 돕습니다. 특히 날 생선과 마늘은 아주 단짝입니다.

④ 위장이 약한 사람은 처음엔 익힌 마늘을 먹고, 위장이 강해지면 반숙 마늘을 먹습니다. 반숙 마늘에 익숙해진 다음 생마늘을 조금씩 늘려가며 먹되, 무리하게 많이 먹으면 좋지 않습니다.

⑤ 김치를 담글 때는 종전보다 마늘의 양을 배 이상 넣고, 생선을 지질 때는 불을 끄자마자 다진 마늘을 넣어서 반숙이 되도록 해서 드세요. 이 반숙 마늘에 익숙해지면 반찬을 먹을 때 생마늘을 얇게 썰어 먹는 연습을 하세요.

⑥ 어떤 경우에도 생마늘을 단독으로 먹지 말고 꼭 단백질이나 지방이 풍부한 식품과 함께 먹고, 입안에서 죽이 되도록 잘 씹은 다음 삼키세요.

⑦ 생마늘은 콩의 단백질, 특히 된장에 넣으면 마늘의 자극과 냄새가 현저하게 감소합니다.

⑧ 어떤 좋은 식품도 양이 지나치면 독으로 변하듯이 생마늘도 억지로 많이 먹으면 몸에 해롭습니다. 마늘의 양에 관해서 질문하는 사람이 많은데, 제한된 양은 없습니다. 요는 자기 식성에 따라 맛있게 먹을 수 있는 데까지 먹으면 됩니다. 이렇게 먹어도 효과가 신통치 않다면 그것은 운동 부족 때문입니다. 먹은 것이 소화되도록 운동을 하면서, 에너지를 완전히 소모

한 후에 먹어야 합니다. 운동을 안 하고 먹기만 하면 효과는 고사하고 병이라는 천벌을 받습니다.

6) 마늘 식초 절임

만 가지 약의 왕인 식초와 마늘이 만나면 서로 상승작용을 해서 위대한 효능을 발휘합니다. 따라서 마늘을 식초에 절여 놓고 항시 먹기를 바랍니다. 대개 마늘은 한 통이 6쪽으로 되어 있는데, 한 쪽을 두 토막으로 잘라 초콩과 같은 요령으로 만들면 됩니다. 마늘을 식초에 담그고 2주일이 경과한 후부터 매끼 1~2쪽을 먹으세요.

또 한 가지 방법은 멸새콩 볶음과 식초에 절인 마늘을 함께 먹는 것입니다. 식사할 때 이 식초에 절인 마늘을 멸새콩 볶음과 섞어 먹으면 아무런 거부감이 없고 맛도 좋습니다.

이때 마늘은 불에 익히면 안 됩니다. 멸새콩 볶음은 불에 익힌 것이지만, 마늘 식초 절임은 절대로 불에 익혀서는 안 됩니다. 화식은 생식보다 10분의 1의 영양가도 없습니다.

24. 칠순 노인의 항문암과 위암

　이번에는 칠순 노인인 송희석(71세) 씨의 투병 수기입니다. 그는 30여 년간 항문암, 위암으로 죽을 고생을 하다가 살아났습니다. 30여 년간 억수 같은 돈을 써도 못 고쳤던 병을 단 2개월간 진짜 건강법을 끈질기고 합리적으로 노력을 한 결과 완전히 정복하고 말았습니다. 지금 병으로 고생하고 있는 분도 돈이 없다고 결코 절망하지 말고 이 칠순 노인의 투병 수기를 100번 이상 숙독, 실천하여 새로운 인생을 힘차게 살아가소서.

　　먼저 저에게 새로운 생명을 주신 하느님께 감사드리며 삶
　과 죽음의 길목에서 방황할 때 삶의 길잡이가 되어 이끌어 주

신 안현필 선생님께 진심으로 감사드립니다.

저는 치질, 항문암, 위염, 위암, 신경성 두통, 감기, 기침, 피부 고질병 등으로 오랜 세월 동안 무수한 고통으로 죽을 고생을 하고 있던 중에 〈한국일보〉에 연재 중인 '안현필의 삼위일체 장수법'을 보고 실천하여 오늘날 모든 고질병을 퇴치하고 새로운 인생을 살게 되었습니다. 안 선생님의 은혜에 두 손 모아 감사드립니다.

그럼 본격적으로 나의 치병 경위를 얘기하겠습니다. 은행에서 근무를 몇십 년 하다 보니 외치질이 발생하고 말았습니다. 여러 방법으로 치료해 왔으나 고질병이 되어서 완치가 안 되고, 병근이 남아 있어 오랫동안 고생하게 되었습니다. 신체상에 원기가 쇠약해지면 또 발생하고, 나중에는 내치질도 발생하여 항문에서 피가 자주 나왔는데, 통증이 너무 심해 나날이 괴로웠습니다.

친지 소개로 주사기에 약물을 넣어 항문 치근에다 투입하기를 몇 차례 했으나 통증만 심할 뿐이었습니다. 병근은 완치가 안 되고 날이 갈수록 악화되었으며, 치질 연고를 발라도 그때뿐이고 약을 먹어도 소용이 없었습니다. 통증을 참지 못해 자식들의 권유로 종합병원에 입원해 종합검사를 한 결과, 항문암으로 판명되었습니다. 의사 선생님은 수술을 권유

했습니다. 의사 선생님께 수술방법을 물었더니 복부 옆구리를 절개한 후 기존 항문은 봉하고, 배에 주머니를 달아서 그 쪽으로 배설물이 나오게 한다고 했습니다. 문득 내 사돈이 이와 같은 수술을 하였다가 2년 만에 사망한 사실이 생각나서 '차라리 시한부 인생을 살지 수술은 않겠다.' 하고는 퇴원해 버렸습니다.

그 후에 먼 사돈이 자기는 레이저 광선 수술로 치근 혹을 떼어 내서 완쾌되었다고 하면서 병원을 소개해 주기에 그 병원에 입원했습니다. 그 병원에서 수술한 후 약을 먹었고, 암세포의 이동 상황을 조사하기 위해 내시경검사를 몇 차례 하게 되었습니다.

몇 달 후 내시경검사 결과, 암세포가 또 생겼으니 큰 병원으로 가서 대수술을 하라며 소개장을 써 주었습니다. 소개받은 종합병원에 입원하게 되었는데, 정밀검사 후 또다시 수술하기로 했습니다. 의사 선생님께 수술 위치를 물었더니 항문은 그대로 두고 뒤쪽에 있는 척추 끝부분을 절개하여 대장에서 종양을 떼어 내고, 대장과 항문을 연결한 후 뒤쪽 절개한 곳을 봉한다고 했습니다. 먼저 병원에서와 같이 배에 주머니를 차는 일은 없다고 해서 안심하고 있었습니다. 무사히 수술을 마치고 퇴원하고는 암세포 번식을 막기 위해 1일에 3회씩 투약하기로 했습니다.

약 3개월 후 그 병원으로 가서 내시경검사를 받자 복부에 참기 힘든 통증이 몰려왔습니다. 도저히 참을 수 없어서 검사를 중지하고 다음에 다시 검사하기로 하고 약을 가지고 귀가하였습니다. 한 달 후 그 병원으로 다시 가서 내시경검사를 한즉, 또 심한 통증이 생겨서 죽으면 죽었지 도저히 참을 수 없어서 '사람 죽인다'고 큰소리로 고함을 치고는 검사실에서 빠져나와 버렸습니다. 의사 선생님은 검사 결과를 사진으로 보여 주면서 또 수술해야 한다고 했습니다. 나는 그 말을 들은 체 만 체하고 병원에서 빠져나와 버렸습니다. 죽으면 죽었지 그 병원으로 다시는 안 간다고 굳게 결심했습니다.

드디어 구세주가 나타났습니다. 고속버스를 타고 가는데 한 손님이 〈한국일보〉를 읽다가 감격했다면서 나보고 읽어 보라고 권했습니다. 안 선생님이 쓰신 삼위일체 장수법이었습니다. 읽자마자 가슴에 와 닿아서 '바로 이거다! 나는 산다!'라고 외치면서 안 선생님이 쓰신 건강 책 전부를 구해서 탐독했고, 병이 나은 지금도 매일 아침 일어나면 바로 20쪽 이상씩 읽고 난 후에 다른 일을 합니다. 살아생전에 다시는 병으로 고생하고 싶지 않아서 명심하고, 또 명심하고 있습니다.

안 선생님은 '약은 병을 고치는 것이 아니라 사람을 죽이는 독이다!'라고 거듭 강조하셔서 제일 먼저 집 안에 있는 모든 종류의 약과 건강식품을 아낌없이 불살라 버렸습니다. 실로 이 약과 건강식품 때문에 일생 피땀 흘려 번 돈을 다 탕진했고, 그대로 계속했다면 틀림없이 생명까지도 잃었을 것입니다. 병이 완쾌된 오늘에 와서야 나는 단언합니다.

'약은 병을 고치는 것이 아니라 사람을 죽이는 독이다.'

이 말을 의심하는 사람은 나와 같이 죽을 고생을 하고 나서야 깨달을 것입니다.

나는 안 선생님의 삼위일체 건강법을 실천하기로 결심했습니다. 안 선생님의 삼위일체 건강법을 2개월간 철저히 실천한즉, 수술한 부위와 항문에서 아무런 통증을 느낄 수 없게 되었습니다. 병원에 가서 검사한즉, 오랫동안 나를 괴롭혔던 항문암이 완전히 치유되었다는 것을 확인할 수 있었습니다. 담당 의사가 깜짝 놀라면서 물어보기에 병원에서 얻어간 약을 매일 꾸준히 먹은 결과라고 거짓말해 버렸습니다.

그럼 내가 그동안 실천한 구체적인 방법을 얘기하겠습니다.

(가) 자연식

우선 현미 중심의 자연식을 하면서 제독과 운동을 겸행하기로 했습니다. 현미밥을 지어서 100번 이상 씹어 먹기로 하였는데 압력밥솥으로 밥을 무르게 지었더니 얼마 씹지도 않았는데 그냥 넘어가 버렸습니다. 그래서 생쌀에 가까운 고두밥을 지어 먹기로 했습니다. 어떻게 했는가 하니 압력밥솥을 쓰지 않고 보통 전기밥솥을 쓰기로 했습니다. 쌀을 물에 불리지 않고 한두 번 씻어서 바로 전기밥솥에 담고는 거의 생쌀에 가까운 고두밥을 만들었습니다. 이것을 자근자근 씹었더니 무르게 지은 것보다 밥맛이 좋았습니다.

며칠 그렇게 해서 먹다가 볶은 콩이 삶은 콩보다 더 고소하고 영양분도 더 많다는 것을 알았습니다. 콩 이외의 다른 모든 곡식도 그렇다고 생각해서 현미, 통보리, 율무, 콩, 깨를 볶아서 전기밥솥으로 지은 고두밥에 섞어 자근자근 씹어 먹었더니 씹을 때마다 고소한 맛이 났고, 그 후부터는 씹는 것이 즐거웠습니다.

반찬으로는 안식보약된장에 생채소를 찍어 먹었고, 된장국도 맛있게 끓여서 한 대접가량 먹었습니다. 안 선생님은 된장국을 맛있게 먹기 위해 불을 끄자마자 볶은 콩가루를 타라고 했습니다. 그랬더니 맛이 더 좋았습니다. 또 물이 최고로 중요하다고 했으므로 등산할 때 산에서 솟아나는 물을 길어다가 먹었습니다. 육식은 완전히 먹지 않았고 그 대신 기름기가 적은 생선을 먹었고, 반드시 초콩을 동시에 먹었습니다.

   (나) 운동

   안 선생님은 운동 중에서 최고로 중요한 기초 운동이 씹는 운동이라고 했습니다. 씹는 운동은 머리, 눈, 귀, 코, 이빨, 목, 가슴, 배, 즉 상체 전부를 운동시키고, 잘 씹으면 음식물이 소화가 잘되어서 운동을 하는 데 필요한 기초 에너지를 공급한다고 했습니다. 씹는 운동 다음으로 중요한 운동은 복부지압인데, 나는 식전 공복에 약 30분간 복부지압을 하고, 저녁 먹기 1시간 반 전에 목욕탕에 가서 1,000번가량 배 주무르기 운동을 했습니다.

   복부지압 다음으로 중요한 운동은 빨리 걷기 운동입니다. 나는 아침에 일어나면 바로 안 선생님 책을 읽고는 산으로 올라가서 1시간 반쯤 속보 운동을 합니다. 점심을 먹고 나서 한 시간쯤 낮잠을 자고는 또 산으로 올라가서 1시간 반쯤 속보 운동을 하고, 목욕탕으로 가서는 복부지압을 합니다. 그러고 나면 배가 고파서 그런지 저녁밥이 꿀맛같이 맛있습니다. 또 안 선생님 책대로 아침을 굶으니까 아침 겸 점심도 꿀맛 같았습니다. 꿀맛같이 먹는 음식이 천하제일의 보약이라는 확신이 들었습니다.

그리고 안 선생님 말씀대로 될 수 있는 한 차를 안 타고, 엘리베이터나 에스컬레이터도 안 타고 걸어서 오르내리고 있습니다. 칠순 노인이 뛰어서 계단을 오르내리니까 사람들이 웃습니다. 그러면 보란 듯이 더 빨리 오르내리고, 사람들은 눈을 둥그렇게 뜨고는 입을 벌립니다. 젊은이에게 경종을 울려 주고 싶었습니다.

(다) 제독

제독하는 방법에 관한 자세한 것은 지면 관계로 자세히 못 쓰니 안 선생님의 건강 책을 읽으십시오. 안 선생님의 책에 쓰여 있는 제독법의 대강을 말하면 이렇습니다.

① 아침 굶기를 2개월간 해보라.
② 그래도 병이 고쳐지지 않으면 2개월간 점심 한 끼만 먹어라.
③ 그래도 병이 고쳐지지 않으면 1주일에 1일 단식하기를 3주간 하라.
④ 그래도 병이 고쳐지지 않으면 6일에 하루만 단식하기를 3회 하라.
⑤ 그래도 병이 고쳐지지 않으면 5일에 하루만 단식하기를 3회 하라.

⑥ 그래도 병이 고쳐지지 않으면 4일에 하루만 단식하기
　　를 3회 하라.
　이렇게 되어 있는데 나는 아침 굶기를 2개월간 했더니 병이 다 고쳐져서 더 이상 할 필요가 없었습니다.

　다음은 위암 등 기타 병 치료 경위입니다. 식사를 하고 나면 늘 위가 더부룩했습니다. 음식을 적게 먹거나 편식을 했더니 위에 부담이 덜 가서 편안해졌는데, 그만 영양실조가 되어 기운이 없게 되고 말았습니다. 그래서 영양 보충을 한답시고 과식을 하면 위에 부담이 가서 전신이 나른해지고 골치가 아픈 등 악순환이 되풀이되고 있었습니다. 병원에 찾아가서 의사 선생님의 진찰을 받은즉, 위에 염증이 생겼으니 치료를 받지 않으면 위암으로 진전한다고 했습니다.
　병원에서 주는 약을 열심히 먹어도 효과가 없었고, 오히려 위에서 말한 증세가 더욱 심해져서 다시 병원을 찾아 진찰을 받은즉, 위암 말기이니 당장 수술을 받지 않으면 죽는다고 했습니다.
　항문암 수술로 죽을 고생을 했던 판이라 죽으면 죽었지 위암 수술은 안 받는다고 굳게 결심했습니다. 집에 돌아와서는 병원과 약은 다 소용없다는 생각으로 집에 있는 약을 전

부 불살라 버렸고, 안 선생님의 건강법만 열심히 실천한즉, 위암이 소리도 없이 꺼져 버렸습니다.

나는 1년 사시사철 환절기만 되면 콧물이 줄줄 흘러내렸고, 재채기와 기침을 콜록콜록했고, 온몸은 늘 오싹오싹 추웠고, 몸에서 열이 나는 등 고통과 괴로움 속에서 살았습니다. 약국에서 산 감기약과 기침약을 상비약으로 준비해 놓고 증상에 따라 복용하면 일시적으로 멈추었으나 어김없이 다시 재발해 위가 상하고 말았습니다.

안 선생님의 건강법대로 목욕과 냉수마찰을 하고, 식사 습관도 바꿔 현미식으로 하고, 모든 약봉지는 불살라 버리고, 병을 완전히 퇴치한다는 신념으로 열심히 실천한 결과, 감기와 기침이 서서히 물러가더니 이제는 완전히 퇴치되었습니다.

나는 또 온몸에 두드러기가 생겨서 밤만 되면 가려웠습니다. 손톱으로 몸에 피가 날 정도로 긁다가 참을 수 없어서 약국에서 약과 연고를 사다가는 먹고 바르고 했습니다.

그러나 별 효과가 없어서 피부과 병원을 찾아가 사연을 이야기하니, 의사 선생님께서는 몸이 노쇠해 오는 병이라면서 장기간 투약해야 된다고 했습니다. 그래서 약을 정기적으로 복용해 왔습니다. 약을 2년 이상이나 먹어도 치료는 되지 않고, 병원에서는 계속 약을 먹어야 된다는 말만 되풀이했습니다. 삼위일체 건강법을 실천한 결과 피부병도 완치되었습니다.

　나는 정말 온몸에 병을 달고 살았습니다. 위에서 얘기한 병뿐만이 아니라 신경성 두통도 나를 괴롭혔습니다. 무엇이든 생각만 하면 머리가 아프고, 사람들의 이야기를 듣고만 있어도 두통이 오고, 복잡한 말을 10분만 들어도 두통이 오고, 싸움하는 것을 구경만 해도 두통이 왔습니다.

　두통에 견디다 못해 신경정신과 병원을 찾아가 진찰한 결과, 복잡한 사회 환경에서 오는 병이라면서 장기간 투약해야 된다고 했습니다. 병원 약을 하루 3회씩 5년간 복용했으나 약을 중지하면 바로 두통이 와서 약을 꼭 먹어야 했습니다.

　완전히 약에 의존하는 인간이 되었다가 안 선생님의 건강법을 실천하면서 두통을 퇴치할 수 있었습니다. 머리가 수정같이 맑아졌고, 일 처리는 능률적이고 조직적으로 되었고, 기분이 명랑하고 활기차서 일상생활에 아무 지장이 없게 되었습니다.

　저는 과거 수십 년간 은행과 또 다른 직장에 근무하면서 근검, 절약, 저축하는 등 노후를 위해 준비했고, 퇴직금도 꽤 많이 받았습니다. 그런데 그동안 앞에서 말한 질병 때문에 약과 병원을 전전하다가 저금한 돈을 모두 날려 버리고 말았습니다. 끝판에는 돈이 다 떨어져서 약도 못 사 먹게 되었습니다. 민간약에도 속아 넘어가 쓴 돈을 계산해 보니 병원비의 몇 곱이나 되었습니다.

　자녀들 3남 2녀는 애비가 돈이 없어서 약도 못 사 먹는 참상을 볼 수 없었는지 자기들이 저축한 돈을 다 내놓았고, 그것도 모자라 빚까지 지면서 약 살 돈을 대 주었습니다. 나의 모든 재산과 자녀들이 애써 모은 돈은 약값으로 다 탕진했고, 그것도 모자라 빚까지 진 것입니다. 그런데 단 2개월간 약과 건강식품을 일절 안 먹고 가난한 사람도 실천할 수 있다는 안 선생님의 건강법을 열심히 실행한 결과, 병이 말끔히 완치되어 새로운 인생을 살 수 있게 되었습니다. 나는 나의 온 생명을 걸고 단언합니다.

　'약은 종류 여하를 막론하고 인체의 자연생리기능을 약화시켜 끝내는 사람을 죽여 버린다.'

　나는 약을 끊고 이 세상을 다시 살게 되었습니다. 그래서 이제는 주로 운동과 요리법을 배우기 위해 안 선생님이 인도하는 연수를 받는데, 책만 읽고서는 시행착오를 일으키기 쉬운 여러 방법을 많이 배웠습니다. 특히 가정주부가 요리법을 배워서 가족의 건강에 도움을 주기를 바랍니다. 그리고 꼭 낫는다는 정신이 가장 중요합니다.

독자 여러분은 송희석 님의 수기를 읽고 실천하여 송희석 님의 전철을 밟지 않기를 간절히 충고합니다. 나의 건강법은 적어도 3개월 또는 6개월간 열심히 노력해야 목적을 달성할 수 있는데, 2개월 만에 그 죽을병을 물리쳤다는 글을 읽고 나 자신도 아주 놀라고 말았습니다. 철저히 검토하여 본즉, 송희석 님은 남보다 3배 이상의 노력을 하였습니다. 송희석 님은 30여 년간 앞에서 말한 병으로 죽을 고생을 하다가 다시 살아나서 열심히 일하고 있습니다. 더 놀라운 일은 이 안현필이가 글을 쓰는 데 참고하기 위해 점심이나 하면서 이야기하자고 해도 바쁘니까 전화로 하자고 할 정도로 열심히 뛰고 있었습니다.

아마 병 때문에 진 빚을 갚느라고 바쁜 모양입니다. 영하 10도가 넘는 추운 새벽에 전화를 걸어도 벌써 외출이라니! 71세 노인이 말입니다.

송희석 님이 병을 앓게 된 근본 원인은 백미를 주식으로 한 점입니다. 단 5퍼센트의 영양분밖에 없는 백미를 주식으로 삼으면서 하루 종일 격무에 시달렸으니 병에 안 걸렸다면 초기적일 것입니다. 송희석 님과 같이 30여 년간 죽을 고생을 하고 난 다음에 내 말을 곧이들을 작정입니까? 게다가 생리기능을 마비, 약화시키는 약과 주사마저 투여했으니! 참으로 인간의 생명은 질기기도 해라!

뭐, 보약 먹으면 되지 않느냐고요? 여보슈, 우리나라의 역대 왕들은 조선 제일의 약사가 아침부터 밤까지 달여 준 보약을 열심히 잡수셨으나 평균 수명은 47세밖에 되지 않았습니다. 뭐, 칼로리가 높은 영양식을 먹으면 되지 않느냐고요? 아니, 여보슈, 고칼로리 식품을 세계 제일로 많이 먹는 미국인 중에서 약 2,500만 명이 중병으로 입원하고 있고, 입원 안 하고 있는 환자까지 합치면 총인구의 약 3분의 2가 병자입니다. 또 한국인도 미국인처럼 고칼로리 식품을 즐겨 먹어서 병원마다 초만원인 이 무서운 현실을 보면서도 그런 바보 같은 말씀을 하시나이까? 칼로리 영양식은 병균이 기분 좋게 잠잘 수 있는 온상을 조성하나이다. 칼로리 영양학은 옛날 구식 할아버지의 케케묵은 조병 영양학입니다. 새로운 영양학은 칼로리가 낮은 곡·채식 위주의 영양학이라야 합니다.

나의 건강법은 약이나 보약을 안 먹는 건강법입니다. 가난한 사람도 실천할 수 있습니다. 부자만 행할 수 있는 건강법은 전부 가짜 건강법입니다. 그래도 못 깨닫겠습니까? 송희석 님이나 안현필 노인처럼 죽을 고생을 하고 나서야 깨달으실 작정이십니까? 그래서 나는 '바보는 죽지 않으면 못 고쳐!'라고 외치는 것입니다.

25. 저혈당증

저혈당증(低血糖症)이란 무엇일까요? 이것은 의사도 잘 모르는 새로운 병입니다. 지금까지 만병의 원인이 감기라고 했는데, 현대인에게는 '저혈당증'이 만병의 원인입니다. 그다음이 변비입니다. 이 병은 의사도 모르는 병이기 때문에 의사가 주는 약으로는 병세를 악화시킬 따름이고, 그 약의 부작용으로 온갖 다른 병도 생겨나고 있습니다.

요즘 사람의 병은 전부 이 저혈당증으로부터 시발하고, 그 증상은 다음과 같습니다.

① 감기의 도매상이 됩니다. 약을 먹으면 약간 나은 듯하다가 또다시 도집니다. 감기약의 부작용이 온갖 병을 유발하는 것

입니다.

② 항시 두통, 정신 불안, 건망증, 집중력 부족, 인내력 부족, 신경질을 잘 내고 노하기를 잘합니다. 불면증, 빈혈, 생리통, 변비, 설사, 입맛이 없다, 피곤하다, 다리가 아파서 얼마 못 걷는다, 정력이 없다, 편두통, 신경통, 류머티즘, 관절염 등이 나타납니다.

③ 조금 심하면 근육이 굳어지고, 잘 때 식은땀을 흘리고, 눈이 희미해지고, 물건이 이중으로 보이고, 햇빛에서 어지럽고, 움직이면 가슴이 뛰고, 손과 발이 저리고, 운동 중에 머리가 흔들흔들하며 눈앞이 캄캄해지고, 식사 중 메스껍고 배가 아프고, 위와 다리에 통증이 있고, 원형탈모증이 생기고, 어깨가 무겁고, 특히 아무리 잠을 자도 머리가 무겁습니다. 수면 시간도 길어져 심지어 10시간~15시간을 자는 사람도 있습니다.

④ 아이들과 젊은이는 과운동 증상이 생겨서 막 뛰고 야단입니다. 5명만 모여도 옛날 아이 50명이 모인 것과 같습니다. 젊은이는 요란스러운 음악을 들으면서 미치광이처럼 막 뛰는 춤을 춥니다. 그들은 조용한 클래식 음악은 노인 음악이라면서 상대를 안 합니다. 그들이 노는 곳에 가서 한번 구경해 보세요. 정신이 아득해집니다. 단 1분도 그냥 못 있습니다.

⑤ 이 증세가 아주 심하게 되는 경우, 문제는 여기에 있습니다. 자신을 제어할 수 없을 정도로 흥분과 노하기를 잘해서 걸핏하면 남편은 아내를 폭행합니다. 아내도 남편에게 질세라 막

대들고 싸웁니다. 이 정도는 약과이고 걸핏하면 흉기를 휘두르고 폭행, 살인을 저지르기도 합니다. 또 자살하기도 합니다. 요즘 끔찍한 살인사건, 인질극이 많이 일어나는 것도 바로 이 저혈당증의 공로입니다. 정신분열 환자의 67퍼센트는 심한 저혈당 환자입니다. 지금까지 정신병원에서 써온 정신안정제와 향정신성의약품 같은 것은 증세를 악화시킬 따름이고 다만 식사 개선으로 나아질 뿐입니다. 미국의 지원병 5천 명을 검진했더니 25퍼센트가 눈에 띄는 저혈당 증세가 나타났고, 나머지도 가벼운 저혈당증 환자임이 판명되었습니다. 이로 미루어 봐서 미국에는 약 5천만 명의 저혈당증 환자가 있을 것으로 예상합니다. 대한민국도 미국의 뒤꽁무니를 한창 좇아가고 있는 중입니다. 상황이 이러니 내가 어찌 좌시할 수 있단 말입니까? 그래서 앞장서서 이 책을 쓰게 되었습니다.

⑥ 현대인은 누구에게나 저혈당증 증세가 있습니다. 누구나 저혈당증을 일으키는 식사를 하고 있기 때문이고, 다만 정도의 차이가 있을 따름입니다. 저혈당증에 걸리기 쉬운 체질이면 증세가 빨리 옵니다. 건강한 사람도 주의를 안 하면 언젠가는 저혈당증에 걸리는 체질이 되고 맙니다.

특히 내가 사랑하는 학생들, 이들도 저혈당증의 초기 증세를 누구나 가지고 있습니다. 감기, 두통, 피로, 권태감이 바로 그런 증상입니다. 이러니 학업 능률이 올라갈 리가 있겠습니까? 그래도 합격은 해야 되기에 커피와 각성제를 막 먹어 가면서 강행군을 합니다. 사태는 더욱 악화되어 결국 낙방하고 맙니다.

내가 아는 학생 하나가 있습니다. 그는 법대를 수석으로 졸업하고 8년간 고시에 응시했으나 결국 뜻을 이루지 못하고 말았습니다. 자기보다 성적이 아래인 사람은 거의 다 합격했는데 자기만 낙방한 이유를 알고 보니, 다음에 말하는 음식을 즐겨 먹고 커피와 각성제에 중독이 되어 있었던 것입니다. 그도 앞에서 말한 식사 개선과 단식으로 새로운 인생을 맞이하여 지금 한창 뛰고 있는 중입니다.

그의 머리는 보통 사람보다 월등히 우수했기 때문에 고등학교와 대학에서 수석을 한 것입니다. 대학교수는 그가 틀림없이 고등고시에 수석으로 합격할 것으로 촉망했습니다. 그는 그 교수의 기대에 어긋나지 않기 위해 커피, 각성제, 보약 등을 먹으며 주야로 강행군을 했던 것입니다. 그런데 커피, 각성제, 보약과 가공식품은 그의 우수한 머리를 망쳐 버리고 말았습니다. 새사람이 되고 나서 그는 공부에 무한한 취미를 느껴 내 영어 참고서 전부를 암기하다시피 했고, 결국 훌륭한 선생이 되었습니다.

그럼 의사도 모르는 저혈당증은 왜 생길까요? 주원인은 다음과 같습니다.

① 흰 밀가루 음식인 빵, 케이크, 과자, 라면 때문입니다.
② 흰 설탕과 흰 정제염, 흰 화학조미료가 들어 있는 음식물을 먹어서 그런데, 도대체 이것이 안 들어간 음식물이 없을 정

도입니다. 빵, 케이크, 과자, 캔디, 아이스크림, 주스, 콜라, 사이다, 커피 등 좌우간 상점에서 파는 것은 거의 모두 들어 있습니다. 이런 식품은 원재료를 생산하는 과정에서 억수 같은 화학비료와 농약을 사용하고, 가공 과정에서는 영양분이 소실되고, 그 위에다 또 억수 같은 화학성분을 투입하기 때문입니다. 이런 음식물을 먹으면 암 같은 무서운 병이 생겨나고, 동물성 지방과 단백질로 인해 혈관 계통의 병인 심장병, 고혈압, 뇌일혈 등을 유발합니다. 주범은 바로 흰 밀가루, 흰 쌀, 흰 설탕, 흰 정제염, 흰 화학조미료입니다.

26. 약보다는 자연 치유력

앞에서 말한 71세 노인 송희석 님은 항문암, 위암, 기타 병으로 30여 년간 죽을 고생을 했습니다. 그동안 자기 자신과 자녀들 3남 2녀가 저축해 온 돈을 약과 병원비로 탕진하고도 모자라 빚까지 지게 되었습니다. 그런데 가난한 사람도 행할 수 있는 진짜 건강법을 단 2개월간 실천한 결과 그 모든 병을 물리쳤고 새로운 인생을 살 수 있게 되었습니다.

현대 의학을 창시한 히포크라테스는 다음과 같은 만고불멸의 건강 진리를 계시했습니다. 그래서 이 말에 담긴 의미와 구체적인 치병 방법에 대해 문답 형식으로 풀어 보겠습니다.

'음식물을 당신의 의사 또는 약으로 삼으세요. 음식물로 고치지 못하는 병은 의사도 고치지 못합니다. 병을 고치는 것은 환자 자신이 갖는 자연 치유력뿐입니다. 의사는 그것을 방해해서는 안 됩니다.'

▲ 문 1: 여기에서 말하는 음식물이란 무슨 음식물일까요?
○ 답 1: 하느님이 만드신 천연 그대로의 식품을 말합니다. 병의 제일 큰 원인은 가공식품을 화식하는 데 있습니다.
▲ 문 2: 자연 치유력이란 무엇일까요?
○ 답 2: 인간이 병에 걸리면 백혈구는 병균을 잡아먹고, 적혈구는 병을 고치는 데 필요한 영양분과 산소를 병든 곳으로 공급합니다. 이와 같은 인체의 생리기능을 자연 치유력이라고 합니다.
▲ 문 3: 의사가 방해해서는 안 된다는 말은 무슨 뜻일까요?
○ 답 3: 병에 걸리면 음식물로 병을 고쳐야지 약과 주사를 사용하면 안 됩니다. 약과 주사는 음식물의 양분을 죽일 뿐만 아니라 백혈구와 적혈구의 힘을 마비, 약화시킵니다. 약과 주사를 연용하면 끝내는 백혈구와 적혈구뿐만 아니라 사람까지도 죽여 버립니다. 이 엄연한 진리를 아무리 말해도 깨닫지 못하고 약과 자연식에 양다리를 걸치는 자칭 현명한 사람이 있습니다. 양다리를 걸치면 양다리가 다 망할 뿐만 아니라 사람까지도 죽어 버리나이다. 잊지 마세요. 약이 자연식의 효과를 죽여 버린다는 것을, 운동의 효과를 반감시켜 버린다는 것을, 끝내

는 사람까지 죽여 버린다는 것을! 이렇게 구구절절하게 충고해도 깨닫지 못하는 사람은 머리가 엄청나게 둔한 사람이니, 이 글을 처음부터 생각하고 생각하면서 100번 이상 숙독하세요.

▲ 문 4: 모든 사람이 약을 먹으면 병이 고쳐진다고 믿는데, 그 이유는 무엇일까요?

◎ 답 4: 약을 먹으면 처음 한 번은 병이 낫습니다. 그러나 병은 반드시 도집니다. 온 세상 사람은 처음에 병이 낫는 것만 생각하고 병이 다시 도지는 것은 계산에 넣지 않아서 그렇습니다.

▲ 문 5: 그럼 일단 고쳐진 병이 왜 다시 도지는가요?

◎ 답 5: 처음에는 약품이 약한 적혈구, 약한 백혈구와 합작해서 병을 고쳤는데 새로 먹은 약은 백혈구와 적혈구의 힘을 더욱 약화시키기 때문에 병이 도지는 것입니다. 식욕이 없을 때 술이나 식욕 촉진제를 먹으면 당장은 식욕이 나지만 술과 식욕 촉진제의 기운이 떨어지면 또 먹어야 하는 악순환을 되풀이합니다. 그 때문에 식욕을 일으키는 인체의 자연생리기능이 마비, 약화되기 때문에 끝내는 위장병, 간장병, 기타 병이 유발되어 결국은 사람을 죽이나이다. 알기 쉽게 말하면 모든 약은 일시적으로 자극, 흥분시키는 술과 같은 것입니다. 술기운이 떨어지면 또 먹고, 또 먹고, 소화가 안 된다면서 소화제를 또 먹고,

또 먹고, 골치가 아프다면서 두통약을 또 먹고, 또 먹고, 잠이 안 온다면서 수면제를 또 먹고, 또 먹고 해서 결국 생리기능이 완전히 마비되어 암, 당뇨병, 간장병, 심장병 등에 걸려서 조용히 눈을 감고 천당을 향해 떠나나이다.

이 안 서방도 과거에 몇 날 며칠이고 잠이 안 와서 그때마다 수면제를 먹고, 또 먹고 해도 잠이 안 왔습니다. 급기야 살이 빠져서 도깨비 귀신같이 되어 버렸고 하마터면 죽을 뻔했습니다. 후일에 알고 보니까 잠이 안 온 것은 공해 식품에 들어 있는 화학성분, 즉 방부제와 화학조미료 때문이었습니다. 현미 중심의 자연식을 하니까 잠이 너무너무 잘 와서 5시간만 자도 머리가 수정같이 맑아졌고, 완전 생식을 하니 저녁에 단 1시간을 자도 머리가 수정같이 맑아졌습니다. 습관적으로 반복해서 먹는 수면제와 같은 약은 자연생리기능을 마비, 약화시켜 나중에는 암까지도 유발하나이다.

만일 병원에서 약, 주사, 광선, 수술을 하지 않고 음식물로만 병을 고친다면 어떻게 될까요? 이 83세 늙은이의 그 지긋지긋한 잔소리를 듣지 않아도 여러분의 머리가 싱싱해지지 않겠습니까.

무슨 약이 좋다고 해도 부디 속아 넘어가지 마세요. 과거 어느 신문이 다음과 같은 기사를 보도한 적이 있었습니다.

'최근 일본에서는 암세포만 골라 가면서 죽이고 다른 세포에는 일절 영향이 없는 특수 광선요법이 개발되었다.'

이 기사를 읽은 암 환자는 돈 보따리를 짊어지고 일본으로 달려갔습니다. 나는 내가 인도하고 있던 연수생에게 다음과 같이 얘기했습니다.

"암의 종양을 항암제, 광선, 수술로 못 살게 굴어도 암에 걸리는 체질을 바꾸지 않는 한 반드시 병은 도집니다. 최근 일본에서 암세포만 골라가며 죽이고 다른 세포에는 일절 영향이 없는 특수 광선요법이 개발되었다는데, 다 소용없는 일입니다."

이 말을 하자 어떤 연수생이 손을 들더니 말했습니다.

"실은 저도 집까지 팔아서 그 광선을 쏘이러 일본으로 갔다가 왔습니다. 일시적으로 낫더니 병이 다시 도지고 말았습니다. 전보다 더 고생하고 있는 중에 이 연수를 받게 되었습니다. 지금 안 선생님이 하신 말씀은 절대로 틀림없으니 연수생 여러분은 속아 넘어가지 말기를 바랍니다."

같은 소리를 듣는 것이 딱 질색이라면서 새것, 새것만 원하는 바보들, 이래도 속아 넘어가서 돈 잃고 사람 망하는 바보짓을 할 겁니까? 이래도 같은 소리를 한다고 짜증을 낼 겁니까?

27. 현미로 거짓말 같은 새 삶

암과 싸워서 이긴 이야기는 숱하게 많습니다. 그런 사람 대부분은 약과 주사가 아니라 거의 자연식으로 이겨 냈습니다. 이런 사실들은 너무나 많아 일일이 소개하기가 어려울 정도입니다. 이제는 현실을 통감하고 자연에 의지해서 자연이 몸을 치유하도록 해야 하겠습니다. 이번에 소개하는 최정윤 씨도 유방암에 걸려 항암 치료를 했으나 몸은 만신창이가 되고 말았습니다.

> 저는 현미 자연식을 한 지 얼마 되지 않았지만 나와 같이 고통받고 있는 분께 하루라도 빨리 이 기쁜 소식을 전해드리고자 이 글을 쓰게 되었습니다.

저는 유방암에 걸려 수술을 받았습니다. 의사 선생님께서 수술만 하면 생명에 지장이 없으니 걱정하지 말라고 위로하셨습니다. 수술하고 난 후 의사 선생님께서는 수술이 잘 되어 약물치료는 하지 않아도 되겠다고 해서 너무 좋았습니다.

그런데 퇴원할 때가 되자 의사 선생님께서 검사 결과가 좋지 않으니 앞으로 방사선 치료를 6주, 항암 치료를 6회에 걸쳐서 해야 되겠다고 했습니다. 겁은 났지만 남들 다 하는 것을 못 할까 싶어서 선생님이 시키는 대로 하기로 했습니다. 퇴원하고 집에 몇 주 있다가 다시 입원한 후 처음으로 항암제를 맞았습니다. 처음 맞았을 때는 구토가 나오고 음식 냄새도 맡을 수 없어 괴롭고 힘들었습니다. 2주가 지나자 머리가 빠지기 시작했습니다. 의사 선생님께서 머리는 사람에 따라 빠질 수도 있고 안 빠지는 사람도 있다고 하셨는데 저는 단 1회만 맞고 다 빠지고 말았습니다.

제가 다른 사람보다 체질이 약해서 그렇다는 것입니다. 처음 1회 때는 그렇게 참고 견뎠는데 한 달 후에 2회 약물치료를 하자 1회 때보다 더 견디기 힘들었습니다. 정말 죽고 싶은 생각만 들었습니다.

누가 위로의 말만 해도 눈물이 나오고 친구나 친척이 찾아와도 울기만 했습니다. 그렇게 괴로움을 참으면서 방사선 치료를 6주 동안 받고, 4회째 항암 치료를 받고 나니 살 수 있다는 희망이 조금도 보이지 않았습니다. 목구멍에는 주먹만 한 것이 막혀 있는 것 같아 물도 넘어가지 않았고, 누룽지를 끓여서 숭늉을 마셨더니 다시 넘어오는 것이었습니다. 음식 냄새도 그렇고 옆에 있는 사람 냄새도 역겨워 정말 참기 어려웠습니다. 앞니는 시려서 과일도 먹을 수 없었고, 매운 것은 전혀 먹을 수 없었습니다. 머리는 너무 아파 고개를 들 수 없는 데다 3주 가까이 먹지 못하고 계속 토하기만 했더니 기운이 하나도 없었는데, 정말 지칠 대로 지치고 말았습니다.

그 괴로움은 말로 표현할 수 없었습니다. 항암제 투여가 거듭될수록 '이렇게 치료하면 내가 낫겠지.' 하는 생각이 들기는커녕 갈수록 더 빨리 죽을 것만 같았습니다. 남은 2회가 끝나고 병이 나았다 하더라도 그 후유증으로 인해 전과 같이 정상으로 돌아갈 것 같지 않았습니다.

그래서 다른 방법이 없을까 하고 고민하던 끝에 〈한국일보〉에 매주 수요일마다 연재되는 안현필 선생님의 건강 에세이가 생각나서 다시 읽어 보게 되었습니다.

현미가 좋다는 것을 알고 난 후 현미밥을 해서 꼭 100번 이상 씹어서 먹었습니다. 그랬더니 물도 넘어가지 않던 것이 현미밥을 먹고 난 후부터는 구토를 하지 않는 것이었습니다.

3일간 먹고 나니 몇 주 동안 먹지 못해 지칠 대로 지친 몸은 기운을 차리게 되었고, 일어나 앉을 수도 있게 되었습니다. 그다음 날부터 1일 2식을 하며 운동도 하였습니다. 그렇게 아프던 머리가 아프지 않고 앞니가 시려서 과일도 깨물 수 없던 것이 조금씩 좋아지기 시작했습니다.

그래서 현미 자연식에 대해 좀 더 자세히 알고 싶어서 안 선생님의 연수원에 전화를 드렸고, 책을 좀 부쳐 달라고 부탁했습니다. 안 선생님께서 11월은 마감이 다 되어 12월밖에 없다고 하셨습니다. 저는 하루라도 빨리 연수받고 싶어서 다시 사무장님께 전화를 했더니 마침 한 분이 신청을 했다가 사정이 있어서 취소했으니 그분 대신 받으라고 했습니다. 저는 그렇게 하겠다고 하고는 사무장님께서 일러 주신 대로 꼼꼼하게 준비를 했습니다.

그러고는 안현필 선생님이 쓰신 책을 구해다가 읽기 시작했습니다. 나는 건강해서 병이 없다고 생각했는데 왜 내가 암에 걸렸을까? 왜 음식을 먹으면 체하고 머리가 아플까? 이렇게 궁금해하던 것, 나쁜 음식 습관 등이 그 책에 모두 있었습니다. 책을 읽을 때 '그래, 바로 이거야!'라는 말이 나올 정도로 병을 고치는 데 자신이 생겼습니다.

병원에서 가져온 모든 약을 끊고 10일 정도 현미 자연식과 운동을 하였더니 하루가 다르게 몸이 좋아지고 있다는 것을 느낄 수 있었습니다.

드디어 내일이면 안 선생님에게 연수받으러 가는 날입니다. 너무 좋아서 밤에 잠이 오질 않았습니다. 너무 훌륭하신 분을 직접 뵙고 연수를 받는다고 생각하니 정말 꿈만 같았습니다.

3일간 연수를 받는 동안 저는 또 한 번 놀랐습니다. 안 선생님께서는 교통사고를 당해 몸이 불편한데도 불구하고, 83세인데도 불구하고 2시간 반 동안 물 한 모금 안 마시고 강의하는 것이었습니다. 나는 안 선생님과 같은 건강인이 되고자 다짐했습니다.

저는 지금 모든 약을 끊었습니다. 안 선생님의 책을 읽지 않고 연수를 받지 않았다면 저는 병원에 입원해 나머지 항암 치료를 받았을 것입니다. 항암 치료를 받았다면 지금 내가 어떻게 되었을지, 생각만 해도 정말 끔찍합니다. 다행히 11월에 다른 분 대신 제가 연수받을 수 있게 된 것을 하느님께 감사, 또 감사드립니다. 전에는 너무 괴로워서 기도가 나오질 않았는데 요즈음은 눈을 뜨면 하느님 감사합니다, 라는 소리가 절로 나옵니다. 또 상오 5시에 일어나면 머리가 맑아서 날아갈 것만 같습니다. 현미 자연식을 시작한 지 3주 정도밖에 되지 않았는데도 이렇게 좋아졌는데 앞으로 계속하면 더 좋아질 거로 생각하니 너무나도 기쁩답니다.

　수술받기 전, 건강할 때는 상오 6시 30분께 일어나 아이들 도시락을 싸고 학교에 보내고 나면 너무 피곤했고, 잠을 자도 또 자고 싶었습니다. 또 엉치뼈와 다리가 아파서 아이들이 주물러 주어야만 피곤이 풀리곤 하였습니다. 그런데 지금은 주무르라는 소리를 하지 않습니다.

　요즈음은 수술 전보다 더 기분이 좋고 몸도 가볍습니다. 상오 6시에 일어나 아이들 도시락은 물론 남편 도시락까지 모두 3개를 싸도 조금도 힘들거나 피곤하지 않습니다. 거짓말같이 신기하고 좋아서 산에서 만나는 사람, 친구나 친척, 주위 사람에게 현미밥 먹기를 권하고 있습니다.

　그리고 저만 좋아진 것이 아닙니다. 저희 친정 고모님은 연세가 60인데 내 병간호를 위해서 우리 집에 계십니다. 고모님도 당뇨병에 합병증까지 와서 눈에 눈곱이 끼고 빨갛게 충혈이 되어 잘 보이지 않을뿐더러 위에 염증도 있습니다. 당뇨약에다 위약, 눈약, 감기약 등 많은 약을 복용하고 있습니다. 하루에도 몇 번씩 안약을 넣어야만 희미하게나마 보인다고 했습니다. 아침에 일어나실 때는 눈곱이 붙어서 떨어지지 않고 몸은 무겁고 피곤하여 '아이고, 죽겠네!' 소리를 몇 번이나 하고, 이리저리 뒤척거리다가 일어나십니다.

그런데 지금은 고모님도 저와 같이 현미 자연식을 하면서 운동을 했더니 눈도 잘 보이고 아침에 일어날 때 힘들었던 것도 없어지고 몸도 가벼워서 날아갈 것만 같다고 하십니다. 물론 약은 모두 끊었습니다. 당뇨는 아직 검사를 해보지 않아서 얼마만큼 좋아졌는지 잘 모르겠습니다만, 제가 보기에는 많이 좋아진 것이 틀림없습니다.

저와 같이 병들고 괴로움에 시달리는 분께 부디 현미 자연식을 하라고 적극적으로 권하고 싶습니다. 끝으로 안 선생님! 오래도록 건강하셔서 훌륭하고 좋은 이 국민운동을 계속해 주시길 바랍니다. 그럼 안녕히 계십시오.

최정윤 님은 〈한국일보〉에 쓴 내 건강 글을 읽고 그대로 실천한 분이지만 병을 고친 사람은 안현필이가 아니라 우리를 창조하신 하느님이십니다. 하느님의 은공에 보답하는 최선의 방법은 최정윤 님과 같이 투병 수기를 써서 만인을 구제하는 일입니다.

28. 현미 식도락

　나는 목욕이 끝난 후 시원한 식혜 한 깡통을 마시는 것이 큰 식도락입니다. 그런데 목욕탕에서 파는 식혜는 백미로 만들었기 때문에 영양분은 현미밥으로 만든 것보다 10분의 1도 못 됩니다. 우리 집 아줌마는 내가 원하는 자연식 요리의 명수입니다. 그래서 현미밥으로 감주를 만들어 보세요, 라고 부탁했더니 기가 막히게 맛좋은 현미 감주를 만들어 냈습니다.

　만드는 법은 다음과 같습니다. 엿기름은 시장에서 구하면 되고, 현미밥을 보통 전기밥솥으로 되게 지으세요. 큰 냄비에 자연수를 담고, 엿기름을 담은 자루를 그 자연수에 넣고 몇 번 주물러 짜고는 자루를 밖으로 꺼내세요. 그 엿기름물을 현미밥에 붓고 약 7~8

시간 두면 밥알이 삭습니다. 그 삭은 밥알과 국물을 불에 올려놓고 끓이세요. 끓고 난 다음에 불을 꺼서 식히면 현미 감주가 됩니다.

현미 감주를 냉각시킨 후 마셔 보세요. 천국으로 간 기분이 들 겁니다. 백미로 만든 식혜보다 월등하게 맛있습니다. 또 현미 감주에서 국물을 빼고 밥알만 먹어 보세요. 맛이 달콤한 것이 기가 막히고, 소화도 잘됩니다.

그리고 현미 감주의 물기를 빼고는 밥알만 밥솥에 넣고 다시 밥을 지어 보세요. 이때 물은 한 방울도 넣어서는 안 됩니다. 물기가 남아 있으면 씹지 않고 넘기기 쉬우므로 밥솥으로 다시 밥을 짓는 것입니다. 그럼 이것을 어떻게 먹을까요? 밥이 다 되면 현미 쌀눈, 볶은 콩을 넣고 비벼서 자근자근 씹어 먹으면 됩니다.

물기가 있는 음식물을 먹으면 침이 작용을 못 합니다. 씹지 않고 넘길 수 없는 볶은 곡식을 첨가하는 점에 주의하세요. 현미 감주의 밥알로 지은 밥이 맛있다고 해서 씹지 않고 그냥 넘기면 안 됩니다.

현미 도시락도 만들어 보세요. 현미밥, 쌀눈, 볶은 콩, 식초, 단무지로 비빔밥을 만든 다음 도시락에 담으면 끝입니다. 이것으로 김밥을 만들어도 좋습니다. 반찬으로는 멸새콩 볶음, 또는 안식보약 된장과 생채소를 이용하면 됩니다.

이번에 하는 얘기는 윗글과 내용이 다르지만 생각난 김에 해버릴까 합니다. 왜냐하면 감옥의 인권에 관한 얘기이기 때문입니다. 아무리 잘못을 저질렀더라도 그 벌은 정당해야 합니다. 그래서 감옥에 있는 죄수에게라도 정당한 노동을 시켜야 한다는 생각입니다. 정당한 노동을 하지 않고 남을 속이거나 강탈하는 등 부당한 이득을 취한 죄수라도 의당 정당한 노동을 하도록 해야 합니다. 햇빛이 안 비치는 어두컴컴한 감방에 가둬 놓은 채 적절한 노동을 시키지 않고 정신적인 고통만 주는 일은 결코 그들의 육체와 정신 건강에 도움이 되지 않습니다. 오히려 그들을 망쳐 버리는 결과로 나타납니다.

그들에게라도 올바른 음식물을 주고, 일광욕을 하도록 하고, 올바른 노동을 하도록 해야 합니다. 그럼 그들에게 무슨 노동을 시켜야 할까요? 나는 교도소와 구치소에 무공해 농산물 생산 농장을 설치하는 일이 긴요하다고 생각합니다.

우리나라는 전 국토의 약 70퍼센트가 산지라서 무공해 보리와 콩을 생산할 수 있습니다. 교도소와 구치소는 미개발 산지에 전속 농장을 설치하여 그들로 하여금 무공해 곡식을 생산하도록 노동을 시켜야 합니다. 죄수가 아닌 일반인이 산지를 개발하는 일은 거의 불가능한 일이지만, 죄수에게는 그들 자신의 건강과 앞으로의 생활을 위해 선의적인 노동을 시킬 수가 있습니다.

우선 그들도 건강해야 합니다. 감방 안에서 정신적 고통만 주는 일은 그들을 선도하는 일이 아니라 그들을 죽이는 일입니다. 햇볕을 쬐고 땀을 흘리면서 육체적인 노동을 해야 건강할 수 있습니다. 그들도 정직한 노력의 대가로 인생을 성실하게 살아갈 수 있도록 교도해야 합니다.

'돈을 잃는 것은 조금 잃는 것이며, 명예를 잃는 것은 많이 잃는

것이다. 그리고 건강을 잃는 것은 전부를 잃는 것이다.'

죽을 고생을 하더라도 건강만은 살아남아야 다시 일어설 수 있습니다.

'천하를 잃어도 건강만 있으면 인생 70에도 다시 일어서서 힘차게 살아갈 수 있다.'

그 산증인이 이 말을 하고 있는 것입니다.

'노력, 그리고 인내야말로 쓰라린 인생을 광명으로 이끄는 참된 안내자이다. 살아서 굴욕을 받느니보다 차라리 분투 중에 쓰려짐을 택하라.'

성적이 우수한 죄수에게는 무공해 영농 지도자 같은 자격증을 수여하고 전국의 미개발 산지에 배치해 무공해 농산물인 보리, 콩, 조 등을 생산할 수 있도록 지도해야 합니다. 콩이 비싸서 죄수에게 충분히 급식할 수 없다니, 그게 말이나 되는 소리입니까? 전 국토의 약 70퍼센트가 산지이고, 흙이 있는 곳이면 어디라도 콩과 보리를 농사지을 수 있는데!

북한 동포는 식량이 부족해서 굶을 지경이니 도와 달라고 하는데, 북한에는 콩과 보리를 농사지을 수 있는 산지가 남한보다 더 많은데, 식량이 부족하다니 말이나 되는 소리입니까? 남북한 어느 쪽의 군인이든 지금의 군사 훈련을 반감하고 전국의 미개발 산지를 적극적으로 개발하여 공해병으로 죽을 고생을 하고 있는 동포를 구제해야 합니다. 죄수들이 부당 취득한 돈을 전국의 산지를 개발하는 자금으로 활용하는 것도 가능하지 않겠습니까? 그러면 공해병으로 죽을 고생을 하고 있는 불쌍한 동포를 살리는 은인이 되지 않겠습니까? 곧 죄인이 은인으로 출세하는 것입니다.

지금 우리나라에는 전두환과 노태우 두 전직 대통령이 교도소에 수감되어 있어서 전 세계의 관심을 모으고 있습니다. 만일 이 안현필이 지금의 전두환, 노태우 씨라면 이렇게 하겠습니다. 단지 이 안현필이 지금의 전두환, 노태우 씨라면 이렇게 하겠다고 말하는 것뿐이니 두 사람은 화내지 마시고 참고하기 바랍니다. 그들이 나의 충고를 받아들인다고 하면, 그들은 한국의 죄인 대통령이 아니라 일약 세계적인 위인으로 비약할 것입니다.

내가 전두환, 노태우 씨라면 모든 허영심을 버리고 동심으로 돌아가서는 필사적인 노력으로 무공해 영농 1급 지도자 자격증을 취득하겠습니다. 그러고는 미개발 산지를 개발하여 전두환이나 노태우 무공해 농원을 개설하겠습니다. 시종일관 자신이 솔선수범하고 땀을 흘리면서 무공해 농사를 짓겠습니다. 어디까지나 자신이 선두에 서서 땀을 흘리면서 일을 하고, 남에게만 시키는 일은 절대로 안 하겠습니다. 그러면 전 국민이, 전 세계인이 앞을 다투어 전두환이나 노태우 무공해 농원을 구경하러 올 것입니다.

'두 전직 대통령이 일개 농부가 되다!'

죄수가 되어 교도소에서 죽을 고생을 했지만 일약 세계적인 인물로 비약하는 것입니다. 그러나 작심삼일, 용두사미의 일시적인 눈가림이 된다면 세계적인 웃음거리가 될 것입니다.

그러나 결코 세계인에게 공짜로 구경시키지는 않을 겁니다. 입장료를 받을 겁니다. 그 입장료와 예전에 부정 축재한 돈은 다음 목적으로 선용할 예정입니다. 첫째로는 전국의 미개발 산지를 구입하고 개발하는 자금으로 활용하고, 둘째로는 농민이 무공해 농산물을 생산하는 데 필요한 자금으로 활용할 것입니다. 무공해 농산물을 생산하자면 첫 2년은 수확이 적어 생활이 곤란하기 때문입니다. 이 두 가지 일이 완전히 실천된다면 우리나라의 공해병은 추방되고, 온 겨레가 무병, 건강, 행복하게 되므로 두 전직 대통령은 영원한 은인으로 되나이다.

견물생심, 인지상정입니다. 금전을 자기 마음대로 쓸 수 있게 되면 사람의 마음이 달라져 다시 예전 전철을 밟게 되니 반드시 자기 마음대로 쓸 수 없도록 엄격한 장치를 해야 합니다. 농민을 구제하는 자금을 지출할 때도 제삼자를 개입시키지 말고 직접 상대방과 수교하여 확실한 증거를 남겨야 합니다.

이상을 완전히 실천한다면 전두환, 노태우 씨는 우리 민족을 공해병에서 구제한 역사적인 은인이 됨과 동시에 세계적인 위인으로 비약할 수 있을 것이 틀림없습니다.

다시 충고합니다. 더욱 분투노력해서 과거의 불명예를 설욕하고, 온 겨레의 영원한 은인, 세계적인 위인으로 비약하기를 간절히 바랍니다.

관계 당국에도 조언합니다. 대를 살리기 위해서는 소를 극복하거나 죽여야 합니다. 소 때문에 대가 죽는 일이 있어서는 안 됩니다.

전두환, 노태우 씨의 재산은 국법으로 압류되어 있기 때문에 개인의 마음대로 할 수 없다는 것을 잘 알고 있습니다. 그러나 이와 같은 소 때문에 대가 죽어서는 안 됩니다. 이 소는 특별 조치로 얼마든지 극복할 수 있고, 부득이한 경우 법을 개정해서라도 해야 할 일입니다.

이상은 보통 인간이 생각지도 못하는 기상천외한 발상입니다. 하느님은 우리나라를 어느 나라보다 사랑하기 때문에 극심한 공해병으로 죽어 가는 우리 겨레를 구제하고자 특별히 천명을 내리신 것입니다.

'순 천자는 존하고 역 천자는 반드시 망한다.(順天者存 逆天者必亡)'

이 말은 만고불변의 천리입니다. 고위 관계자는 이만한 일을 특별 조치로 처리할 수 있으니 비판과 수수방관만 하지 말고 천명에 순종하기를 간절히 부탁합니다. 그리고 전두환, 노태우 씨도 천명에 대립하고 불순종한다면 영원히 일어설 수 없다는 것을 부디 명심하여 주기 바랍니다.

29. 식중독

지난번에는 교통사고로 30여 시간 동안이나 죽었다가 살아났는데 이번에는 식중독으로 교통사고 때보다 더 심한 고생을 하다가 살아났습니다. 죽지 않고 다시 살아난 것을 보니까 하느님께서 나를 의도적으로 단련하신 것으로 보입니다. 이웃 나라 일본에서도 9,000여 명이 식중독으로 죽을 고생을 하고 있습니다. 그러나 한국에서는 유독 이 팔순 노인 안 서방 혼자만이 식중독으로 죽을 고생을 하다니! 안 서방은 평소에 건강관리를 열심히 하기 때문에 식중독에 걸릴 일이 만무합니다. 왜 그럴까 하고 생각했으나 원인을 못 찾았습니다. 그렇게 고민을 하고 있는 중에 일본의 식중독도 그 원인을 못 밝히고 있다는 보도를 읽고는 일단 안심했습니다.

그때 나는 열이 높고, 설사를 하고, 열이 높은데도 추워서 사지가 벌벌 떨리며 호흡이 곤란했는데, 이대로 가다간 꼭 죽을 것만 같았습니다. 식욕이 완전히 떨어져서 아무것도 먹고 싶지 않았습니다. 몸무게가 식중독 이전에는 55킬로그램 정도였는데, 식중독에 걸리고 나서는 아마 35킬로그램 정도로 떨어진 것 같습니다. 솔직히 무서워서 몸무게를 재지 않았습니다. 거울로 얼굴 꼬락서니를 구경했더니 그야말로 피골이 상접한 말라깽이 도깨비 귀신과 같았습니다.

제일 고생한 일은 관절염이 다시 도져서 걷지 못하게 된 것이었습니다. 지난 교통사고 때도 관절염이 도져서 죽을 고생을 했습니다. 그런데 이번 식중독은 더 심해서 처음에는 일어설 수도 없었습니다. 죽을힘을 다해 노력한 결과 10미터, 20미터, 100미터, 약 1개월 후에는 300미터를 속보할 수 있게 되었습니다. 요는 불요불굴의 강한 의지로 끈질긴 노력을 기울이는 것입니다.

식중독에 걸린 35킬로그램 말라깽이 도깨비 귀신이 건강연수를 인도하다니! 꿈에도 생각하지 못할 일입니다. 그래서 7월과 8월의 연수를 중단해 버렸습니다. 9월에는 연수를 인도해야 한다고 결심했으나 체중이 적어도 45~50킬로그램은 되어야 했기 때문에 체중을 증가하는 일이 제일 급선무가 되었습니다.

보통 사람은 체중을 증가하기 위해 보약을 먹거나 칼로리가 높은 육류를 먹어야 한다고 생각하기 쉽습니다. 나도 과거에 그렇게 보약과 고칼로리 식품을 먹고 고생하다가 자연식을 해서 인생을 극적으로 살게 된 사람입니다. 보약과 고칼로리 식품은 인체의 생리기능을 마비, 약화시켜서 결국은 사람을 병신으로 만듭니다. 보약과 고칼로리 식품이 일시적으로 살을 찌게 할 수는 있으나 반드시 사람을 죽이고 맙니다. 죽고 싶거든 내 말을 듣지 마세요.

식중독에 걸렸을 경우 최선의 방법은 생수만 마시며 식욕이 솟아날 때까지 단식하는 것입니다. 그러면 병균을 잡아먹는 백혈구의 수가 증가하고 힘도 강해져서 병을 고칩니다. 식욕이 솟아나는 이유는 백혈구의 힘이 강해지고 수도 증가했기 때문입니다. 도중에 기운이 없다고 해서 보약이나 고칼로리 식품을 먹으면 백혈구의 힘은 더욱 약해져서 병을 고칠 수 없습니다. 명심하고 명심하세요. 식욕이 솟아나서 먹고 싶을 때까지 생수만 마시며 굶어야 합니다. 나는 생수만 마시면서 약 1주일을 굶으니 식욕이 솟아났습니다.

이때 주의할 점은 최선을 다해서 운동해야 한다는 점입니다. 솔직히 나는 그때 관절염 때문에 죽을 고생을 했습니다. 그래서 쉬어 가면서 1시간 이상 속보 운동과 1,000번 이상의 복부지압을 했습니다. 그야말로 죽느냐 사느냐의 노력이었습니다.

프랑스에 에밀 쿠우에라는 약학자가 있습니다. 이 사람은 자본이 없어서 거의 망해 버린 약방을 헐값으로 인수해서는 이전 주인이 팔다 남은 약을 팔면서 생활했고, 새 약은 조금씩 사들여서 팔고 있었습니다. 어느 날 시골 영감이 하나 와서는 무슨 감기약을 달라고 했습니다.

"그 약은 케케묵은 약이라서 효과가 없으니 새 약을 쓰시오."

"염려 마시오. 나는 그 약을 오래 써 왔는데 다른 어떤 약보다 효과가 있으니 그 약을 주시오."

에밀 쿠우에는 그 케케묵고 시시한 약을 마지못해 영감에게 팔았습니다. 영감은 그 감기약이 효과가 있다면서 사방팔방으로 돌아다니며 선전했기 때문에 나중에는 모두 매진되고 말았습니다. 에밀 쿠우에는 돈이 없어서 새 약을 사들이지 못했을 뿐만 아니라 생활도 곤란했습니다. 그래서 돈을 벌 욕심으로 그 약과 같은 약봉지에 밀가루와 향료를 넣어서 팔았습니다. 그랬더니 이 가짜 약도 효과가 있다면서 많은 사람이 사서 가는 바람에 에밀 쿠우에는 부자가 되었습니다. 더구나 그 약으로 약방이 유명해져서 다른 약까지도 많이 팔렸습니다.

그 무렵 미국의 하버드대학 교수 올리버 웬들 홈스(의학박사, 문호)가 학생들에게 다음과 같은 강의를 해서 일대 선풍을 불러일으킵니다.

"우리 인간이 지금까지 써 온 모든 약을 바닷속에 집어 던져 버린다면 우리 인간은 병고와 가난을 면해서 행복하게 살 것이다. 덕분에 바다의 고기들은 달갑지 않은 쓴맛을 볼 것이다."

유명한 대학교수이자 의학박사인 그가 이와 같은 엄청난 소리를 했으니 그 파문은 굉장했을 것입니다.

에밀 쿠우에는 이 소문을 듣고 무릎을 치며 동감했습니다. 에밀 쿠우에는 본디 독실한 신자였습니다. 어쩌다가 양심을 속이는 가짜 약을 팔아서 돈을 벌었는데, 이 소문을 듣고는 양심의 가책을 느껴

번 돈을 모두 사회단체에 기부하고 말았습니다. 그 후부터 그는 약은 소용없는 것이라고 굳게 믿고 정신요법을 연구해서 드디어 세계적인 정신요법의 대가가 되었습니다.

밀가루에 향료를 넣은 가짜 약도 효과가 있다고 믿기만 하면 효과가 있는데, 진짜 약을 먹으면 얼마나 효과가 있을까요?

내가 근 60여 년간 연구하고, 또 세계 최고의 권위 학자 300여 명이 연구하고, 현대 의학을 창시한 히포크라테스가 연구한 바로는, 진짜 약은 지금까지 인류가 사용해 온 약이 아니라 음식물이란 것이 틀림없는 불멸의 진리입니다.

요는 믿는 것이 최고로 중요하다는 말입니다. 여러분을 믿게끔 하는 수단으로 내 경험을 얘기하는 까닭을 이제 알겠습니까?

진리를 발견하는 데는 이와 같이 긴 세월과 무한한 노력이 필요한데, 기왕 발견한 것도 실행 안 하거나 철저히 지키지 않으면서 무슨 놈의 새것을 원하느냐는 말입니다.

30. 수험생의 학습법

내가 일본 동경에서 중학교 3학년에 다닐 때였습니다. 동급생은 나에게 '앙꼬! 앙꼬!'라고 불렀습니다. 안현필이라는 존함이 버젓이 있는데도 불구하고 그렇게 불렀습니다. 그때는 철없던 시절이라 앙꼬라고 불리는 것이 비위에 무척이나 거슬렸습니다. 그 당시 나는 신문 배달을 하면서 고학을 했습니다. 신문을 배달하는 집에서 함께 숙식하는 선배 배달꾼이 날보고 '앙꼬! 담배 사 오너라'라고 말하면 어찌나 기분이 나쁘던지. 그런데 그놈의 앙꼬가 학교에까지 번져서 그곳에서도 '앙꼬, 앙꼬'라는 기분 나쁜 소리를 들어야 했습니다. 그중에는 날보고 '조센징, 조센징'이라고 부르면서 멸시하는 놈도 있었습니다.

어찌나 화가 났는지 나는 그중에서 힘이 나보다 약하게 보이는 놈을 몇 놈 골라서 두들겨 패 버렸습니다. 그렇게 맞은 놈 가운데 어느 한 놈의 형이 상급반에 다녔는데, 어느 날 그놈이 나에게 좀 따라오라고 했습니다. 내가 졸졸 따라갔더니 변소 뒤에 있는 빈터에 도달했고, 나에게 두들겨 맞은 다른 몇 놈도 따라왔습니다. 빈터에 도착하자 그놈들이 '이 조센징 새끼, 죽여 버리자'고 하면서 발로 차는 등 막 두들겨 패서 나는 졸도하고 말았습니다. 2시간 후 의식을 회복해 책가방을 챙겨 집으로 돌아왔고, 며칠 동안 결석해 버렸습니다. 그동안 내가 먼저 때린 것을 반성한 다음 학교에 갔습니다.

그 후부터는 앙꼬라고 불러도 들은 체 만 체하며 공부만 했습니다. 앙꼬라는 말을 들어도 화를 안 냈고, 오히려 웃어 버렸기 때문에 그놈들도 지쳤는지 상대를 안 했습니다. 완력으로는 도저히 당해 낼 수 없었으므로 학력으로 대결하기로 한 것입니다.

그때는 신문을 배달하는 집에서 숙식하고 있어서 단 10분도 책상 앞에 앉아 공부할 시간이 없었습니다. 책상도 여러분이 생각하는 게 아니라 헌 사과 궤짝을 엎어놓은 것이었습니다.

그런 지경에서 학교 성적을 1등으로 끌어올리는 것은 절대로 불가능이었습니다. 그러나 뜻이 있는 곳에 길이 있는 법입니다. 하면 된다, 불가능은 없다고 생각하며 죽을힘을 다해 분투노력했습니다.

점심시간, 일요일, 방학 동안은 책상 앞에 앉아서 공부할 수가 있었습니다. 나는 이 시간을 최고로 효율적으로 활용하는 방법을 생각하고 생각한 끝에 예습을 해서 가면 선생님의 강의를 더 잘 이해할 수 있으리라는 결론을 내렸습니다. 그럼 선생님이 강의하는 시간은 복습이 되는 것입니다. 또 참고서와 문제집을 활용할 때도 해설과 답을 보지 않고 혼자 풀다가 도저히 풀 수 없을 경우에 한해서 해설과 답을 보았습니다. 바쁘다고 해서 해설과 답을 바로 보면 영원히 실력이 안 붙습니다. 책을 끝까지 빨리 보는 것보다는 첫 3분의 1이라도 철저히 하는 것이 100곱 이상 유리합니다. 첫 3분의 1이 기초가 된다면 뒤에 나오는 것은 이해가 빨리 되기 때문입니다.

나는 신문 배달을 할 때 차비가 없어서 학교에 걸어서 다녔고, 그렇게 오가면서 공부하는 방법을 개발했습니다. 심지어는 밥 먹는 동안에도, 화장실 안에서도 공부했습니다. 그렇게 열심히 공부했더니 반에서뿐만 아니라 전 학년에서 1등을 하게 되었습니다. 그 후부터 날보고 앙꼬라고 부르는 놈은 단 한 명도 없었고, 그 대신에 '안상'이라고 부르면서 문제를 가르쳐 달라고 사정하는 친구가 있었습니다.

하루는 내 옆에 앉은 아이가 일요일에 자기 집으로 와서 공부를 가르쳐 달라고 했습니다. 일요일에는 시간이 없으나 방학 때 네 집으로 가서 함께 공부할 수가 있다고 했더니 그렇게 하자고 했습니다. 그래서 나는 그 아이를 가르치면서 다음 학기에 배울 것을 예습했습니다. 남을 가르치면서 공부하니까 더 효과적인 공부가 되었습니다. 게다가 그 아이의 성적도 놀랄 정도로 급진전해서 용돈을 많이 받았습니다. 드디어 옷과 책을 살 여유가 생겼고 부족한 학비도 보충할 수 있었습니다. 여기에서 나는 '인생도처유청산(人生到處有靑山)'의 참뜻을 실감할 수 있었습니다. 즉 '인생은 가는 곳마다 푸른 산이 있다'는 말로 어떤 환경에 처해 있어도 자신이 하기에 따라 행복을 찾을 수 있다는 뜻입니다.

윗글은 어떤 대학생에게 내가 일본에서 공부한 체험담을 이야기한 것으로, 그 학생이 혼자 듣기 아깝다면서 기사로 쓰라고 해서 〈한국일보〉에 쓴 것입니다. 나는 일본에서 온갖 핍박을 받으면서도 정말 피눈물이 나도록 공부했습니다. 그렇다고 이걸 현재 시대에 강요할 생각은 추호도 없습니다. 환경이 바뀌었고 내용이 바뀌었고 학생들의 생각이 바뀌었기 때문입니다. 그러나 세월이 아무리 바뀌어도 진리는 하나입니다. 먼저 노력한 후에 열매를 바라야 한다는 점입니다.

현재 이러저러한 공부법이 시중에 많이 떠돌고 있으나 노력하면서 즐기는 공부법을 이길 수는 없습니다. 구체적인 방법으로는 예습과 복습뿐입니다. 예습을 하는 것과 안 하는 것은 10배 이상의 차이가 있습니다. 또 수험생이라도 아침을 굶고 자연식을 해야 합니다. 그래야 두뇌 회전이 빨라져 공부가 머리에 쏙쏙 들어옵니다. 그럼 공부할 때 중요한 자세와 방법을 알려드리겠습니다.

① 공부는 배고픈 동안에 해야 합니다. 무엇인가를 먹고 하면 그것을 소화하느라 혈액이 위장으로 집중하므로 머리가 돌아가지 않습니다. 제일 좋은 방법은 아침밥을 굶는 일입니다. 가령 저녁을 6시에 먹고, 그다음 날 아침을 굶고, 정오에 아침 겸 점심을 먹는다면 몇 시간 굶게 됩니까? 18시간입니다. 결국, 하루에 18시간이나 굶는 것이 됩니다.

② 아는 것과 모르는 것을 딱 분간해 놓고 모르는 것은 잊어버릴 만할 때 복습하고 또 복습해야 합니다. 아는 것과 모르는 것을 비빔밥, 잡탕으로 해서 공부하면 골치가 아파 드러눕고만 싶습니다. 내가 일본 고등학교 졸업반에서 공부할 때 어느 날 고등학교 선배 한 분이 우리 반에 찾아왔습니다. 그 선배는 우리 학교를 수석으로 졸업하고 일본 최고의 대학인 동경제국대학에 수석으로 합격한 분입니다. 그때 그 선배가 이야기한 공부 방법은 다음과 같고, 나도 이 방법으로 큰 효과를 봤습니다.

책 내용의 어디서부터 어디까지는 잘 알기 때문에 복습할 필요가 없다고 생각하면, 그 부분은 ×표를 해놓고 다시는 보지 말고 시간을 절약해야 합니다. 어디서부터 어디까지는 몰라서 복습할 필요가 있다고 생각되는 문답은 번호를 매겨 가며 공책에 정리합니다. 책 한 권을 공부하자면 그 번호가 아마 몇백 번은 될 것입니다. 답에는 '문1 답', '문2 답', 이런 식으로 적어 두세요.

이렇게 문제집을 만들어 놓았다면 1주 후부터 문제만 보고 답을 말해야 합니다. 답할 수 없는 문제 앞에는 O표, 답할 수 있는 문제 앞에는 ×표를 합니다. 그로부터 2주 후에는 답할 수 없었던 O표만 복습하되 이제 답할 수 있는 문제는 O표 위에 ×표를 하고, 역시 답할 수 없는 문제는 밉지만 빵떡 2개를 먹여서 ◎표를 합니다. 그로부터 3주 후에는 ◎표를 한 문제만 복습하되 답할 수 있는 문제는 ◎표 위에 ×표를, 여전히 답할 수 없는 악질 문제는 3중 동그라미를 그려 표시합니다. 이와 같은 요령으로 공부하다 보면 어떤 악질 문제는 3중 동그라미가 3개나 표시되어 있는 것도 있습니다. 그리고 문제를 만든 후 2개월쯤 후에는 O표 위에 ×표를 한 것만 추려서 공부하되 답할 수 있는 것에는 ×표를, 답할 수 없는 악질 놈에겐 앞에서와 같이 O표를 합니다.

이제 더 잔소리 안 해도 혼자서 할 수 있겠지요? 뭐, 시간이 없어서 그 노릇을 못 하겠다고요? 바보 멍청이가 하는 생각입니다. 빨리빨리 공부해서 0점을 받느니보다 첫 3분의 1이라도 위와 같이 철저히 하면 그것이 기초가 되어서 뒤에 나오는 문제를 빨리 풀 수 있고, 10점이라도 더 얻어서 승리할 수 있습니다. 즉 토끼처럼 깡충깡충 빨리 뛰어서 가느니보다 거북이와 같이 천천히, 착실하게 기어가야 성공하나이다. 공부는 배고픈 상태에서 천천히, 차근차근 잘 씹으면서 해야 합니다. 씹지 않고 빨리 먹으면 설사하고 실패한다는 것을 부디 잊지 마세요.

며칠 전 어떤 애독자가 찾아와서 물었습니다.

"저는 신문과 잡지에 나온 안 선생님의 글을 근 3년 동안이나 애독해 왔습니다. 매회 읽을 때마다 이 글이 과연 팔순 노인이 쓴 글인가 하며 의심하고 감탄하면서 읽어 왔는데, 오늘은 실제로 얼굴을 뵈러 왔습니다. 안 선생님의 건강법은 많겠지만 그중 제일 중요한 것 딱 한 가지만 말한다면 무엇입니까?"

"나는 아침 굶기를 30년 이상 실행해 왔는데 만일 내가 아침을 먹었다면 나의 인생은 0으로 되었을 겁니다."

나는 서슴지 않고 이렇게 말했습니다. 아침을 굶는 문제에 관해서는 이미 여러 번 썼습니다. 그러나 나처럼 30년은 고사하고 대개 3일도 못 가서 그만둬 버립니다. 아침 굶기를 더도 말고 딱 3개월만 실행해 보세요. 그러면 인생을 열 곱 이상 살 수 있다고 확신하게 될 것입니다. 팔순 노인이 노망하지 않고 30대 이상의 능률과 정열로 일할 수 있는 참비결도 아침을 굶는 데 있다는 것을 염두에 두고 실천해 주소서.

명심하고 명심하세요. 경험자의 충고에 순종하면 10년 고생을 1년으로 단축할 수 있습니다. 특히 건강에 관해서는 일생 고생을 3개월로 단축할 수도 있습니다. 남의 충고를 듣기 싫어하는 어리석은 사람은 일생 동안 고생하다가 죽어 버립니다. 그런 사람은 같은 소리를 한다고 짜증을 잘 냅니다. 여러분은 그런 바보가 되지 말기를 충고합니다.

31. 밭곡식의 중요성

1) 메밀이 고혈압을 치료

안 서방은 밭곡식을 다 좋아하지만 그중에서 메밀국수를 먹는 것이 최고의 식도락입니다. 그런데 내가 잘 다니는 메밀국숫집은 겨울에 메밀국수를 안 합니다. 일반 사람이 메밀의 가치를 모르기 때문입니다. 그래서 이 글을 쓰게 되었습니다.

『동의보감』에는 메밀이 오장을 튼튼히 하는 오곡지장(五穀之長)이라고 쓰여 있습니다. 오장은 폐, 심장, 비장, 간장, 신장이고, 오곡은 쌀, 보리, 콩, 조, 기장을 말합니다. 중국의 최고 한의서인 『본초강목』에는 메밀이 위를 실하게 하고 기운을 돋우며 정신을 맑게 하고 오장의 찌꺼기를 제거하여 살과 피를 맑게 한다고 쓰여 있습니다.

나는 오랜 경험으로 이 『본초강목』에 쓰여 있는 것이 틀림없는 진리라고 확신합니다. 메밀은 청엽(靑葉, 푸른 잎), 백화(白花, 흰 꽃), 홍경(紅莖, 붉은 줄기), 흑실(黑實, 검은 열매), 황근(黃根, 누런 뿌리)의 5색을 갖춘 오방지령물(五方之靈物)입니다. 메밀에는 모세혈관을 튼튼하게 하여 혈액순환을 좋게 하는 루틴이라는 성분이 많기 때문에 고혈압, 동맥경화, 녹내장, 암 등의 예방과 치료에 특효가 있습니다.

메밀은 소화가 잘되기 때문에 신경을 쓰는 직업인에게는 위에 부담을 적게 줍니다. 그 이유는 메밀의 배아에 전분 분해효소, 지방 분해효소, 단백질 분해효소가 많기 때문입니다. 생메밀도 소화가 잘되기 때문에 입산수도하는 사람이 주식으로 삼기도 합니다.

메밀은 술고래의 구세주이기도 합니다. 술고래는 고칼로리 식품인 육류를 많이 먹기 때문에 지방간을 조성합니다. 지방간이 계속되면 간경화와 간암으로 되어 눈을 감게 됩니다. 그런 분은 평소에 메밀을 부지런히 드세요. 메밀에는 콜린이란 물질이 많기 때문에 지방간을 녹이는 작용을 합니다.

음주 때문에 약해진 간장을 회복하는 데는 양질의 단백질을 섭취하는 것이 좋습니다. 단백질이 쌀에는 100그램당 6.8~6.9그램이 들어 있고, 메밀에는 그 곱인 12.1그램이 들어 있습니다. 여기에 위에서 말한 루틴, 콜린이 가세하기 때문에 메밀은 술고래의 구세주가 되는 것입니다. 요즘 여성도 육류와 가공식품을 많이 먹고 운동을 적게 하기 때문에 살이 쪄 다이어트를 하느라 야단들인데, 그런 분도 메밀을 먹으면서 열심히 운동하면 구제됩니다.

나는 냉메밀국수, 온메밀국수 양쪽을 다 좋아하는데 둘 중에 하나만 먹으라면 냉메밀국수를 먼저 먹고, 또 욕심 사납게도 온메밀국수를 먹어 주면 배 속 놈이 아무런 잔소리를 안 합니다. 그런데 요즘 사람은 공해 식품을 많이 먹어서 몸이 약하기 때문에 겨울이면 추워서 냉메밀을 먹을 수 없습니다. 그래서 겨울에 메밀국수를 안 하는 것입니다.

나는 젊을 때 일본에서 18년간 살았습니다. 한국의 먹자골목을 지나노라면 곰탕, 설렁탕 등 무슨 탕을 파는 집이 많은데, 이 탕은 모두 우리의 피와 살을 탁하게 하여 병균이 살기 좋은 온상을 조성하는 음식입니다. 일본의 먹자골목에 가보면 한국과 같은 탕은 없고 메밀국숫집이 많습니다. 메밀은 사람의 피와 살을 맑게 합니다. 일본 사람은 천성적으로 메밀국수를 좋아하기 때문에 세계 제일의 장수 국가가 되었습니다.

보통 메밀국수에는 밀가루가 70퍼센트, 메밀가루가 30퍼센트 들어가 있습니다. 그러나 밀가루가 공해독의 덩어리인 외국산이고 메밀도 수입품이라면, 메밀국수는 영양식이 아니라 공해식이 되어 버립니다. 건강에 좋은 메밀국수를 만들기 위해서는 70퍼센트나 되는 밀가루를 무공해 우리 밀로 대체해야 하고, 메밀 자체도 우리 메밀로 대체할 필요가 있습니다. 그래서 메밀 자체를 구해서 시식할 생각으로 자연건강연구원의 정병우 원장에게 전화를 걸어서 구해 달라고 했습니다.

"구하기가 힘든데 사방으로 구해 보겠습니다."

정병우 원장은 자연식에 관해서는 누구도 따라올 수 없는 실력을 지닌 인물이라 나도 아리송한 것이 있으면 먼저 정 원장을 찾아갑니다. 게다가 말도 친절하고 행동도 친절해 내가 가장 아끼는 인물이 되었는데, 이제는 없어서는 안 될 인물이 되고 말았습니다. 수년째 운영하고 있는 건강 식당은 음식이 깔끔하고 정갈하고, 또 믿을 만한 건강 음식이라 나는 그곳에 가면 막 먹어 버립니다.

그 뒷날 정병우 원장이 사방팔방으로 알아봤더니 구할 수 있다고 해서 나는 구한 메밀과 메밀가루, 그리고 우리 밀을 갖다 달라고 했습니다. 그것으로 메밀수제비를 만들어 먹었더니 내 입과 위도 아주 좋다고 했습니다. 참고로 메밀 반죽은 찬물로 해야 하고 뜨거운 물로 하면 반죽이 안 되고 영양 손실도 큽니다.

2) 안현필의 식도락

이 글을 쓰게 된 동기를 먼저 말하겠습니다. 이 글을 쓰기 며칠 전에 어떤 분이 찾아왔습니다.

"안 선생님, 저는 안 선생님이 지난 3년간 〈한국일보〉에 쓰신 글을 꾸준히 읽어 왔습니다. 보통의 팔순 노인은 노망이나 하지 안 선생님과 같이 글을 쓴다는 것은 상상도 못 할 일입니다. 팔순 노인이 노망하지 않고 안 선생님과 같은 글을 쓰려면 건강을 위해 많은 노력을 해야 할 것으로 믿습니다. 저는 나이가 안 선생님의 손자뻘인 37세밖에 안 됩니다만, 팔순이 넘은 안 선생님을 따라가려면 앞으로 100년 동안 노력해도 불가능하다고 생각합니다. 안 선생님은

'경험자의 충고에 순종하면 10년 고생을 1년으로 단축할 수 있고, 건강에 관한 충고에 순종하면 일생 고생을 단 3개월로 단축할 수도 있다'고 말씀하셨는데, 그래서 오늘은 안 선생님의 실물을 직접 뵙고 충고를 받으러 왔습니다."

"안 서방의 꼴을 와서 구경하니 첫인상은 어떤가?"

"사람의 건강은 '얼굴색, 말소리, 자세'로 판단할 수 있는데, 안 선생님의 얼굴색은 37세인 저보다도 월등하게 좋습니다. 말소리도 우렁차서 대표적인 건강 목소리입니다. 보통 사람은 60이 넘으면 허리가 앞으로 구부러지는데 안 선생님은 정반대로 뒤로 구부러져 있습니다. 또 소문으로 듣기에 안 선생님은 머리가 희고 대머리라고 들었는데 와서 보니까 대머리가 아니고 검은 머리로 되어 있습니다. 글을 읽으며 상상한 안 선생님보다 실물이 월등하게 낫다고 생각합니다. 오늘은 안 선생님이 주로 잡수시는 음식물에 관해서 면밀하게 관찰하겠습니다."

마침 점심시간이 되어서 그와 함께 점심을 먹게 되었습니다.

"곡식을 먹는 원칙 가운데 볶은 콩과 삶은 콩 중에서 어느 쪽이 더 맛있는가, 라고 물으면 물론 볶은 콩이 더 맛있다고 하겠지. 그러나 왜 볶은 콩이 더 맛있는지를 생각해 본 사람은 드물 것이네. 자네는 내 글을 애독해 왔으니 잘 알겠지."

"콩을 볶는 데는 약 5분밖에 가열하지 않으므로 영양분이 거의 그대로 남아 있고, 삶는 데는 한 시간 이상 가열하기 때문에 영양분이 거의 다 죽어 버립니다. 특히 소화효소까지 죽어 버리므로 삶은 콩을 먹으면 설사를 합니다."

"나의 글을 그 정도까지 정독한 것을 감사하네. 그러면 볶은 콩을 먹으면 설사를 안 하고, 생콩을 먹으면 설사하는 까닭은?"

"생콩에는 '트립신 억제제'라는 성분이 있기 때문에 이것이 설사를 일으킵니다. 그런데 5분 동안 콩을 볶으면 트립신 억제제 중에서 설사를 일으키는 성분은 소멸됩니다. 소멸하지 않고 남은 트립신 억제제는 설사는커녕 항암작용까지 합니다."

나는 그가 나의 글을 이 정도까지 정독한 점에 감탄하고 격찬을 했습니다. 밥을 함께 먹으면서 계속 이야기를 나누다가 그가 갑자기 물었습니다.

"이 현미밥에는 콩이 들어 있지 않아 맛이 없습니다. 왜 콩을 안 넣었습니까?"

"섭씨 100도 이상 가열하면 콩의 영양분이 죽어 버리기 때문인데 방법이 있으니 조금만 기다려 보게."

"그러면 현미는 왜 100도 이상 가열해서 밥으로 먹습니까?"

"밥 먹는 식습관을 돌연히 바꿔서 볶은 것만 먹으라고 하면 거부반응을 일으키므로 한 방편으로 밥을 해서 먹지."

"그럼 콩이 없기 때문에 현미밥은 맛이 없는데 어떻게 하면 좋습니까?"

"볶은 콩을 밥에 섞어서 비벼 먹으면 만사가 해결되네. 현미밥만 100번 이상 씹는 일은 보통 고생이 아닌데, 볶은 콩을 섞으면 씹을 때마다 고소해서 씹는 일이 고생이 아니라 오히려 식도락이 되네."

"그럼 볶은 콩과 함께 볶은 깨도 함께 섞어 비비면 맛이 기가 막히겠군요."

"그렇다마다. 과거에는 현미밥과 콩밥만 100번 이상 씹어 먹고도 암까지 고쳤네. 이제 단군 4,000년 역사상 우리 식생활 양식에 일대 혁명이 일어날 것일세. 그리고 보리밥은 맛이 없다고 해서 옛날부터 가난한 사람이나 죄수에게 먹이고 부자들은 맛 좋은 흰쌀밥을 먹어 왔는데, 그 까닭을 아는가? 자네는 머리가 좋은 척척박사 같으니까 답해 보게."

"보리는 엄동설한의 심한 추위에도 싱싱하게 자라는 신비로운 식물입니다. 속의 것을 보호하기 위해 속껍질인 보릿겨에 단단한 영양분을 축적하고 있기 때문에 예로부터 두 번이나 삶아서 밥을 지어 먹었습니다. 두 번이나 100도 이상으로 가열하면 영양분이 완전히 소멸하는데, 그래서 맛이 없다면서 가난한 사람이나 죄수만 먹고 부자는 흰쌀밥을 먹었습니다. 쌀의 영양분은 쌀눈에 66퍼센트, 쌀겨에 29퍼센트, 백미에는 5퍼센트밖에 없으므로 흰쌀을 즐겨 먹는 사람은 암 같은 무서운 병에 걸려 고생을 합니다."

"자네는 정말 척척박사이구먼. 나는 감탄 불급하네."

"저를 보고 척척박사라니 과찬의 말씀이십니다. 저는 다만 안 선생님의 글이 재미가 있어서 같은 것을 10회 이상 정독했을 뿐입니다. 그런데 질문이 있습니다. 팔순 노인의 세포는 늙는데 검은 머리가 새롭게 솟아나다니 믿을 수가 없습니다. 무슨 특별한 방법이 있습니까?"

"일본의 대표적인 건강 잡지 〈장쾌〉를 보면, 볶은 콩가루 음료수를 먹었더니 대머리에서 검은 머리가 솟아나고, 당뇨병, 심장병, 고혈압, 무릎 아픔, 비만증, 요통 등이 치유됐다는 10여 명의 간증이 있다네. 우유 200밀리리터 한 잔에 볶은 콩가루 2순가락을 넣고 잘 저어 먹은 것뿐인데, 어째서 이런 평범한 것이 그와 같은 효과를 발휘할 수 있겠는가? 척척박사님, 어디 답해 보시게."

"보통 사람은 삶은 콩을 먹습니다. 그러나 볶은 콩은 삶은 콩이나 생콩보다 영양분이 월등하게 많기 때문입니다."

"아니, 볶은 콩이 생콩보다 영양분이 더 많다니! 이제부터 자네를 나의 스승으로 모셔야겠네."

안식 건강법에서는 육류를 엄금하기 때문에 우유도 엄금하는 것이 원칙입니다. 그런데 연구 끝에 다음과 같은 놀라운 방법을 발명했습니다.

우유 한 잔에 현미식초 3순가락을 타면 요구르트의 원액이 됩니다. 이 원액에 벌꿀과 과일을 타면 맛 좋은 요구르트가 탄생합니다. 식초란 놈이 마술사 역할을 해서 우유가 맛 좋은 보약으로 변신한 것입니다. 일본 사람은 볶은 콩가루만 사용하지만 이 안 서방은 안식보약가루를 사용합니다. 뭐? 안식보약가루를 벌써 잊었다고요? 머리가 굉장히 나쁩니다. 아닙니다, 머리가 나쁜 탓이 아니라 먹은 음식물이 나쁜 탓입니다. 잊은 분은 앞에 있는 것을 10번 이상 숙독하세요.

이렇게 만든 오곡 음료수를 약 2개월간 먹었더니 앞머리와 뒷머리가 대머리였는데 그 자리에서 검은 머리가 솟아나게 되었습니다. 나는 피부가 거칠고 윤기가 없기 때문에 찬물로 씻으면 손끝이 갈라졌는데 요즘은 그런 고생을 안 합니다. 또 사람들은 내 얼굴을 보고 전보다 예뻐졌다고 합니다. 팔순 노인이 예뻐졌다고 해서 무슨 소용이 있을까마는, 말만 들어도 기분이 좋습니다.

글을 마무리하며

 이 책을 공부하느라 많이 고생했습니다. 책 한 권을 끝까지 공부한다는 것은 용이한 일이 아닙니다. 그러나 그 정신 그 노력으로 계속 전진한다면 기어이 성공한다는 것을 나는 장담할 수 있습니다.

 지금 여러분에게 가장 중요한 것은 건강입니다. 열심히 공부만 하고 자기 몸을 돌보지 않으면 무슨 소용이 있겠습니까. 목적도 달성하기 전에 병으로 누워 버린다면 공부가 무슨 소용이 있겠느냐는 말입니다.

 몸이 약하면 공부에 싫증이 나서 좌절하게 됩니다. 건강에 대해서도 공부할 때와 꼭 같은 열성을 기울여야 합니다. 나는 의학이나 영양학의 전문가는 아닙니다마는 너무 많은 경험을 하였습니다. 건강에 관한 책도 이에 못지않게 많이 읽었습니다.

나는 여러분이 성공하기를 진심으로 바라기 때문에 이 선물을 드리지 않을 수 없습니다. 그리고 이 선물이 여러분에게 도움이 된다고 해도 나에게 감사할 필요는 없습니다. 다만 여러분의 후배에게 전해 주십시오. 그래서 우리나라에 조금이라도 도움이 된다면 이보다 더 큰 보람이 어디에 있겠습니까?

나는 학창 시절부터 오늘 이때까지 슬픈 광경을 많이 목격해 왔습니다. 특히 교단생활만 30년을 했기 때문에 학생에 관한 슬픈 광경을 많이 봤습니다. 열심히 공부하다가 몸이 약해서 도중에 좌절하는 학생을 볼 때마다 나는 과거를 회상하면서 너무나 많이 울었습니다.

우리 인체는 누구를 막론하고 자연법칙에 엄격한 지배를 받고 있습니다. 원인이 있으면 필연적으로 결과가 나오게끔 되어 있습니다. 인체도 적당한 영양을 공급하고 정비를 잘한다면 에누리 없이 건강은 회복하기 마련입니다.

어떤 이는 단결을 얘기하면서 애국을 논합니다. 그렇게 말하는 분은 단결이나 하고 계시나이까? 말을 잘하는 사람일수록 실천을 안 합니다. 우리에게 필요한 것은 말을 잘하는 사람보다는 실천하는 사람입니다. 묵묵히 행하는 사람은 무서울 게 없습니다. 그런 분이 선두에 서서 호령해야 단결이 됩니다. 나는 여러분이 이와 같은 지도자가 되기를 바랍니다.

  생명이란 첨단의 현대 과학조차 풀지 못하고 있는 신비의 영역입니다. 그렇다면 질병에 대해서도 기술적인 방법에 기대기보다는 자연과 생명에 대한 올바른 이해, 인간의 몸에 대한 고차원적인 방법으로 접근해야 할 것입니다.

  아무리 간단한 병에 걸린 사람이라도 생명에 대한 이해와 치유에 대한 믿음이 없다면 회복할 수 없습니다. 현대인의 가장 무서운 병은 믿음과 의지 결핍이라고 해도 지나침이 없습니다. 그리고 모든 생명체에는 자연 치유에 의한 재생력이 있으나 그 치유 방법은 개인의 특성과 체질에 따라 적절하게 대처해야 합니다. 건강한 사람과 중증 환자, 고령자 등 개인이 처한 환경을 고려해야 하고, 자연법칙에 순응하는 방법 또한 그에 걸맞게 취해야 할 것입니다.

  주위를 살펴보면 사람을 병들게 하고 환경을 파괴하는 요소는 수도 없이 많습니다. 안심하고 먹을 음식이 없어진 것은 오래되었고, 어린 시절 시냇물을 떠먹던 추억은 꿈만 같습니다. 이렇게 변한 세상을 이 노인이 어찌 혼자 감당하겠습니까? 자연과 생명의 소식을 전하는 것을 천명으로 알고 국민 의식 개혁을 시작했으나 80대 노인이 이 대업을 완수하기에는 벅차기만 합니다.

  이 책을 읽은 독자는 모두 건강하게 되어서 생명의 소식을 전하는 안내자가 되기를 바라며, 나와 함께 아름다운 세상을 가꾸어 나가기를 바라 마지않습니다.